全国中医药行业高等教育"十四五"创新教材

高等中医药院校通识教育系列教材

大学生自我管理

（供中医药高等院校及相关院校通识教育课程用）

主　编　程开艳

全国百佳图书出版单位

中国中医药出版社

·北　京·

图书在版编目（CIP）数据

大学生自我管理 / 程开艳主编 . -- 北京 : 中国
中医药出版社 , 2024. 7. -- （高等中医药院校通识
教育系列教材）

ISBN 978-7-5132-8826-2

Ⅰ . G645.5

中国国家版本馆 CIP 数据核字第 2024ZR3900 号

中国中医药出版社出版

北京经济技术开发区科创十三街 31 号院二区 8 号楼
邮政编码　100176
传真　010-64405721
北京盛通印刷股份有限公司印刷
各地新华书店经销

开本 787×1092　1/16　印张 13　字数 292 千字
2024 年 7 月第 1 版　2024 年 7 月第 1 次印刷
书号　ISBN 978 - 7 - 5132 - 8826 - 2

定价　56.00 元
网址　www.cptcm.com

服 务 热 线　010-64405510
购 书 热 线　010-89535836
维 权 打 假　010-64405753

微信服务号　zgzyycbs
微商城网址　https://kdt.im/LIdUGr
官 方 微 博　http://e.weibo.com/cptcm
天猫旗舰店网址　https://zgzyycbs.tmall.com

如有印装质量问题请与本社出版部联系（010-64405510）

全国中医药行业高等教育"十四五"创新教材

高等中医药院校通识教育系列教材

全国中医药行业高等教育"十四五"创新教材

高等中医药院校通识教育系列教材

《大学生自我管理》编委会

前 言

在新医科建设背景下，通识教育教学担负着新的历史使命。为培养具有专业素养和人文精神、全面和谐发展的高素质中医药人才，自2014年起，河南中医药大学开始探索适合中医药院校教育的通识教育教学改革。

截至目前，我校通识教育教学改革大致经历了三个阶段：改革与探索阶段（2014—2017），主要是贯彻通识教育理念，初步构建通识教育课程体系，建设通识教育师资队伍，探索构建通识教育教学运行机制和评价体系；完善与发展阶段（2018—2020），学校加入郑州市龙子湖高校园区六所高校联合组建的课程互选学分互认联盟，完善通识教育课程体系，改革考试评价体系；深化与提高阶段（2021—至今），学校着力推动大类人才培养模式改革，成立通识教育研究中心，推进师资队伍建设，重塑通识教育课程体系，加强通识教育系列教材建设。学校通识教育注重突出中医药文化特色，将中国传统文化和中医药文化课程纳入通识课程，并坚持"五育"并重，将美学教育、劳动教育、国家安全教育等课程纳入通识课程模块，初步构建起了具有河南中医药大学特色的通识教育课程体系。2022年，学校启动建设具有高等中医药院校特色的通识教育教材，遴选立项建设一批高等中医药院校通识教育系列教材。

本套教材首批共有12本，包含《汉字文化》《五运六气基础》《中外科技史》《劳动教育》《中国古代文学经典导读》《化学与生活》《旅游地理与华夏文明》《大学生自我管理》《生活中的经济学》《本草文化赏析》《中国饮食文化》《中医药人工智能及实践》。本套教材在我校各专业通识教育教学中使用，同时适合其他中医药高等院校及相关院校本科生、研究生通识教育课程教学使用。

在编写过程中，我们参考了其他高等院校的教材及相关资料。限于编者的能力与水平，本套教材难免有诸多不足之处，还需要在教学实践中不断总结与提高，敬请同行专家提出宝贵意见，以便再版时修订提高。

高等中医药院校通识教育系列教材编审委员会
2024 年 3 月

编写说明

随着知识经济的转型和新时期的到来，社会对人才的需求已不再局限于对学生专业知识的传统要求，而是希望其在具备一定专业知识的基础上，还具备相应的实践能力，具有较高的情商，能够协调工作和生活中的各种关系。与此同时，新知识和技术的涌现速度日益加快，只有持续学习、终身学习，才有可能不被时代快速淘汰。较高的自我管理水平将有助于帮助我们的年轻人尤其是大学生适应社会的发展和要求。作为一种具有普遍适应性和可迁移性的核心能力，自我管理能力是指人们对自己进行规划设计，保证行为行之有效，创造生命价值的能力。自我管理水平直接影响着大学生的学习、生活乃至将来的职业生涯。自我管理能力强，才能保证对自身资源和潜能进行有效的开发和利用，并借助外因条件进行自我壮大和完善。

因此，本教材着力围绕学生能力提升的现实需求，以能力提升和素养培训为目的，帮助他们学习自我管理的实用技巧，逐步提高大学生的自我管理水平。涉及的主要内容包括自我认知与角色管理、自我目标管理、自我计划管理、自我学习管理、自我时间管理、自我情绪管理、自我压力管理、自我激励管理、自我健康管理、自我发展与团队管理等。本教材充分考虑到了当今大学生的心理特点及各专业的共同需要与特殊需要，期望学生通过阅读和学习得到知识的补充、技能的锻炼，从而不断提高自我管理、自我完善的水平，学会更好地做人做事，走向理想的人生之路。

本教材的特色主要体现在两个方面：一是突出中医药院校的特点，在常规的自我管理内容中，更多地考虑加入情绪管理、压力管理、健康管理等内容。同时在教材的案例、习题等的设置中也更倾向于选择医药相关的内容。二是有别于通用型的自我管理教材，本教材围绕大学生的自我管理而展开，针对本科生阶段的大学生，满足其对自我认知与角色管理、自我学习管理、自我时间管理、自我目标管理、自我计划管理、自我情绪管理、自我压力管理、自我激励管理、自我健康管理、自我发展与团队管理等方面能力提升的需求。

本教材的主要编写成员来自河南中医药大学通识选修课《大学生自我管理》的授课团队。为了更好地吸收不同的学术观点和教学经验，我们特别邀请了来自南京中医药大学和中国医科大学的老师加入。主要内容及编写分工如下：第一章大学生自我管理概述由程开艳编写，第二章自我认知与角色管理由王甲娜编写，第三章自我目标管理和第四章自我计划管理由陈颖编写，第五章自我学习管理和第六章自我时间管理由时立编写，第七章自我情绪管理由杨萌萌编写，第八章自我压力管理和第九章自我激励管理由高婷编写，第十章自我健康管理由王晨曦编写，第十一章自我发展与团队管理由王学梦编写。此外，禄保平、毛海燕、林永青负责中医药元素的筛选，马亚楠、王献竹参与知识拓展内容的筛选，程开艳、陈颖负责教材统稿审核等工作。本教材在编写过程中得到了中国中医药出版社相关领导和编辑，以及河南中医药大学教务处相关领导和老师的帮助与支持，在此一并表示感谢！由于编者能力和水平有限，错误和不当之处在所难免，恳请同行和广大读者提出宝贵意见，以便再版时修订提高。

《大学生自我管理》编委会

2024 年 1 月

目　录

第一章　大学生自我管理概述 ▷▷▷▷

【学习目标】

巩固　本章主要知识点：自我管理的含义与重要性；自我管理的主要内容。

培养　学生自我管理的良好习惯和自我管理的能力。

扩展　强化学生自我约束能力，做好完善的人生规划，创造成功的机会。

【案例导入】

叶天士改性谦学

被百姓赞为"小华佗"的叶天士生于 1666 年，江苏吴县（今苏州市）人，名桂，号香岩，是清代康熙和乾隆两朝著名的医学家，中医温病学派创始人。同时精通医理和药理，不仅是中医圣手，而且是药理名家，尤其擅治疑难杂症，同时深研养生方法，是著名的老年养生学家，史书称其"贯彻古今医术"。无论其医学理论，还是治学态度都是值得后人珍惜和学习的宝贵遗产。特别是他那种谦恭好学、改名换姓求师学艺的精神永远是后世习医者的光辉典范。

叶天士年轻时，自恃医术高明，随着名声越来越大，他逐渐变得不可一世，很是瞧不上其他医者，尤其是与他行医理念有相悖之处的薛生白，他从未给过对方好脸色。有一日叶天士的母亲突然病倒，他用尽毕生所学也无法让母亲的病情好转。就在他束手无策、顿生绝望之际，被他瞧不上的薛生白主动上门伸出援手，最终帮他医好了母亲的病。事后叶天士感到十分羞愧，痛定思痛的他决定上门拜访薛生白，道歉的同时虚心向对方请教，两人也因此冰释前嫌，成为至交好友。改掉自以为是心理的叶天士，终于意识到了天外有天、人外有人的道理。原来，低看他人，除了显得自己特别无知外，别无他用。

叶天士在世 80 年，临终前警诫他的儿子们说："医可为而不可为，必天资敏悟，读万卷书，而后可借术济世。不然，鲜有不杀人者，是以药饵为刀刃也。吾死，子孙慎勿轻言医。"这是一个对自己的言行极端负责的仁者之言。同时也显示出他在医学，乃至人生哲理的追求上所达到的极高境界。因为往上走得越高，就越知道天高远不可及，越知道自己的渺小不足言。最聪明的人，大多是谦虚的人。

（资料来源：历史小故事：叶天士改性谦学，https://baijiahao.baidu.com/s?id=1749722920989133373&wfr=spider&for=pc；人性最大的愚蠢：自以为是，https://baijiahao.baidu.com/s?id=1715280745566484950&wfr=spider&for=pc；炎黄国医传奇：清朝名医叶天士传奇故事，https://zhuanlan.zhihu.com/p/626898237?utm_id=0）

问题： 1. 叶天士是如何成为名医的？
2. 自我认知对叶天士成为名医起到了怎样的作用？
3. 叶天士改性谦学给了你怎样的启示？

第一节　大学生自我管理的重要性

管理大师德鲁克说，有伟大成就的人，向来都善于自我管理。李嘉诚先生在谈到自己成功的秘诀时，也不止一次强调自我管理的重要性。他说："自我管理是一种静态管理。在人生不同的阶段中，要经常反思自问，我有什么心愿？我有宏伟的梦想，但懂不懂什么是有节制的热情？我有与命运拼搏的决心，但有没有面对恐惧的勇敢？我有信心、有机会，但有没有智慧？我能力过人，但有没有面对顺境、逆境都可以恰如其分行事的心力？"

成功始于自我管理，卓有成效的自我管理是个人获得成功的基础。具有自我管理能力的人，他的成长会随时随地地发生，遇到问题时，他们能够通过解决问题，实现自我反思和自我完善，他们的成长完全是一个独立的自我完善的过程。很多耳熟能详的极其成功的人士都是自我管理高手，比如俞敏洪、王永庆等人都是自我管理的成功典范，他们能够战胜自己的惰性，克服人性中的弱点，管理好自己。

一、大学生自我管理的重要性

每个人，不管是天赋异禀还是资质平平，不管是出身高贵还是出身贫贱，都应该学会自我管理。大学是一个人自我提升、丰富人生、增长智慧的特殊时期，也是一个人世界观、人生观和价值观形成与发展的重要阶段。在这一时期，大学生从依靠父母到逐渐脱离父母的照顾，从学生角色逐渐向工作角色转变，生活和社交的范围不断扩大，这就要求每一名大学生要学会自我管理，具备自我管理能力，尽快适应这些改变，正确处理学习、生活和社交上遇到的各种问题，否则容易导致压力过大、情绪不稳，不仅严重影响大学正常的学习和生活，甚至出现退学等现象。

【知识拓展】

自我管理在名人心中的地位

一个有能力管好别人的人不一定是一个好的管理者，而只有那些有能力管好自己的人才能成为好的管理者。（德鲁克）

一个好的管理人员在需要懂得管理他人之外，更要懂得自我管理。（李嘉诚）

缺少了自我管理的才华，就好像穿上溜冰鞋的八爪鱼，眼看动作不断，可却搞不清楚到底是向前、向后，还是原地打转。（杰克森·布朗）

（一）大学生自我管理是适应经济及科技迅速发展的需要

当今是一个科学技术日新月异、知识信息大爆炸的时代。有人研究过，18 世纪以前，知识更新速度为 90 年左右翻一番；20 世纪 90 年代以来，知识更新加速到 3～5 年翻一番；近 50 年来，人类社会创造的知识比过去 3000 年的总和还要多。在如今经济及科技迅速发展的时代，一个人必须终身学习，才能跟得上时代前进的步伐。联合国教科文组织前终身教育局局长保罗·朗格朗说，未来的文盲，不再是不识字的人，而是没有学会怎样学习的人。若想做到终身学习，必不可少的就是学会自我管理，拥有较强的自我管理能力。对于大学生来说，大学毕业之后还要不断学习、不断成长，无疑依赖于他们自身的自我管理能力，促进他们自我完善、自我发展。经济及科技的迅速发展，在给大学生带来许多发展机遇的同时，也带来了形形色色的诱惑，容易让人迷失方向。此时需要大学生拥有较强的自我管理能力，自觉约束自己的行为和欲望。同时，经济和科技的迅速发展，也在无形之中加大了竞争压力，使得大学生面临巨大的就业压力，而现代组织更倾向于需要自我管理能力强的学生。

（二）大学生自我管理是适应高等教育的发展变革的需要

当前世界正处于百年未有之大变局，国际环境错综复杂，不确定性、不稳定性明显增加，新兴技术日新月异，人工智能、大数据等技术迭代更加迅速，人民群众对公平且高质量的教育充满新期待，外部环境的变化对高等教育产生着深刻影响，对传统的专业化教育模式提出了巨大挑战，传统高校管理模式的许多弊端也逐渐暴露出来。为了适应高等教育的良性发展，有必要提高大学生的自我管理能力，尊重大学生的主体地位，给予他们管理自己的权利。为促进高等教育的发展，培养出德智体美劳全面发展的中医药人才，高等中医药院校重视并培育大学生的自我管理能力，并出台相应的文件来鼓励大学生自我管理。

（三）大学生自我管理是满足大学生成才的需要

大学生尤其是大一新生进入大学后，面临大学全新的学习生活环境和完全不同的管理模式，往往会经历一个迷茫期，相对于高中阶段老师们事无巨细的教育和管理，大学给予他们更多自由的空间和时间，在这种宽松的学习环境下，大学生的个人成长发展迫切需要提升自身的自我管理能力。那些自我管理能力强的学生，在自我管理过程中能够正确认识自己、反省自己，也能够自觉约束自己、抵制诱惑，严格按照学习计划去实现自己的目标，在行动中锻炼自己的智力水平，还能合理安排好自己的作息时间和良好的饮食习惯，关注身体健康并坚持锻炼，促进身心得到全面发展。而那些自我管理能力不强的学生容易松懈，在没有学习目标的情况下极易迷失自我随大流，他们不懂得如何规划自己的时间和利用自己的精力，白白浪费宝贵的大学时间。在学习方面，有些大学生缺乏学习目标和学习计划，只是跟着老师的上课节奏，缺乏主动学习和思考的意识，尤其是大一新生沿袭着高中时被动接受知识灌输的习惯。有些大学生缺乏较强的行动力和执行力，制定目标、计划后，容易拖延甚至不能按时按量地完成自己的学习计划。也有些大学生自制力较差，在大学课堂上经常能看见各种"低头族"，低头玩手机而不认真听课。在生活方面，也有大学生不会料理自己的生活。因此，鉴于大学生个人发展的必要性和意义，提升大学生的自我管理能力刻不容缓。

【知识拓展】

司马光警枕励志

司马光是我国北宋时期的大学问家。他小时候和哥哥弟弟们一起学习，自己觉得记忆力比较差，便想办法克服这个弱点。每当教师讲完书，哥哥弟弟们读上一会儿，勉强背得出来，便一个接一个丢开书本，跑到院子里玩。只有他不肯走，轻轻地关上门窗，集中注意力高声朗读，读了一遍又一遍，直到读得滚瓜烂熟，合上书，能够流畅地、不错一字地背诵，才肯休息。司马光从小到大，终其一生，一直坚持不懈地学习。他在做官之后更加刻苦。他住的地方，除了图书和卧具，再也没有其他珍贵的摆设。卧具很简单：一架木板床，一条粗布被子，一个圆木枕头。为什么要用圆木枕头呢？说来很有意思，当读书太困倦的时候，一睡就是一大觉。圆木枕头放在硬邦邦的木板床上，极容易滚动。只要稍微动一下，它就滚走了。头跌在木板床上，"咚"的一声，他惊醒了就会立刻爬起来读书。司马光给这个圆木枕头起了个名字——"警枕"。司马光的"警枕励志"告诉我们，成功并非来自天赋或者运气，而是需要通过自己的不断努力和奋斗来实现。每个人都有自己的优点和缺点，我们应该珍惜自己的长处，同时也要不断完善自己的不足之处。只有这样，我们才能不断前进，追求更加美好的人生。

（资料来源：国学经典故事《司马光警枕励志》，https://www.douban.com/note/756310687/?from=author&_i=0338058XSlV38B）

二、自我管理的理论渊源

我国古代的管理思想多贯穿于国家和社会治理，为更好地实现统治阶层的意愿，对个体的道德约束也就应运而生。我国早期社会中已包含"自然""天性""民本"等思想，这些治国思想随着历史变迁而发展延伸，这也为自我管理的发展打下坚实的理论根基。夏朝时期的王权以家族制和宗族制为主，依靠人们自觉遵守的基本伦理道德来维系社会关系，商朝则采用"宽以治民"的治国政策，并辅以法制来管理民众。夏商两朝在国家管治方面都借助了伦理、道德等方面的力量，这是为了让民众有所忌惮而自觉按照既定法则来对自身行为进行约束和管理，以达到治理国家的目的。儒家有"修身、齐家、治国"之理念，其在国家治理思想上比较偏重对个人品格的提升，强调君子要通过自省、克己、慎独、宽人来提高个人修养，认为人的行为应是由内修到外化的过程，人们在日常生活中要学会管理自己的思想和言行，通过加强个人修养来提高自我素质和践行能力，为实现自我价值奠定内在基础。"君子求诸己，小人求诸人。"（《论语·卫灵公》）孔子认为君子遇到困难首先想到的是靠自己去解决，而遇到困难总是习惯求助于别人的人不具备君子品行，自身觉悟性的高低是一个人能否取得成功的关键性因素。优秀的管理者不仅要充分认识自我，还要在认识自我的基础上学会管理自我，这样才能做好基本的管理工作，在价值观层面、思想层面真正影响一大批人。法家代表人物管子在国民管理上凸显出"以人为本"的管理思想，《管子》中把管理的成功归因于人主观能动性和潜力的发挥。国家管理方案要以民众的意愿、需求为出发点，管理事务要切合民意、顺应民心，对国民的管理要依据民愿来进行。另外，《管子》中还强调了人的主观能动性对成就大事的重要作用，他的管理思想对自我管理理论有一定的借鉴作用。"为而不恃，长而不宰"，道家认为"道"和"德"之所以能够统领万物，正是在于它对万物的"顺从"，助万物成长而不宰割它们。道家的"大制不割"思想讲究万物的浑然天成和无为而治，认为可以通过道德教化来实现国家治理。综合来看，自我管理思想在我国有着很深的历史渊源，大都是萌生于有关国家和社会治理的思想，在个人发展层面上主要以道德修养为主，最终目的都是为了维护国家统治和社会治理。

随着社会经济的发展，管理活动不再是局限于管理主体与客体分离的状态，人们开始关注被管理者本身管理潜能的发挥，自我管理理论作为管理领域的创新成果被正式提了出来。肯尼思·克洛克的《管理的终结》在民主思想的基础上提出具有划时代意义的组织价值观，认为非人性化的、机械的官僚层级制管理模式即将结束，取而代之的必将是"以合作和理性为基础的"管理模式。他指出，雇工应当拥有"自我管理的、以价值为基础的、有人性化维度的"工作，他鼓励人们在开放的、可信的交流中开展学习活动，提倡建立具有真实反馈和学习效用、能够高效解决问题的"自我矫正"体系。美国管理学大师德鲁克是自我管理理论的主要代表人物，他认为"万事俱备才行动的人是庸才"，在知识型社会里，知识工作者本身就应当以管理者的身份登场，自我管理是独立于传统管理模式之外的更高层次的管理境界。自我管理理论随着国内外管理思想的发展而不断完善，到现在已经被广泛运用到企业、学校、医护等各个领域，并且越来越明显地表现出其巨大的"社会生产力"。

第二节　自我管理的内涵及特征

一、自我管理的定义

（一）管理的定义

"管理"一词人人都不陌生，最熟悉的是企业管理。管理在人们的生产实践中发挥着极其重要的作用，一个国家、一个企业、一个部门都离不开管理，因为集体活动要实现集体目标，必然需要合理的组织与资源的分配，这样就诞生了管理。什么是管理？这是每个初学管理的人首先遇到的问题。遗憾的是，直到目前为止，"管理"一词还没有一个统一的被大多数人所接受的定义。原因很简单，不同的人在研究管理时出发点不同，因此，他们对管理一词所下的定义也就不同，以下选取几种代表性的学术观点予以介绍。

定义 1　管理是指同别人一起或通过别人使活动完成得更有效的过程。这个定义强调了管理的本质，就是从事管理工作的人通过他人并使他人同自己一起实现组织的目标。在通常情况下，管理人员并不亲自从事具体工作，而是委托他人去干，自己花大量时间和精力进行计划安排、组织领导和检查控制其他人的工作，并且对这些人的工作好坏负最终责任。

定义 2 管理就是领导。这个定义强调的是管理者个人的领导艺术。任何组织都有一定的结构，而在结构的各个关键点上是不同的职位，占据这些职位的是一些具有特殊才能或品质的人，这些人被称为领导者。这就如同一支配合良好的乐队，尽管大家各奏各的音调，配合起来则是一首美妙的交响曲。组织活动是否有效，取决于这些领导者个人领导活动的有效性。因此，某种程度上说，管理就是领导。

定义 3 管理是设计和维持一种良好的环境，使人在群体里高效率地完成既定目标。这个定义强调的是管理的工作任务。在社会中人们之所以形成各式各样的组织和集团，这是由于集体劳动所能取得的效果是个人劳动无法取得的，或者仅能在很小的规模上很长的时间内取得。美国的阿波罗登月计划曾经聚集了几万名科学家、几千家企业为其研究、设计和制造。这样巨大的项目所需要的知识是任何人都无法全面掌握的，更谈不上具体地实现这项计划。即使像建造住房这种相对来说比较简单的工作，单凭个人去做也仅能局限在一个很小的规模上，而且要花费相当长的时间才有可能完成。总之，组织活动扩大了人类的能力范围。然而，要真正收到这种集体劳动的效果，必须有个先决条件，即集体成员的活动必须协调一致。类似于物理学中布朗运动的活动方式，是无法收到这种效果的。为此，就需要一种专门的活动，这种活动就是管理。

定义 4 决策贯穿管理的全过程，管理就是决策。这个定义强调决策的作用，狭义地说，决策就是作出决定的意思。广义地说，决策是一个过程，它包括收集各种必要的资料，提出两个或两个以上备选方案，对备选方案进行分析评价，找出最佳方案，以及跟踪检查。该定义的提出者强调：决策贯穿于管理的全过程和所有方面；组织是由一些决策者所构成的系统；任何工作都必须经过这一系列的决策才能完成；如果决策错误，执行得越好，所造成的危害就越大。因此，任何一项组织工作的成败，归根结底取决于决策的好坏。所以，他们认为管理就是决策。

人们对于管理定义的多样性，既反映了人们研究立场、方法、角度的不同，也反映了人们对管理认识的逐步深入。为了对管理进行比较广泛的研究，而不局限于某个侧面，本书采用如下定义：管理是指一定组织中的管理者，通过实施计划、组织、领导和控制等职能来优化配置协调人、财、物、信息等资源，以有效实现既定目标的过程。

（二）自我管理的定义

科学有效的管理能使一个企业实现稳定且快速的发展，对个人也是这样，把类比通用的管理学知识应用于个人，就产生了自我管理，以提高个人的综合素质，使个人能够适应不断变化的外部环境，实现所梦想的成功。结合管理的定义来看，管理是一种管理者通过各种职能来协调他人的活动，将管理的主体和客体割裂开来；而自我管理包含了主体自我和客体自我，自我既是管理的主体，又是管理的客体，将两者合二为一。可以说，自我管理是管理的一种特例，它保留了管理的定义中将管理认为是一种计划、组织、控制等的活动，只不过管理的对象变成了自己。因此，自我管理是个人通过计划、激励、控制等，利用一切可利用的资源提升个人价值、实现个人梦想的过程。自我管理不仅仅是一种消极的自我约束、自我限制，其内涵非常丰富，还包括自我认知、自我计划、自我激励、自我监督、自我调控、自我评价等。大学生在通过自我管理达到既定目标的过程中，需要用到自我认识、自我计划、自我行动、自我反思、自我激励、自我约束相关的知识和技能，最大限度地激发自身潜能，更有效地发掘和实现自身最大的社会价值和责任，是自动自发进行的，没有人要求、强迫，自觉而且出色地做好自己的事情。

由于自我管理过程中不存在管理者与被管理者的绝对区分，自我既是管理者，也是被管理者，自我是管理者与被管理者的有机统一。自我管理过程中，有三项基本管理技能，即知识技能、社交技能和概念技能。知识技能是个人的知识深度、广度及应用知识的能力。社交技能是个人的环境适应能力、语言表达能力及与人交流沟通的能力。概念技能是个人统观全局、洞察自我内心与身边环境相互影响的复杂性的能力。在个人成长的初期，知识技能对一个人的管理处于主要地位。随着一个人的成长，个人圈子不断扩大，个人与社会交流更加频繁，社交技能占据主要地位。当个人的发展达到一定水平，具有一定的影响力时，概念技能发挥更为重要的作用。

二、自我管理的内容

自我管理很难，但强化自己去修炼做到，会让我们的人生少走很多弯路，加强自我管理需要管理自己的哪些方面呢？

【知识拓展】

诫子书

夫君子之行，静以修身，俭以养德。非淡泊无以明志，非宁静无以致远。夫学须静也，才须学也，非学无以广才，非志无以成学。淫慢则不能励精，险躁则不能治性。年与时驰，意与日去，遂成枯落，多不接世，悲守穷庐，将复何及！

译文：有道德修养的人，依靠内心安静来修养身心，以俭朴节约财物来培养自己高尚的品德。不恬静寡欲无法明确志向，不排除外来干扰无法达到远大目标。学习必须静心专一，而才干来自勤奋学习。如果不学习就无法增长自己的才干，不明确志向就不能在学习上获得成就。纵欲放荡、消极怠慢就不能勉励心志使精神振作，冒险草率、急躁不安就不能修养性情。年华随时光而飞驰，意志随岁月逐渐消逝。最终枯败零落，大多不接触世事、不为社会所用，只能悲哀地困守在自己穷困的破舍里，到时悔恨又怎么来得及？

（资料来源：《诫子书》原文＋译文，https://www.sohu.com/a/277586118_100190246）

（一）自我认知与角色管理

自我认知是一种非常重要的心理能力，它是一个自我发现和自我成长的过程。它可以帮助我们更好地应对生活中的挑战和困境，从而提高生活质量和幸福感。自我认知也是一种自我管理和自我调节的重要手段，通过它我们可以更好地控制情绪、提高自信和自尊心。自我认知一般包括自我观察和自我评价两方面的内容。自我观察是指对自己的感知、思维和意向等方面的觉察，自我评价是指对自己的想法、期望、行为及人格特征的判断与评估，这是自我调节的重要条件。有了清晰的自我认知，才能更好地进行角色管理。

（二）自我目标管理

目标在自我管理中占有极其重要的位置，它既是出发点，也是最终归宿，明确人生目标，不仅是界定人生的最终结果，也会在你的整个人生旅途中发挥巨大的作用。目标是我们成功路上的里程碑，它使我们产生积极性，让我们看清自己的使命，有助于我们安排轻重缓急，引导我们发挥潜能，使我们有能力把握现在，有助于我们评估事业的进展，使我们未雨绸缪，让我们能够把命运之船驶向我们希望到达的地方。为了使自己有一个美好的命运，能够把握自己的命运，给自己确立一个明确而长期的人生目标吧。

【知识拓展】

目标管理

目标管理（management by objectives，MBO）源于美国管理学家彼得·德鲁克，他在 1954 年出版的《管理的实践》一书中，首先提出了"目标管理和自我控制的主张"，认为"企业的目的和任务必须转化为目标。企业如果无总目标及与总目标相一致的分目标来指导职工的生产和管理活动，则企业规模越大、人员越多，发生内耗和浪费的可能性越大。"概括来说，目标管理即是让企业的管理人员和员工亲自参加工作目标的制订，在工作中实行"自我控制"，并努力完成工作目标的一种管理制度。

（三）自我计划管理

中国古语有云："凡事豫则立，不豫则废。"做任何事情，都应该有所计划，即所谓的"预"。有了"预先设定"，下一步就是采取行动——弄清楚如何去做。事件的结果能否达到预期目标，"预期"的水平和质量起着非常重要的作用。计划是分析计算如何达成目标、并将目标分解成子目标的过程和结论。自我计划是自我管理中非常重要的一环，它是自我行动的前提，有了自我计划，个体的行为才更具有目的性，没有自我计划的自我行动是盲目的。自我计划制定中最核心的是明确目标。目标就像在大海中航行的灯塔，没有目标的指引就容易迷失自己的方向。大学生需要明确自己的目标是什么，如何达到、何时达到，按时间制定出每日、每周、每月、每年切实可行的计划。

（四）自我学习管理

联合国教科文组织终身教育局局长保罗·朗格朗说过，未来的文盲，不再是不识字的人，而是没有学会怎样学习的人。知识经济时代，人的竞争力最终将体现在学习能力与创新能力上。如何学？学什么？怎么学？对这些问题的不同回答与选择将决定不同的职业成就和人生前程。自我学习管理是大学生在自我发展、高校发展和社会发展需求下，自主、自觉地对自己的学习进行自我监督、自我调节和自我评价的过程，它包括树立正确的学习观念和动机、制定合理的学习计划和目标、科学地对自我学习进行评价和反思等。我国高等教育以学生培养为基线，以提高全民素质为努力方向，旨在为国家和社会造就具有较高科学文化素质的现代化人才，但受师资力量、教学条件、学生个体差异等因素影响，高校很难制定出一套普遍适用的教学与管理策略，来切合每个学生的学习和成长特点。当代大学生求知欲和成才意识很强，但是自我学习管控能力不足，在学习中缺乏毅力，培养大学生的自学意识、促进他们的自主学习成了当务之急。大学生要认清学习的本质，转变原有应试学习理念，充分挖掘自身的学习主动性和内在潜能，让自主、自觉学习变为一种习惯，做好对自我的学习管理。

（五）自我时间管理

时间无法替代、无法存储、无法失而复得，时间供给毫无弹性，但时间可以管理。人生管理实质上就是时间管理，时间的稀缺性体现了生命的有限性。卓有成效的人最终表现在时间管理上，表现在能否科学地利用时间、管理时间、节约时间，进而在有限的时间里创造自身职业价值的最大化。进入大学，学生有了更多的空余时间，时间管理便是不可或缺的手段之一。一些学生会感到时间不够用，看似忙碌的同时，他们有相当一部分时间没有被高效地利用。比如没有提前规划时间做事引发的临时抱佛脚，翻看手机浪费的时间等。鲁迅的整个一生都是在拼时间。他说："时间，就像海绵里的水，只要你挤，总是有的。"每个人所拥有的时间都是一样的，会计划的人就能从中获得收获，不善计划的人可能就是在遗憾中度过。为更好地适应以后工作的压力和外部的竞争状况，掌握一些时间管理方法、合理规划时间、高效利用宝贵时光对每一名大学生来说十分重要。

（六）自我情绪管理

情绪是人类心理活动中的一种重要表现形式，它会影响我们的思维、决策和行为。情绪如四季般自然地发生，一旦情绪产生波动时，个人会表现愉快、气愤、悲伤、焦虑或失望等各种不同的内在感受，假如负面情绪常出现而且持续不断，就会对个人产生负面的影响，如影响身心健康、人际关系或日常生活等。因此，良好的情绪管理能力对于我们的个人发展和社交都非常重要。一个人只有在认识自己、控制情绪的同时，了解、感知并识别他人情绪，接纳他人并掌握建立良好人际关系的技巧，才能达到自身的和谐与人际关系的共赢。

【知识拓展】

盛怒杀爱鹰

相传成吉思汗带着心爱的老鹰上山打猎，干渴难耐时发现一处有少量水渗出的山谷，便耐着性子用杯子接那滴答下来的泉水，在接满水准备喝的那一刻，杯子却被老鹰扑翻在地，而且如此反复两次。

成吉思汗勃然大怒，一气之下杀了爱鹰。之后当他寻往高处的水源地时才发现，原来爱鹰不让他喝水并不是出于逗弄，而是由于水源里有一条死去的毒蛇尸体。成吉思汗在盛怒那一刻已经被情绪"绑架"了，阻断了自己合理的思考过程，最终酿成大错。

思考：你曾受强烈情绪（比如愤怒）的驱使而产生过冲动的行为吗？

（七）自我压力管理

在高速运转的现代社会里，人们深陷日常事务的繁杂之中，时常感到压力重重，而想要找到一种理想的平衡生活也因此显得越来越困难。随着生活节奏的不断加快，我们逐渐意识到提高生活质量的重要性，并开始追求健康、平衡的生活状态。管理压力、掌控心理调适的技巧，将成为一个人最为重要的能力。压力管理将有助于你在事业、人际、家庭、健康和个人的理想追求之间找到一个平衡点。

【知识拓展】

自找麻烦

有个心理学家做了一个实验：要求一群实验者在周日的晚上，把未来 7 天所有烦恼的事情都记录下来，然后投入一个大"烦恼箱"。到了第三周的星期日，他在实验者面前打开这个箱子，逐一与成员核对每项"烦恼"，结果发现其中有九成并没有真正发生，接着他又要求大家把剩下的一张字条重新丢入纸箱中，等再过三周，再来寻找解决的方法。结果到了那一天，他开箱后，发现那些烦恼也不再是烦恼了，烦恼是自己找来的，这个就是所谓的"自找麻烦"。

（八）自我激励管理

自我激励是激发、鼓励和调动自己的热情和积极性，挖掘自身潜力，从而顺利完成目标甚至达到超出预期目标的过程。它根据自身的需要而产生，不需要外界奖励和惩罚作为激励手段，当自己处于不佳状态或者值得鼓励时，予以一定的激励，能够让自己恢复正常状态继续工作或者对自己已经完成的工作进行肯定，来激发自身的积极性，满足自身需要和提高效率。

自我激励是自我管理的推动力，是受情感和意志支配的心理品质。自我激励能力的高低与理想的远大短浅、自己的信念是否坚定密切相关。所以大学生若是理想远大，信念更加坚定，其自我激励的能力也就越强；反之，如果他们没有宏伟而具体的理想，信念薄弱，他们的自我激励能力就必然会变弱。大学生自我激励是指大学生为了实现既定目标而激励自己、鼓励自己。自我激励能力是大学生自我管理能力中的动力要素，对大学生完成自我管理非常重要，自我管理强调的是自己管理自己，自我激励就为自我管理提供了动力，促使大学生进行自我认识、自我计划、自我行动、自我反思、自我约束。对习惯了"胡萝卜加大棒"的大学生来说，"胡萝卜加大棒"的管理方式虽然能够督促大学生完成目标，但并不是长久之计，一旦没有了内在的动力激励，他们就很容易失去目标和方向。自我激励有两大动力要素，分别是需要激励、理想激励。

1. 需要激励　根据马斯洛需求层次理论，人的需求可以分为 5 个层次：生理需求、安全需求、归属与爱的需求、尊重需求和自我实现需求。五种需求是最基本的和与生俱来的，它们构成了不同的层次，成为激励和引导个体行为的力量。对于大学生来说，在生理需求和安全需求基本得到满足的情况下，就会产生高层次的需求，如归属感和爱的需求、尊重的需求、自我实现的需求等。

2. 理想激励　理想是对未来事物的美好想象和希望，也是对某事物臻于最完善境界的观念。理想对一个人的思想行为能起到强烈的吸引和拖拽作用。混沌学说认为，我们的大脑本身是一个非常庞大的混沌系统，理想之点就是混沌系统中吸引力最强烈的奇异吸引子，拖拽着我们的思维往前走，使得我们具有行为的目的性。

（九）自我健康管理

健康是身体上、精神上、社会适应上完全处于良好的状态，而不是单纯地指出没有疾病或没有衰弱，包括躯体健康、心理健康、社会适应良好和道德健康等 4 个方面。健康是日常生活的资源，是一个积极的概念，它不仅是个人身体素质的体现，也是社会和个人的资源。在经济社会迅速发展、物质资料日益增长的今天，人们拥有的物质条件越来越好，享受的物质生活也比较丰富。可健康问题成了人们的一大难题，各种各样的身体不适症状出现，在大学生中表现突出的有颈椎病、眼睛不适、肥胖、抑郁症和对社会的不适应等现象。科技发展至今，人们越来越关注自身的健康，对健康的维护也备受人们重视，普及健康管理的相关知识，尤其是调动大学生对于自身健康进行管理的积极性，使得大学生掌握一些切实可行的健康管理的方式方法，对于提高大学生身体素质，促进全民健康是十分必要的。大学生的自我健康管理是指大学生对自己身体的健康信息和健康风险因素进行分析、预测和预防的全过程，从科学饮食、适量运动、生活节奏、预防保健、心理调适着手，形成健康理念，调动自己的积极性，有效地利用资源，有目的、主动地采取行动来达到最大化的健康效果。

（十）自我发展与团队管理

自我发展是人的本能，但是自我发展的过程同时也是个人学会他所处的团队之中的文化和规范的过程，而个人的这种学习也只能在团队中进行，从而在团队发展的进程中留下自己的印记；同时，团队的发展也要靠全体成员的自觉努力才能实现。正如英国著名学者克莱夫·贝尔指出，一个文明的人造就不成一个文明的社会，只有在众多文明的个人聚集在一起形成一个核心向外放射光芒的时候，才有可能出现一个文明的社会。因此，在选择自我发展目标时，必须考虑国家、集体和个人三者利益的统筹兼顾。

三、大学生自我管理的特点

（一）管理主体与管理客体互为一体

大学生是自我管理策略的制定者和实施者，在管理活动中居于主体位置，同时又是自我管理行为的作用对象，自身又作为被管理对象而存在，自我管理的特殊之处也正是在于它的主客体互为一体。首先，自我管理打破了传统高校教育与管理理念，大学生以管理主体的身份介入其内，在自我管理中，他们可以更加客观而真实地对自身做出评价，进而在查漏补缺中提升自我管理的实效性；其次，没有谁比他本人更了解自己，作为管理主体的大学生可以根据其自身特点和发展需求，及时对自己的思想、言行、职业发展等做出规划和调整，使自己的人生得到更优发展；最后，大学生自我管理是建立在"人本主义"思想基础之上的，作为管理主体的大学生在个人的生理与心理、精神世界与物质世界、自我发展与社会需求方面有更多的自主权和选择权，这为他们主观能动性的极致发挥提供了可能。

（二）学生自我管理与学校管理相辅相成

高校教育的目的是培养具有创新和实践能力的现代化人才，在这一点上，自我管理与其是不谋而合的。高校管理是一种"他律"行为，属于传统意义上的管理范畴，但由于生源质量、性格特点、个人需求等不同，学校很难制定出一套全校学生普遍适用的教育策略。自我管理是管理主体根据自己的需求和特点实施的一种"自律"行为，行为中管理的策划者和施用对象都是主体本身，大学生可以根据自己的兴趣爱好、现实状况、优缺点等制定出符合自我人生发展的成长策略，这在一定程度上填补了高校在学生管理工作上的缺口。学校管理是外在约束，而自我管理是内在要求，两者表现出相辅相成的关系。一方面，高校管理为自我管理指明了归属和方向，大学生参照高校培养目标和自身发展需求管理自我的身心发展；另一方面，自我管理促进高校管理的改进和完善，大学生在自我管理的同时监督和评价学校管理，并对学校的政策和路径提出建议，协助学校管理人员做好学生工作。

（三）自我需求和社会需求相互统一

现代社会是一个需求型社会，社会的发展急需我们个人为之作出贡献，而个体的人生价值又要借助社会组织这个工具来实现，自我管理恰好体现出自我需求与社会需求的统一。马克思也曾谈到个人与社会的关系，他认为，私人利益本身已经是社会所决定的利益，而且只有在社会所设定的条件下并使用社会所提供的手段才能达到。从马克思的观点来看，个人需求早就被社会发展所定格，它必须要通过社会来实现，而社会在一定程度上已经为个人需求设定好了方向，要求个人需求按照社会的发展需求来实现，只有将两者统筹兼顾起来，才能促进自我与社会的协同发展。在知识与能力并重的社会里，要求大学生不仅有专业的科学文化素养，还要有较高的处理事务的能力，而大学生自我管理的初衷正是要把自己培养成为具有较高素质的现代化科技人才，以更好地适应社会并满足自我生存需要，两者在价值需求上表现出相互统一的关系。

【实践活动】

活动主题：案例讨论——运动员的自律

1. 活动目的 认识自我管理的重要性。

2. 活动过程

（1）给出目标案例：拳击冠军邹市明为了控制体重，保持肌肉的力量，每天必须控制饮食，只能吃白肉等脂肪和碳水化合物少的食物，而且少盐、少量、多次进食。在控制饮食的情况下，他还得天天进行力量训练，才能保持体重和身体的力量及灵活性。足球明星C罗和梅西都是非常自律的人，他们在自己家的健身房训练，保持肌肉，保持体能，因而他们在30多岁还能在前锋线上大量进球。反过来看，小罗纳尔多曾经也是天才级球员，他出名和有钱后，开始花天酒地，出入娱乐场所，很快就把身体搞垮了，成了昙花一现的球星。

（2）进行分组思考与讨论：拳击冠军邹市明、足球明星C罗和梅西的共性特征是什么？他们带给我们的启发是什么？

（3）小组代表进行回答。

3. 活动总结 通过对目标案例进行分组讨论，使同学们意识到自我管理的重要性，并结合本章的知识点谈谈大学生如何做好自我管理。

4. 活动评价 根据小组讨论和小组成员回答问题情况进行个人和小组成绩的评定。

【思考题】

1. 大学生如何做好自我管理？
2. 大学生自我管理具有哪些特点？
3. 自我管理对大学生的日常生活和学习具有哪些重要意义？

第二章　自我认知与角色管理 ▷▷▷▷

【学习目标】

巩固　本章主要知识点：认知和认知发展的概念；自我认知及其内涵；自我认知的含义与作用；影响大学生自我认知的因素；大学生认知他人的完善；正确认知和认知偏差；大学生角色定位分析；大学生角色转换等。

培养　大学生对自我、他人认知和角色管理能力。

扩展　大学生对自我及他人准确认知能力、自我管理和自我拓展的能力、创新思维和实践能力、对未来职业的清晰规划能力及全球视野和跨文化交流能力。

【案例导入】

张仲景从医

张机，字仲景，东汉南阳郡涅阳（今河南邓州）人。约生于汉桓帝元嘉二年（152年），卒于建安二十四年（219年）。他是东汉末年著名医学家，"建安三神医"之一。公元161年，11岁的张仲景拜同郡的张伯祖为师，学习医术。跟张仲景一同学医的，还有一个比他年长的同乡何颙，他对张仲景刻苦钻研医学的精神十分钦佩，对其说："君用思精而韵不高，后将为良医。"意思是说张仲景才思过人，善思好学，聪明稳重，但是没有做官的气质和风采，不宜做官；只要专心学医，将来一定能成为有名的医生。何颙的话更加坚定了张仲景学医的信心，从此他学习更加刻苦，博览群书，广泛收集医方，写出了创造性的医学巨著《伤寒杂病论》，确立了中医临床的基本原则——辨证论治的原则。辨证论治是中医临床诊断和治疗疾病的基本方法。它要求根据患者的具体症状和体征，结合患者所处的环境、气候、饮食等因素进行综合分析，确定患者所患疾病的性质、部位、轻重程度等，并据此制定相应的治疗方案。张仲景是一位伟大的医学家，他对中医学作出了巨大贡献，并为后世留下了宝贵的遗产。他不仅在理论上有所创新，在临床实践中也取得了巨大成就。他深受百姓爱戴，被后世誉为"医圣"。

【思考题】

1. 张仲景自我认知的来源是什么？

2. 张仲景的同乡何颙和老师对其产生了怎样的影响？

3. 张仲景为何能够成为一代名医？

第一节　认知他人

一、认知的概念和理论

认知是人类思维的重要组成部分，它是人类智力的核心，是人类在感知、认知、判断、决策、学习等方面的基础。认知的概念、意义和重要性对于我们理解人类思维和行为，提高学习、工作和生活效率具有重要的指导意义。本节我们将探讨认知的概念、意义等，帮助大家更好地理解认知科学的基本知识。

（一）认知的概念

认知是个体认识世界的心理活动，是复杂的智慧体系，包括感觉、知觉、记忆、注意、思维、想象等一系列的心理过程。

（二）认知的理论模型

1. 认知发展理论　认知发展理论是著名发展心理学家让·皮亚杰所提出的，被公认为 20 世纪发展心理学领域最权威的理论。所谓认知发展，是指个体自出生后在适应环境的活动中，对事物的认知及面对问题情境时的思维方式与能力表现随年龄增长而改变的历程。皮亚杰对认知发展研究的特殊兴趣是出于将儿童的认知发展看作是沟通生物学与认识论的桥梁，他认为通过对儿童个体认知发展的了解可以揭示整个人类认识发生的规律，从而建构起他的整个学说"发生认识论"。

2. 3M 认知模型　Confie.Koo 提出的 3M 认知模型是人类对真实世界进行认知的过程模型，包含了"what""how"和"why"3 个问题。通过回答这些问题，人们可以对客观世界的事或物进行认知。对于物的认知，人们需要了解其本质、属性、特征、表现形式等问题，以及其内部运作和使用方法等一系列相关问题。对于事的认知，则需要描述客观存在之间的联系，并解决如何做的问题。在此基础上，通过了解事物内在的必然联系和因果关系，寻找解决问题的手段和办法。该模型可以应用于对物和事的认知，前者包括了解物品的功能特性和用途，后者则包括理论的实践和解决问题的方案。

二、中国古代"知人学说"的主要内容和方法

中国古代"知人学说"是一种重视人才的管理哲学，是中国传统文化中的重要组成部分。它强调领导者必须善于识人、任人、用人，从而发挥每个人的潜力，创造出更加繁荣、和谐的社会。古代中国许多著名的政治家、文化名人都非常重视这一学说。以下简要介绍"知人学说"的概念、历史背景、理论内涵，帮助大学生了解和应用中国传统文化的智慧，推动人才发展和社会进步。

（一）知人思想的发端

中国古代知人思想最早起源于上古的尧舜禹时期，《尚书·虞书·皋陶谟》中记载了皋陶、大禹等臣子在帝舜面前讨论治国之道的事情，而知人和安民就作为治国的两个核心理念被提出。从此之后，知人思想作为中国哲学史上关键观念，被持续地继承和发展。

（二）孔子对知人思想的继承和发展

春秋时期，各国注重人才选拔，体现了对知人善任的继承。孔子将知人思想推向哲学化的层面，认为人才是决定国家治理的因素。了解一个人需要了解他为达目的采取的手段和内心最看重的是什么，观察一个人的行动可以推断出他的内心。孔子强调了解人的重要性不仅在于了解其品德和能力，还在于拓展自己的知识，避免狭隘和骄傲。领袖应该善于观察和分析人才的品质和潜力，并为他们提供必要的支持和指导。了解一个人的情感和性格也是非常重要的，领袖应该与人沟通并理解他们的感受和想法，以建立良好的人际关系和团队精神，实现共同的目标。孔子的知人思想强调了领袖应该具备正确的道德标准和价值观，善于观察和分析人才的品质和潜力，建立一个健康、和谐、稳定的社会和团队。

（三）孟子的知人思想

孟子的知人观体现在两个方面：一是认为人性本善；二是主张王道政治，其实现则需知人善任。他认为智者应当无所不知，但以当务之急为先；仁者应当无所不爱，但以亲近贤人为重。孟子的知人思想追求和实践并存。在知人善任方面，孟子从政治角度探讨了知人的重要性和方法。他认为不能仅凭国君身边几个宠幸的人和朝中大臣的看法定人，而应广泛听取朝野各方面的态度，通过实际考察确定人才。兼听各方面的意见，通过实际考察确定一个人是否贤才，是孟子在知人方法上的新创。

（四）荀子的知人思想

经过孔子后学尤其是思孟学派的发展后，儒家的知人思想达到了一个理论十分充盈的阶段。在诸子百家时代，儒家需要荀子这位重量级学者来应对挑战。荀子强调了"虚一而静"的方法论，认为要达到正确的认识，必须让心灵达到谦虚、决断、安静的状态，以达到"大清明"的境界。他的知人思想继承了孔子的知人善任思想，认为国家的治理必须选贤任能，任用贤人。荀子的人性论是复杂的，既看到了人固有的自然属性中的欲望，又探寻着人走向道德善的可能性。他的性恶论有其片面的一面，但荀子又以知来保住人性善的可能性，显示出其哲学思想的真正根源和特色。

三、大学生认知的特点和发展规律

大学生的认知结构已经发展得趋于完善了，在日常生活中已经能独立地思考。但是与其他年龄段的人相比，又表现出了其独特的认知特点。

（一）学习和接受新事物的能力较强

大学生处于人生探索的阶段，他们渴望获取新知识、经验和技能，具有强烈的探索精神和求知欲，而大学生学习的知识往往比较复杂，需要在不同的领域学习。此外，不同文化背景的学生会聚在一起，使得大学生有更多的机会接触到新的事物和人，进而影响到自身的感知觉，因此学习和接受新事物的能力都相对较强。

（二）创新性和多样性

大学生在不同的领域进行学习和活动，有机会接触到各种不同的学科、文化和价值观，具有多元思维能力，能够从不同的角度看待问题，善于提出新的想法和解决问题的方法，因此，他们的感觉和知觉也更加多样化和充满创新性。

（三）自主性和独立性

大学生的学习需要自主性和主动性，需要他们主动去学习和记忆。这就要求他们具备较强的自我管理和自我调节能力，以便更好地管理和调配自己的活动。大学生通常能够独立思考，能够在不受干扰的情况下思考和想象。

（四）批判性

大学生在学习和研究中注重思考、质疑和挑战传统观念和做法，因此具有较强的批判性思维能力。

（五）注重实践和面向未来

大学生处于人生的转折点，面临着课业、生活、就业等多重压力，需要将所学的知识应用到实际中，并要面向未来，能够想象未来的趋势和变化，从而提出未来的解决方案。

四、认知他人理论

在人类的社会交往中，我们常常需要理解和感受他人的情感和内心体验，从而更好地进行沟通和互动。心理学家们为此提出了一些理论和模型，其中包括移情理论和认知他人的理论。这些理论和模型不仅有助于我们更好地理解人类的社会行为和交往方式，也为相关的实践应用提供了理论基础和指导。

（一）移情理论

移情理论最早由心理学家弗洛伊德提出，指个体在与他人互动时，会通过模拟、共情和影响等方式将对方的情感和体验转化为自己的情感和体验的一种心理现象。该理论通常被用来解释人际互动中的情感传递、情感交流和情感反应等现象。现在，移情理论已经成为心理学、精神分析学、临床心理学、社会心理学等多个领域的重要研究课题。

（二）认知他人的内涵

认知他人是指一个人通过观察、分析和理解他人的行为、语言、情感和思想，从而获得对他人认知的能力和技能。从认知心理学的角度来看，认知他人主要包括以下3个方面：

1. 知觉他人　指通过观察他人的外在行为和表现，如面部表情、身体语言、声音语调等，来获取他人的信息和情感。

2. 推断他人　指通过分析和理解他人的行为和语言背后的意图和动机，从而推断他人的内在心理和思想。

3. 理解他人　指通过对他人的思想、价值观和文化背景的了解，从而深入理解他人的行为和情感，并与他人建立起互相理解和尊重的关系。

在社会心理学和教育领域，认知他人能力被认为是重要的社交和合作技能，能够帮助个体更好地适应社会环境，提高人际关系的质量和效果。因此，培养和发展认知他人的能力在教育教学和社会实践中具有重要意义。

（三）认知他人情绪

认知他人情绪通常指的是理解和感知他人的情感状态，包括识别和理解他人的情绪表达、情感体验和情感状态。具体来说，它主要包括以下3个方面：

1. 情绪识别　指认知他人情绪表达的能力，如通过面部表情、语言语调、肢体语言等方式识别出他人的情绪。

2. 情绪理解　指理解他人情绪的原因、意义和后果，如理解他人情绪的触发因素、情绪背景、情感反应等。

3. 情绪调节　指通过适当的方式帮助他人调节情绪，如提供情感支持、情感教育等。

五、大学生认知他人

学生的学习和发展不仅取决于他们的智力和知识水平，还受到认知调控能力的影响。它不仅能够提高学生的学业成就，还能促进他们的社会情感发展和自我调节能力的提升。因此，以下简单介绍学生认知调控的概念及其实践。

（一）学生认知的调控

学生认知调控是指学生在学习过程中通过自我监控、自我调节和自我评价，调控自己的学习行为和思维过程，以便更有效地实现学习目标和提高学习绩效。该过程涉及多个认知和情境因素的交互作用，包括学生的自我效能、元认知能力、情绪调节能力、学习策略、目标设定和反馈等。学生认知的调控能力对于学习成果的实现和维持至关重要，同时也是学生自主学习和自我发展的基石之一。教育实践中应该通过有效的教学策略和支持措施，帮助学生培养和发展认知调控能力，从而提高其学习效果和学习自主性。

（二）大学生认知他人的现状

目前，大学生由于自身经历及相关教育的缺乏，对于认知他人方面存在相应的不足。

1. 对他人情感状态的认知 研究表明，中国大学生通常能够准确地识别他人的情感状态，如喜、怒、哀、乐等基本情绪，但在较为复杂的情境下，如多重情绪、伪装情绪等，其认知能力有所不足。

2. 对他人个性特质的认知 研究表明，中国大学生通常更注重他人的社会角色、行为表现等外部特征，而对他人的内在特质认知相对不足。

3. 对他人行为意图的认知 研究表明，中国大学生在理解他人的行为意图方面存在一定差异，如可能倾向于将他人的行为解释为"表面行为"而忽略其内在意图，或者过度解读他人的意图并从中产生偏见。

4. 对他人身体健康状况的认知 随着社会的进步和人们对健康的重视，大学生急需具备维护和促进健康的能力，在关注自己身体状况的同时，也应当提高对他人健康的关注和重视程度。然而，由于缺乏相应的健康技能，大学生获得、理解和处理基本健康信息的能力较弱，健康素养水平普遍较低，导致不能正确认知一些疾病或者他人的身体状况。因此，大学生需要通过多方面的途径提高自己的健康素养水平，比如参加健康知识讲座、关注健康资讯、学习急救知识等。通过这些途径，大学生可以更好地认知他人的身体状况，避免对他人身体状况的误解和忽视，同时也可以更好地保护自己和他人的健康。

（三）大学生认知他人的策略

促进大学生认知他人的策略主要包括以下几点：

1. 鼓励参与合作学习 合作学习可以让学生在学习过程中与同伴进行交流和合作，通过互相讨论、解释和评价来促进彼此的认知发展。

2. 引导学生进行反思 通过教师或同伴的引导，鼓励学生对他人的观点和想法进行反思，了解他人的认知过程和思维方式。

3. 提供学习机会和资源 提供多样化的学习机会和资源，鼓励学生参加讨论、研讨、项目实践等活动，从而增强学生的认知和思维能力。

4. 激发学生的好奇心和探究精神 激发学生对知识的兴趣和好奇心，鼓励学生在探究知识的过程中去了解和认知他人。

5. 给予及时的反馈和评价 教师或同伴应该及时给予学生回馈和评价，帮助他们发现自己的不足和错误，并从中吸取教训和经验，同时也能够了解他人的观点和想法。

6. 积极体育活动 学校通过组织丰富的体育活动并鼓励学生积极参与，促进学习能力的提升，提升认知水平。

总之，通过多种方式培养大学生的认知他人能力，可以提高其社交能力和合作意识，同时也能够促进其认知和思维的发展。

六、人际认知

在社交中，人际认知是十分重要的，它能够影响个体与他人的交流、合作和决策等方面的效果。了解人际认知，可以帮助我们更好地理解和解释人际交往中的一些重要现象，例如归因、情绪识别、人际吸引和人格评价等。以下简要介绍人际认知理论。

（一）人际认知的内涵

人际认知是指个体对于自己与他人之间相互关系的感知、理解、判断和处理能力。人际认知的研究领域涉及广泛，包括心理学、社会学、人类学等多个领域。在心理学领域中，人际认知被定义为人们对他人心理过程的知觉、解释和预测的能力。人际认知可以通过社交经验和社交学习得到改善和提高，从而增强个体的社交技能和人际关系质量。

（二）人际认知过程

人际认知是一个复杂的过程，包括感知、理解、判断、推理和决策等多个认知阶段。

1. 感知 个体通过感觉器官接受外界信息，例如面部表情、语言、身体姿态等，形成初始印象。

2. 分类 在感知的基础上，个体对他人进行分类，例如性别、年龄、文化背景等。

3. 识别 在分类的基础上，个体对他人的个性、特点、行为和意图等方面进行识别和辨认。

4. 理解 个体对他人的语言、行为和情感等进行理解和解释，包括对他人情感状态的感知和理解。

5. 推理 个体根据已知信息对他人的想法、感受、需求和行为等进行推理和猜测。

6. 判断 个体对他人进行评价、判断和决策，例如评价他人的行为是否正确，判断他人是否值得信任等。

7. 反思 个体对自己的感知、理解、推理和判断等进行反思和评价，从而不断改进和完善自己的人际认知能力。

需要注意的是，这些过程并不是线性的，它们互相交织、影响和干扰，同时也受到个体自身因素和环境因素的影响。

（三）人际认知偏差

人际认知偏差指的是人们在处理他人信息时，由于自身的认知限制、态度、情绪等因素的影响，对他人的行为和态度产生的错误解读或偏见。以下是一些常见的人际认知偏差。

1. 错误归因 人们倾向于将他人的行为归因于其内在特质，而忽视外在环境因素的影响。

2. 确认偏误　人们倾向于更多地记住那些与自身观点一致的信息，而忽视与自身观点不一致的信息。

3. 群体极化　当人们在群体中讨论某个话题时，他们倾向于更加极端地表达自己的观点，这种趋势会导致群体的意见越来越极端。

4. 自我充实性预言　人们的预期可以影响他们的行为和态度，而他们的行为和态度又进一步验证了他们的预期，形成一种自我充实性循环。

5. 意识形态偏见　人们的意识形态、政治立场等因素会影响他们对他人行为和态度的解读。

这些人际认知偏差可以导致人际关系的紊乱和冲突，因此在人际交往中应该警惕这些偏差的存在，并努力避免自身的偏见和错误解读。

（四）大学生人际交往——亲情、友谊和罗曼蒂克关系

通常情况下，大学生人际交往主要包括三种类型的关系，即亲情、友谊和罗曼蒂克关系。

1. 亲情关系　是最基础、最重要的人际关系之一。大学生离家在外的时候，与家人的联系和沟通显得尤为重要。亲情关系的表现形式有很多，比如电话联系、微信聊天、亲自回家探望等。与家人的良好关系不仅可以提供情感上的安全感和支持，也有助于缓解大学生的压力和焦虑。

2. 友谊关系　是大学生人际交往中的重要组成部分。大学生需要通过交友扩展社交圈，结交志同道合的朋友，建立互信互助的友情。良好的友谊关系有助于提高大学生的自尊心和自信心，减轻孤独感和失落感。同时，友谊关系也能带来快乐和乐趣，增加生活的色彩。

3. 罗曼蒂克关系　是指大学生之间的爱情关系。在大学校园里，很多学生都会找到自己的另一半。罗曼蒂克关系的建立需要经历吸引、追求、确认等多个阶段。良好的罗曼蒂克关系有助于提高大学生的幸福感和满足感，促进个人成长和发展。

在建立这些人际关系的过程中，大学生需要注意自身情感的表达和控制，建立良好的沟通和信任，理解和尊重他人的想法和感受，从而建立健康、积极、稳定的人际关系。

第二节　自我认知

一、自我认知及其内涵

自我认知是一种非常重要的心理能力，它是一个自我发现和自我成长的过程。它可以帮助我们更好地应对生活中的挑战和困境，从而提高生活质量和幸福感。自我认知也是一种自我管理和自我调节的重要手段，通过它我们可以更好地控制情绪、提高自信心

和自尊心。

（一）自我认知的定义

自我认知是指个体通过对自己的观察或者在与群体交往中形成的对自我的认知与评价，一般包括自我观察和自我评价两方面的内容。

（二）自我认知的过程

1. 认识自我　正确客观的自我认识，客观勇敢地面对现实，全面地认识自我，是形成正确自我认知的前提和基础。

2. 接纳自我　部分人苛求自己，从而觉得自己一无是处，拒绝接纳自己，因此在正确认知自我的基础上，学会接纳自我是重要的自我认知环节。

3. 自我完善　通过积极地调整自我认知，提高自控力，使自我认知发展变得更加全面。

二、大学生自我认知

大学生自我认知是大学生心理健康教育的重要组成部分，因此，了解大学生自我认知的特性及其现状，对于大学生的成长和发展具有重要意义。

（一）大学生自我认知的来源

1. 家庭环境　家庭是孩子最早接触和学习社会规范、价值观念的第一环境并且承担着教育孩子生活习惯与技能、行为方式等任务。父母对孩子的言传身教及亲密关系等都会影响到大学生的自我认知。

2. 教育背景　不同的教育背景也会对大学生产生影响。例如，受过良好教育和培养出来的人更容易形成积极健康、独立思考能力强、责任感强等优秀品质。

3. 社交经验　大学生在校期间会接触到各种不同的人和事，这些社交经验也会对他们的自我认知产生影响。例如与优秀的同学相处，可以激发自己更好的表现；与困难重重的朋友相处，则可能让自己感到无助或者压力。

4. 自身体验　大学生通过日常生活中所遇到的问题、挑战及成功和失败等，都能够形成一定程度上的自我认知。例如，完成一项任务后获得满足感，就能够认识到自己具有某种特质或技能。

（二）当代大学生自我认知现状

当代大学生自我认知现状是一个值得关注的问题。目前，我国大学自我认知水平总体较高，但存在年级差异。大一学生容易以高考分数和学习成绩作为自我认知的核心衡量标准，从而产生过高或片面的自我认知；进入高年级，学生在面临毕业选择时，容易产生焦虑、急躁的心理，普遍存在着自我认知模糊问题。在相对自由的大学环境中，正确的自我认知能够帮助大学生更好地规划自己的未来，更有效地管理自己的时间和精力，更准确地评估自己的能力和潜力。这些都有助于大学生在未来取得成功。然而，错误的自我认知可能会导致一些问题。由于大学生处在人生的一个重大的转折期，从家庭的关怀到独自步入社会，在"理想自我"与"社会自我"中产生矛盾，普遍存在一定程度的自我认知偏差，容易出现自卑和自以为是等心理。

由此看来，大学生的自我认知不仅影响其个人的行为，也影响大学生今后的心理健康，不论是过低的自我认知还是过高的自我认知都不利于大学生个体身心的发展。总之，当代大学生自我认知现状总体良好，但仍然存在一些问题。正确的自我认知对于大学生的成长和发展至关重要。

三、影响大学生自我认知形成的因素

大学生自我认知的形成受到多方面因素的影响，包括个人、家庭、社会环境等等。深入研究这些影响因素，有助于我们更好地了解大学生的成长与发展，为提升大学生的自我认知水平提供有益的参考依据。

（一）个人因素是自我认知的核心要素

个人因素是自我认知的核心要素，它包括了个体的性格、价值观、信仰、文化背景等。

1. 个人性格特点是影响自我认知的重要因素之一 个体通过了解自己的性格特点来更好地了解自己的优缺点，对自己的行为和决策做出更准确的判断。如性格外向的人可能更适合在人际交往方面发挥优势。

2. 个人的价值观和信仰也对自我认知产生重要影响 个体通过了解自己的价值观和信仰，可以更清晰地认识自己的目标和意义，从而更有动力地去追求自己的生命目标。

3. 个人的文化背景也是影响自我认知的重要因素之一 不同的文化背景会对个体的价值观和社会行为等方面产生深远的影响。如西方文化中，强调个人自由和独立，个体更加注重个人自由和个性发展。

4. 情绪影响信息加工的发动、干扰、结束和决策等 正、负情绪对认知加工具有不同的影响，情绪作为脑中一种持续存在的状态影响着认知过程中的知觉、注意、记忆等，情绪监控与认知加工是脑的心理功能的核心机制。学者指出积极情绪能促进心理旋转和问题解决。

个人因素是自我认知的核心要素，它们相互作用、相互影响，共同决定了个体对自己的认识和了解。可以通过对个人因素的了解和分析，来帮助个体发展和完善自我认知能力。

（二）家庭环境对自我认知形成的关键作用

大学阶段是一个人自我认知形成和发展的关键时期，而家庭环境则对大学生自我认知的形成和发展起着至关重要的作用。

1. 家庭环境对大学生自我概念的形成和发展起着重要的作用 大学时期，人们开始

逐渐认识到自己的个性、兴趣、价值观等，这种认识往往是在家庭环境中开始形成的。研究表明，父母的压力、批评和过分干涉可能对大学生的自我概念产生负面影响。

2. 家庭环境对大学生的自我效能感的形成和发展也具有重要的影响　在家庭中，父母和其他亲人的支持和鼓励可以帮助大学生形成更高的自我效能感。

3. 家庭环境也对大学生的自我认知深化和发展起着重要的作用　家庭文化、价值观和信仰等方面会影响大学生的自我认知，进而影响他们对自己的价值观和人生目标的认知和选择。

4. 家庭环境对大学生自我认知的形成和发展起着至关重要的作用　父母应该充分认识到家庭环境对大学生自我认知的重要性，并适当地调整自己的家庭环境。

（三）社会环境与自我认知的交互作用

1. 社会环境对大学生自我认知的影响　主要表现在以下几个方面：

（1）文化背景　不同文化背景下的人对自我认知的定义和评价标准存在差异。比如，东方文化注重个人与集体的关系，西方文化则更加强调个人独立和自我实现。

（2）社会价值观　是指社会公认的道德、信仰、行为规范等。社会价值观对大学生的自我认知有很大的影响。比如，在一个注重竞争的社会环境中，大学生更容易将成功定义为自我价值的标准；而在一个强调平等和合作的社会环境中，大学生更注重自我关爱和他人关系。

（3）社会经济状况　对大学生自我认知的影响主要体现在自我实现的条件和机会上。在社会经济状况相对良好的地区，大学生更容易获得良好的教育资源和发展机会，从而提高自我认知水平。

（4）社会制度　包括政治制度、法律制度、教育制度等。比如，在一个民主自由的社会环境中，大学生更容易自由表达自我、尊重他人，提高自我认知水平。

2. 大学生自我认知对社会环境的反作用　大学生的自我认知水平也会对社会环境产生反作用。具体体现在以下几个方面：

（1）大学生的自我认知可以帮助他们更好地理解自己的行为和情感，从而减少负面影响　当大学生能够识别自己的弱点和缺点时，他们可以采取措施改变自己的行为方式。

（2）大学生的自我认知可以促进他们更积极地参与社会活动　当大学生了解自己的优势和能力时，他们更有可能尝试参与社会活动。

（3）大学生的自我认知也可以促进他们更好地适应社会环境　大学生的自我认知水平越高，其社会适应能力越强，意味着他们能够更好地适应社会环境并发挥其个人能力。

（4）大学生的自我认知还可以帮助他们更好地理解社会环境的需求和问题　当大学生了解自己所处的社会环境时，可以更好地理解社会的需求和问题，并尝试为社会作出贡献。

（5）不良的自我认知则可能对社会产生负面影响　如果大学生自我认知存在负向倾向，例如低自尊、自卑等，会影响他们的行为表现和社会交往能力。这可能导致大学生在社会中表现消极、自闭、难以适应等问题。

因此，大学生的自我认知对社会环境有着重要的反作用。大学生可通过各种途径来提高自己的自我认知水平，如参加社会实践活动、开展自我反思、寻求心理咨询等方式。

四、自我认知对大学生的影响

自我认知是大学阶段非常重要的能力之一。通过不断地深入了解自己、与他人交流沟通等方式，大学生可以提高自我认知能力，在个人成长和职业发展中获得更多优势。

（一）提高决策能力

通过深入了解自己的优点和缺点，大学生可以更好地做出明智的决策。例如，在选课、参加社团或择业等方面，了解自己所擅长的领域和短板，可以帮助大学生做出更理性、合理的选择。

（二）增强信心

了解自己所具备的实力及需要提升之处，可以帮助大学生建立更健康、积极向上且可持续发展的信心。自我认知可以帮助大学生更好地了解自己，提升自身实力和应对挑战。

（三）提高人际交往能力

通过意识到自己的情感状态和行为方式，大学生可以更好地理解他人，并与同龄人、老师、家长等建立积极的关系。例如，在团队合作中，了解自己在团队中扮演的角色及如何与其他成员互相配合，有利于增强沟通和协作能力。

（四）促进个人成长

通过反思自己的经历和行为，大学生可以发现自身潜力并不断提高自我管理能力，从而实现全面发展。例如，在遇到挫折或失败时，了解自己的情感状态及应对策略，可以帮助大学生走出低谷，重拾信心。

（五）改善心理健康

了解自己的情绪状况和应对策略，有助于缓解焦虑、抑郁等负面情绪，增强心理韧性。例如，在面对压力和挑战时，了解自己的情感状态并采取有效的应对策略，可以帮助大学生更好地管理情绪和压力。

（六）树立正确的择业观，实现有选择性的就业

自我认知是职业定位的基础，是成功规划职业生涯的基础。大学生可以结合自己的兴趣爱好、个性特征及职业倾向，根据时代背景，确定职业奋斗目标。

五、网络环境下大学生的自我认知

在互联网时代，大学生面临着日益复杂的信息世界。如何正确认识自己，更好地适应网络环境，是每位大学生需要思考的问题。

（一）网络环境下大学生自我认知的特点

1. 多元化　网络上存在着丰富多彩的信息和资源，这使得大学生可以从不同角度了解自己、他人和社会。因此，在网络环境下，大学生更容易接触到各种文化、价值观念等方面的信息，有利于拓展个人认知。

2. 自主性　互联网提供了一个开放式平台，使得每个人都可以表达自己的想法和意见。这些意见可能与传统思维相悖或是非主流观点，往往受到其他用户的评价和反馈。这种自主性的表达方式可以帮助大学生更好地了解自己。

3. 反思意识　网络上存在着各种信息，但并非所有信息都是真实可信的。因此，在获取信息时需要进行筛选和判断，接受他人观点时也需要保持批判性思维。

4. 依赖性　网络环境下存在着各种应用软件和平台，使得大学生越来越依赖于电子设备和网络技术。这种依赖性可能导致一些大学生对传统思维方式产生怀疑或者忽视现实问题，从而影响到个人认知水平的提升。

（二）网络对当代大学生自我认知的影响

1. 网络对大学生自我认知的正面影响

（1）网络为大学生提供了更多的信息和资源，帮助他们更客观地评价自己　大学生可以在网络上获取到各种知识、观点和经验分享，与他人交流互动使大学生克服现实交往障碍，他人的评价是认识自我的重要依据。网络空间已成为大学生人际交往的第二空间，通过网络交往，大学生可以重新认识自我，增强自信心。

（2）网络有利于健康人格的养成　网络交往超越了时空界限，扩展了人际交往，使人们的各种社会关系向着多元化的方向发展。

（3）网络有利于自我意志的提升　自我意志是个体自觉地确定目的，并根据目的支配、调节行动，克服困难及实现预定目的的心理过程。正确的自我认知同样包括了认识个人角色、确立个人目标及合理规划人生发展目标等方面。

（4）网络有利于自我价值的全面理解　人的自我价值在现实生活中可以较为客观地反映出来，但在虚拟的网络社会却常常被缩小或放大，致使人们很难在现实和虚拟的网络环境中找到自我评价的平衡点。

2. 网络对大学生自我认知的负面影响

（1）网络影响大学生自我概念的形成　网络不仅使大学生迷失自我，无法形成清晰的自我概念，还会导致大学生独立与依赖的冲突，积极进取与消极退缩的冲突等多方面的人格或心理障碍，影响大学生自我同一性的完善和发展，包括社会的自我与个体的自我，现实的自我与理想的自我的同一性。

（2）网络上社交关系和现实的差异　大学生在网络中呈现出来的社交关系也与现实有所不同。例如，在社交媒体上拥有许多粉丝或好友，并不能完全反映一个人在真实社交场合中的地位或魅力。如果大学生太过于依赖网络上呈现的社交关系，就可能导致他们对自己在现实中的真实情况产生错误的认知和判断。

（3）网络影响大学生的自我认知　网络上大量的虚假信息、谣言和误导性内容，都会对大学生的自我认知产生显著的负面影响。如果他们在使用网络时无法识别和过滤这些信息，就可能形成错误的认知和判断，并且在不断接受这种信息后逐渐失去自己的独立思考能力。

为了更好地利用网络，大学生需要提高自身的媒介素养，即正确认识和使用媒介的能力，了解网络中的信息真实性、可信度和可靠性，学会正确认识和使用网络获取信息。通过提高媒介素养，大学生可以更好地区分网络中的真假信息，避免受到虚假信息的影响，同时也可以更好地进行自我认知和探索，提高自己的知识水平和思维能力。因此，大学生应该注重提高自己的媒介素养，以更好地利用网络，同时也保护自己的自我认知和发展。

3. 网络时代大学生如何提高自我认知　在网络时代，大学生可以通过以下方式来提高自我认知。

（1）关注自己的情绪状态　在日常生活中，大学生需要学会观察自己的情绪状态，并及时调整。可以通过日记、冥想等方式来了解自己的情绪变化，从而更好地掌控自己的情绪。

（2）多尝试新事物　尝试新事物可以让大学生开阔视野，增强自我认知。可以尝试新的学科、社交活动、艺术表现等，从而了解自己的兴趣爱好和能力。

（3）建立良好的自我评价体系　大学生需要认识到自己的长处和短处，并学会正面评价自己。可以通过记录自己的成就、反思自己的不足等方式来建立一个全面的自我评价体系。

（4）学会沟通　沟通是增强自我认知的重要手段之一。通过与他人的交流，可以了解自己的优点和不足，从而更好地认识自己。

（5）接受挑战　接受挑战是提高自我认知的必经之路。可以尝试参加竞赛、参与社会实践。

六、培养大学生树立积极自我认知

大学生自我认知对提升大学生学习效率、预防大学生心理健康问题、促进大学生职业发展和推进高等教育事业健康有序发展均具有十分重要的意义。大学生树立积极自我认知，可以考虑从以下几个方面入手。

（一）引导积极思维，增强自信心

运用乐观、正向思考等技巧，使大学生在面对挫折时，能够保持积极的心态。如让大学生运用肯定的语言表达自己，如"我会尽力去做""我有信心完成这个任务"；鼓励大学生发现和了解自己的长处和价值，并提供适当的支持和指导。如在课堂上讨论成功案例或为学生提供尝试新事物的机会，使他们体验到成功并建立起对自己能力的信心。

（二）积极寻求目标，定期自我反思

大学生应积极思考未来的目标，并制定可行、具体且可量化的计划；在日常生活中多关注自己的情绪和行为，并了解它们是如何影响自己的心态，并采取积极的方式来应对负面情绪，例如通过锻炼、冥想或与朋友交流等方式。

（三）培养团队意识，促进个人成长

团队合作是大学生活中的重要组成部分。通过参与小组项目和社交活动，鼓励大学生尝试新事物并挑战自己，可以帮助大学生了解自己在团队中的角色，并培养出有效沟通、协调和决策等技能。同时，根据他人适当的反馈和指导来不断完善自我认知。

总之，在帮助大学生树立积极自我认知时，需要从多个方面入手，以便大学生能够全面地了解自己，并发展出积极的认知模式。

七、大学生理解自我与他人关系的发展

大学生对自我与他人关系的理解有一个发展过程，通常会经历以下几个阶段：

（一）自我为中心阶段

这个阶段的大学生往往将自己放在第一位，认为自己是最重要的。他们可能会忽视或低估别人的感受和需求。

（二）反应性阶段

在这个阶段，大学生开始意识到其他人也有情感和需求，并且开始试图考虑别人的立场。但是，在处理与他人交流时，仍然倾向于反应而不是主动思考。

（三）互相依赖阶段

当大学生进入这个阶段时，他们开始更加理解自我与他人之间的相互依赖关系。在这个阶段，大学生会试图平衡自己的需求和别人的需求，并且能够通过有效沟通来解决问题。

（四）互惠性阶段

在这个阶段，大学生已经发展出一种成熟的自我与他人关系观念。他们能够意识到彼此之间存在着相互依赖、合作和共同利益，并且愿意为了达成共同目标而做出努力。

总之，大学生正确理解自我与他人关系非常重要。只有深入了解上述这个发展过程并采取相应措施来引导和支持大学生，并对他们的成长过程给予充分关注和支持，才能够帮助他们建立积极健康的自我与他人关系，并且在未来的生活和工作中更好地适应社

会发展变化。同时，我们也需要认识到自我与他人关系的发展是一个不断变化和调整的过程。大学生也应该积极探索和发展对自我与他人关系认知和理解的能力，通过多种途径拓宽视野、开阔思路，在实践中不断提升交流沟通技巧、领导能力及合作精神等方面的素养。

第三节　角色定位与转换

大学生是一个充满朝气和活力的群体，每个人都有自己的梦想和追求。但是在成长的过程中，大学生会经历种种变化和挑战，这些经历会引起他们自我认知和角色定位的变化。在这一节中，我们将深入探讨大学生的角色定位和转换，了解大学生个体发展的多样性和复杂性。

一、大学生角色定位分析

大学生是青年中的特殊群体，在现代社会变迁中扮演重要的社会角色。他们处于适应社会和探索职业的过渡期，心理上还不够成熟，容易出现角色矛盾和冲突。如果不得当地定位角色，会影响学习和生活，甚至职业前景。因此，有必要重新思考和分析当代大学生的角色定位，以帮助他们解决困惑。

（一）角色和角色扮演

角色一词最早源于戏剧中演员扮演的人物，后被美国芝加哥学派引入社会心理学领域。角色通常是指一个人在社会群体中的身份地位和与其身份相适应的行为规范。

角色扮演是指人们在扮演各自相应的社会角色中，逐渐形成的与该角色相吻合的外部行为及内在心理过程。角色扮演可以帮助个体进行角色定位。

大学生的社会角色具有过渡性、多重性和多变性特征，而在社会变革大背景下这些特征更加突出，导致角色冲突和心理困扰。这使得当代大学生在角色学习和扮演过程中面临困难，影响其角色学习和扮演，产生心理冲突。

（二）大学生角色定位种类

现代社会期待大学生成为具备全面素质、未来建设者和接班人的"德智体美劳"人才。当今社会，大学生在社会、家庭、学校和国家等方面扮演着"青年""子女""学生"和"公民"等角色，这些角色对于他们的生活至关重要。

1. 青年的角色定位及其特征　青年的角色定位包括职业、家庭、社交和个人角色等。青年角色定位的特征有以下几个方面：

（1）自我意识　青年往往开始意识到自己的价值观和人生目标，开始形成自己的身份认同。

（2）探索和决策　青年开始探索自己的兴趣爱好、职业倾向和人生目标，并做出相应的决策。

（3）独立性　青年渴望独立自主，与父母和其他成年人保持一定的距离，寻求自己的自主性和控制权。

（4）理想主义　青年往往怀有理想主义，对社会和人类的前途寄予希望，对不公平、不道德的事情反感。

2. 学生的角色定位及其特征　学生的角色定位包括学生、儿女、朋友、志愿者等。其中，学生作为最基本的角色定位，通常是学生群体中的主要身份。其主要特征表现为以下几个方面：

（1）学习态度与行为　学生的学习态度和行为会影响他们的学业成绩和未来发展。一些研究表明，学生的学习态度和行为与他们的人格特质、自我效能感等因素密切相关。

（2）心理健康问题　学生的心理健康问题是当前教育领域普遍关注的话题。一些研究表明，学生的心理健康问题与他们的学习和生活环境、人际关系等因素密切相关。

（3）社会认同与身份认同　学生处于身份转换的阶段，他们需要建立自己的社会认同和身份认同。一些研究表明，学生的社会认同和身份认同与他们的性别、文化背景、社会经济地位等因素密切相关。

（4）健康生活方式　学生的健康生活方式对他们的身心健康至关重要。一些研究表明，学生的健康生活方式与他们的家庭背景、学校环境、自我效能感等因素密切相关。

3. 子女的角色定位及其特征　主要包括以下几个方面：

（1）家庭角色　子女在家庭中扮演的角色是孝顺的儿女，同时也是家庭的一份子。他们需要学会尊重父母、关心家庭，同时也需要学会承担家庭的责任。

（2）社会角色　子女在社会中扮演的角色也是重要的。他们需要学会尊重他人、遵纪守法、参与社会公益事业等。

（3）学习角色　子女作为学生，需要扮演好学生的角色。他们需要认真学习知识，努力提高自己的学业成绩，同时也需要学会承担学生的责任。

（4）健康角色　子女的健康角色也非常重要。他们需要学会保持健康的生活方式，包括合理饮食、适度运动、保持良好的心态等。

（5）个人发展角色　子女的个人发展角色是他们最重要的角色之一。他们需要探索自己的兴趣和爱好，同时也需要学会规划自己的人生，为自己的未来奋斗。

4. 公民的角色定位及其特征　主要包括以下几个方面：

（1）参与角色　公民需要积极参与社会事务，包括投票、参加公民活动、参与志愿服务等。

（2）政治角色　公民需要了解政治环境和政策，行使自己的政治权利和义务，包括参加公民会议、参与政治活动等。

（3）经济角色　公民需要理解和遵守经济规则和法律，积极参与经济活动，为国家的经济发展作出贡献。

（4）社会角色　公民需要遵守社会规范和法律，承担社会责任，为社会作出贡献。

（5）文化角色　公民需要维护和传承本国文化，尊重和理解其他文化，增强文化交流和沟通。

（6）环境角色　公民需要关注环境保护和可持续发展问题，积极参与环境保护活动，为保护环境作出贡献。

（三）角色定位的要素和过程

角色定位是一个较为宽泛的概念，应用在诸多领域，是一个包含着较多要素的系统。在教育学里，如果从角色理论的角度加以探讨的话，一般要包含角色期待、角色认知、角色环境认知、角色规划、角色扮演和角色评价这几个要素。这些要素构成一个系统的循环，保证系统的正常运行。

1. 角色定位的要素

（1）角色期待　从角色的定义看，角色期待是角色的内在构成，是社会角色构成的实体和其本质所在。也就是说，不同的社会角色有着不同的角色期待内容，而不同的角色期待内容必然会形成不同的角色模式。比如，就大学生的角色期待来说，一方面是他们应该扮演哪些具体的角色；另一方面是他们该扮演的每个角色，应包含哪些具体的权利、义务、规范和行为模式，即对每一具体角色的实际内容期待。

（2）角色认知　是指角色扮演者对自己所处阶段角色期待的理解和把握，即对该阶段要扮演什么角色及这些角色具体包含什么权利、义务、规范和行为模式的理解和把握。

（3）角色规划　是指在综合多种资源的前提下，对自身的发展进行合理、有序的规划，形成较优化的、合理可行的角色执行计划和方案。

（4）角色扮演　是指用一定的角色技巧、方法对角色计划、方案的实施、执行。

（5）角色评价　是指用一系列的评价体系和原则对角色扮演行为进行评判，以便对行为做出认定和调整。

（6）角色定位　是一个涉及时间、地点、人物、环境、关系、任务等因素的系统工程，涉及系统的信息综合、协调均衡及优化组合。维护系统的稳定性与变动性，在考虑系统普遍联系性的同时，注意保持系统的特殊性、系统要素组合的随机性与优化比较、系统要素组合方法的常规性与非常规性等问题。

2. 角色定位的过程　从个体心理活动过程看，这一复杂的运行系统，有其自身的心理运行机制。角色定位过程是个体在观察、学习、模仿、内化、强化等心理机理的作用下完成的一个完整系统的运行回路（见图2-1）。

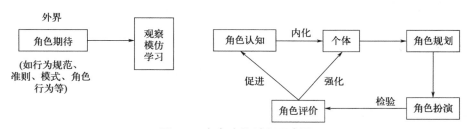

图 2-1　角色定位过程示意图

因此，只有根据角色定位各要素间的运行规则，并根据其包含自身特殊性的心理运行机制，角色定位作为整体的运行体系才有可能被执行好、实现好。

（四）大学生角色定位教育

大学是青年社会化的重要场所。学校的重要任务之一就是实现大学生的社会化，培养社会期望的角色。然而，当今大学存在着一些不合理的教育培养模式，严重影响了大学生的社会化，造成大学生的角色失调。因此，大学阶段可以从以下几个方面加强学生的角色定位教育。

1. 扩大学生的角色丛　角色丛是个人承担的社会角色的综合。学校应组织丰富的实践活动，让学生扮演多种有意义的社会角色。比如组织有意义的校园文化活动，学生通过丰富的校园文化活动，增强社会角色的认同感，理解社会对特定角色的期望。

2. 提高学生的道德修养，强化法治意识　其一，创建网络思想库，建设网络道德教育的队伍，对各类网络信息进行解释和说明，对学生的网络角色定位进行监管、调控。其二，大学生要提高自我修养。自我修养是指自我教育和自我陶冶，是实现自我完善的过程。提高自我修养，大学生应从两个方面来加强：首先，要提高自我调节情绪的能力，学习一些心理学的方法，学会宣泄不良情绪，转移不良情绪，学会自我安慰，积极地自我暗示。其次，要多读书，读好书。中国传统文化博大精深，作为当代大学生应读名人名著，扩大自己的阅历，提高思想修养，对于形成正确的"三观"意义重大。

二、大学生角色冲突与失调

大学阶段是一个重要的过渡期，学生需要面对家庭、学业、社交等多重角色，这种多重角色的压力可能会导致角色错位和失调。因此，需要帮助大学生更好地了解自己的身份和角色，避免发生角色冲突和矛盾，以便于更好地适应大学生活。

（一）角色冲突的定义和类型

1. 角色冲突的定义　角色冲突是指个人担当的社会角色包含矛盾的角色期待时，或同时扮演两种以上相互冲突的角色时出现的问题，即当个体的角色行为与角色认知或角色期待产生不协调状态时的内心体验。

2. 角色冲突的类型

（1）角色间冲突　即个人同时扮演两种以上的角色时，因角色规范的要求不同而引起的冲突。

（2）角色内冲突　即个体在承担某一社会角色时，因这一角色自身各种规范互相矛盾而使个体在行动时左右为难或是由于个体在角色领悟与角色行为之间存在差距而引起的冲突。

（3）个人为自己规定的角色与他人要其充当的角色之间的冲突　即社会角色规定的人格与其真实人格之间的矛盾。

（4）新旧角色之间的矛盾冲突　一个人所承担的角色不是一成不变的，当一个人改变旧角色时，新旧角色之间会发生矛盾，产生不适应现象。

（二）角色失调的定义和类型

1. 角色失调的定义　人在角色扮演的过程中不仅会出现差距，而且会出现矛盾、障碍，看到差距，甚至失败，这被称为角色失调现象。由于大学生缺乏社会认知和对社会生活的了解，导致角色扮演与社会期望存在差距，进而会出现角色失调。

2. 角色失调的类型

（1）角色冲突　由于不同角色对主体提出不同的角色要求和规范，主体无法同时满足而引发冲突。当一个人所承担的几种角色间出现了行为规范互不相容的情况时，就会发生角色冲突。

（2）角色不清　即角色认知能力差，不清楚自己承担的社会角色应履行哪些权利和义务，承担哪些相应的社会责任。很多大学生毕业后初入社会时进入了真正的社会实践情境当中往往心怀忐忑，对自身的角色认知模糊，从而导致角色不清。

（3）角色失败　即主体在角色扮演的过程中出现严重失调，无法成功扮演，退出角色，这是最严重的角色失调现象。例如，大学本科生毕业找工作困难，工资不高，比同龄没有上大学的人收入还低，造成一些大学生产生"大学无用论"的思想。

（4）角色中断　即主体前后相继所承担的两种角色之间发生了矛盾的现象。例如，一个大四的学生毕业后，本应自立找工作，但却不愿意就业，仍然留在学校中，成为"校漂族"，靠父母抚养。

（三）角色失调的应对措施

1. 角色冲突的对策　大学生是一个优秀青年在成长过程中特殊的社会角色，但与此同时也不能抛弃其他的社会角色，如作为子女和社会其他事业的参与者的社会角色等，因此就要处理好各种角色之间的关系，避免发生角色冲突的现象。如有的贫困大学生在学期间就要处理好学习与打工之间的关系，最好是在不妨碍学习的原则下做一些力所能及的事情，补贴学习和生活之需，但千万不能为了打工而荒废学业。

2. 角色不清的对策　社会工作经验是积累出来的，这就要求对学生的发展要有密切的观察，通过社会实践活动来帮助大学生逐步认识所从事的工作角色的意义所在。社会实践必须要让他们为就业做好思想准备。在社会中要克服胆怯的心态，以饱满的热情和自信去迎接社会实践中可能遇到的每一个挑战，在长期的社会实践中逐步明确自己的角色定位。

3. 角色失败的对策发挥能力，避免角色失败　不管是在校期间还是走入社会以后，学习都是必不可少的。走入社会以后固然可以在工作岗位上学习到很多有用的知识，不断积累自己的工作经验，从而使自己的工作能力逐步提高；但是在校期间所学的一些基础理论、基础知识有助于大学生扎牢根基、打好基础，对于将来进一步的学习和工作实践都是非常有用的。

三、大学生角色转换

在大学生活中，学生需要面对从学生到职场人员、从依赖到独立的角色转换，这些转换可能会带来一些困难和不适应。大学生角色转换的问题不仅影响自身的发展和成长，也与社会、家庭等方面有着密切关系，需要引起足够的重视和关注。

（一）大学生角色转换的路径

1. 学习动机和目标上转变　中学生的目标是考上大学，没有将学习与未来的社会责任联系起来。当他们步入大学门槛时，很多人会松懈，学习动力也会消失。因此，解决学生动力问题是帮助他们完成角色转换的首要任务。同时，要使他们认识到上大学只是攀登新高度的开始，征途漫漫，任重道远，因此要使新生树立起远大的目标和崇高的志向。

2. 新生树立正确的、牢固的专业思想　大学教育的目的是培养社会所需的专业人才。因此，专业应根据现代化建设和社会分工的需求来设定，选择专业时需服从社会需要而非私欲。但一些冷门专业的新生可能感到自卑和失望，影响学习成绩和身心健康。因此，需要加强对新生的专业思想教育，激发他们的学习兴趣和热情。

3. 学习方法的转变　大学新生需要掌握独立获取新知识的能力，帮助他们转变学习方法可从3个方面入手：开设"学习方法论"讲座，教师传授学习方法，高年级同学分享经验。此外，新生也应注重课前预习、课后复习，分类整理笔记，与同学互动学习，养成好的习惯，积极参加课外活动和社团组织。

4. 新生心理的转变　帮助新生实现心理转变，进行适应性教育。新生自尊心增强，但还存在自我意识方面的弱点，可能感到焦虑或自卑。需要引导新生正确认识自己，面对现实，积极学习，提升能力和素质。适应性教育需关注个性差异，倾听学生心声，提供支持和帮助，培养自我意识和自我管理能力，为未来打下基础。

5. 生活方式的转变　中学生在家中，家务通常由父母代劳；而在学校，也很少参加集体活动，缺乏良好的集体生活习惯。然而，进入大学后，远离家乡和亲人，生活上的事都要自理，很多学生感到无所适从、不知所措。因此，需要采取相应措施，培养其艰苦朴素、勤俭节约的生活作风，帮助新生完成角色转换，开启大学学习生活，为他们今后的成长打下坚实的基础。

（二）大学生角色转换的应对策略

1. 积极融入新的环境，调整自我状态　大学新生入学后首先要熟悉校园的基本环境和学校的规章制度，积极融入新的集体生活当中去，主动参与社会实践活动锻炼能力，根据社会发展需要和自身特点主动规划自己的大学生活。

2. 主动改善同学关系　同学关系在学校中是最主要的人际关系。目前在校大学生普遍具有独生子女性格，大多数人习惯于以自我为中心，而这是人际交往的大忌。新生要想尽快进入角色从而适应大学生活，必须建立良好的同学关系，做到严于律己、宽以待人，切忌以自我为中心。

3. 培养学生自我学习能力和学习兴趣　可以邀请相关专业教师向学生介绍专业目前发展状况，增加学生对专业的了解；采取各种方式培养激发学生的求知欲望，提高学习效率，引导他们学会自主学习，使学生尽快跟上大学生活、学习的步调。

4. 开展各种心理健康活动，提高新生的心理健康意识　通过开展各种心理健康的相关活动，提高大学生的心理健康意识，使大学新生能够正确地了解自己的心理。对大学新生开展心理健康普查，及时了解其心理健康状况，并对其进行心理健康指导，减轻其内心的矛盾和冲突。

【 **实践活动** 】

活动主题一：探索自我

1. 活动目的

（1）通过活动探索现实"我"、理想"我"和他人眼中的"我"的关系。

（2）促进自我认知的完善，引发学生对三个不同"我"和谐统一性的重视。

2. 活动过程

（1）填写"我是谁"问卷，观看自我认知主题演讲和视频。

（2）引导学生思考并分享内心想法：比较现实"我"和理想"我"，他人眼中的"我"和真实"我"，找出矛盾，发现差距。

（3）引发自身对三个"我"和谐统一性的重视，思考如何促进自我认知，努力实现三个"我"之间的和谐统一：①三个不同"我"之间在哪些方面存在差距。②哪些差距可以通过自身的努力进行改变。③若差距不能改变，自身应该保持什么样的态度。

3. 活动总结

（1）活动结束后，需要及时进行复盘和总结，反思自身存在的问题，深入问题根源进行思考和改进。

（2）通过总结，全面认识到自己的长处和不足，明确下一步改进的方向，针对性地制定改进措施。

（3）采用报告会等形式，分享自己的活动感受，展示自己参加实践活动所取得的成果。

4. 活动评价

（1）活动结束后，需要对实践活动的科学性、实效性，参与活动过程中的自主性、合作性、学习态度，活动收获和体验、能力的提升等多方面进行综合评价。

（2）可以通过开展交流会、展示反思日记、问卷调查（自我评价、同伴互评）、访谈等形式进行综合评价。

活动主题二：认知训练

1. 活动目的　通过认知训练，加强个体对自我的认知，从而帮助个体树立积极的思维模式，促进个体的自我认知发展。

2. 活动过程

（1）识别消极思维模式　通过询问学生的具体情况和问题，让学生意识到自身的消极思维模式，如"一切都不好""我什么都做不好"等。

（2）重塑积极的思维模式　让学生意识到这种消极的思维模式带给身体的负面影响，帮助学生发掘重塑积极思维模式，如"我能做到"的积极思维。

（3）采用正面的自我暗示　引导学生选择一些符合实际的肯定性语言，教授学生在日常生活中采用这些语言来加强自我肯定和自信心。

（4）介绍情绪调节的方法　采用运动、瑜伽和冥想等方法，缓解自身的紧张和焦虑情绪，提高自我控制和认知调节的能力。

3. 活动总结　通过总结，对自己进行全方位的剖析，使自己更加认识自己，发挥优点，弥补不足，不断提高。

4. 活动评价　在活动结束后，可以通过填写调查问卷的形式对自己在活动中所思所想进行反思，如参与活动的态度、是否认真参与活动、活动收获和体验、对于认知训练的了解情况等。通过自我反思性评价，可以更好地促进自我的发展。

【思考题】

1. 自我认知是什么？大学生自我认知的发展具有什么特点？
2. 请结合自己的实际情况，谈谈如何完善个体的自我认知。
3. 身为一名大学生，如何正确认知他人和自我？
4. 阐述一下大学生角色定位的种类和特征。
5. 如何应对大学生角色转换的问题，避免角色矛盾和冲突？

第三章　自我目标管理 ▷▷▷

【学习目标】

巩固　本章主要知识点：自我目标管理的含义与作用；自我目标管理的误区；自我目标管理的实施步骤与流程。

培养　学生进行自我目标设定和管理的能力。

扩展　学生开阔的视野，前瞻性的思维，以及规划和发展职业生涯与人生发展的综合能力。

【案例导入】

屠呦呦矢志不移获殊荣

2015 年 10 月 5 日，中国中医科学院研究员屠呦呦获得了 2015 年诺贝尔生理学或医学奖。屠呦呦是第一位获得诺贝尔科学奖项的中国本土科学家，也是第一位获得诺贝尔生理学或医学奖的华人科学家。该奖是中国医学界迄今为止获得的最高荣誉，也是中医药成果获得的最高荣誉。

屠呦呦出生于 1930 年，1951 年考入北京大学生物药学专业，毕业后被分配到中国中医研究院（现为中国中医科学院）中药研究所工作。参加工作 4 年后，屠呦呦成为原卫生部组织的"中医研究院西医离职学习中医班第三期"学员，系统学习中医药知识，发现青蒿素的灵感也由此孕育。培训之余，她常到药材公司去，向老药工学习中药鉴别和炮制技术。这些平日的积累，为她日后从事抗疟项目打下了扎实基础。

1969 年 1 月，屠呦呦接受了国家"523"抗疟药物研究的艰巨任务，被任命为中医研究院中药抗疟科研组组长。屠呦呦领导课题组从系统收集整理历代医籍、本草、民间方药入手，调查了 2000 多种中草药制剂，选择了其中 640 种可能治疗疟疾的药方。最终从 200 种草药中得到 380 种提取物在小白鼠身上进行抗疟疾检测。

1972 年，屠呦呦和课题组的同事在 190 次实验失败后，在当时还没有关于药物安全性和临床效果评估程序的情况下，在自己身上进行实验，终获成功。

屠呦呦曾发表一篇题为《青蒿素的发现——中药的馈赠》的论文。她自述说："我的梦想是用古老的中医药，促进人类健康，让全世界的人们都能享受到它的好处。"但是，梦想得以实现的背后，是屠呦呦 40 多年的坚持不懈，是她所在科研团队的全身心奉献。与屠呦呦共事过四十多年的同事廖富民评价说："屠呦呦是个执着的人，对梦想始终如一的人。这正是她能够成功的不二法门。"

（资料来源：耿兴敏.屠呦呦：执着科研创新 一生以国家需求为己任.http://www.cnwomen.com.cn/2022/04/25/99249286.html）

【思考题】

1.屠呦呦树立的人生目标是什么？

2.目标对屠呦呦事业的成功起到了怎样的作用？

3.屠呦呦发现青蒿素的过程给了你怎样的启示？

第一节　自我目标管理的重要性

一、自我目标管理的含义

（一）目标

目标，主要是指射击、攻击或寻求的对象，也指想要达到的境地或标准。在人生的每个阶段，目标无疑都是重要的一环。在刘易斯·卡罗尔的《爱丽丝漫游奇境记》中有这样一段对话。

"请你告诉我，我该走哪条路？"爱丽丝说。

"那要看你想去哪里？"猫说。

"去哪儿无所谓。"爱丽丝说。

"那么走哪条路也就无所谓了。"猫说。

可以看出，每个人要有自己的目标。有目标，你才知道自己想要到哪里去；有目标，你才能获得别人的帮助。如果没有目标，或者目标不清晰，即便是想努力，也会无从下手。

"科学管理之父"泰勒曾经说过："在现代科学管理中，最突出的要素是任务观念。"《伟大的管理思想》的作者邓肯在谈到泰勒的这种任务观念时，认为：从纯理论的角度看，泰勒所说的任务，实质就是目标。在后续的管理理论发展过程中，厄威克、福莱特强调了组织目标的重要性，麦格雷戈和巴纳德则把组织目标的实现与个人需要的满足结合在一起。各个管理学家对组织目标相关思想的论述，为目标管理作为一种系统思想的产生，在不同的发展阶段，作出了自己的贡献。

在实际的管理工作中，目标通常被分为不同的层次和类别。例如，组织整体战略目标、部门目标、个人目标等。这些目标之间相互关联，形成一个目标体系，以便更好地实现组织的整体目标。在目标制定和实现的过程中，需要进行有效的沟通、协调和资源配置，以确保各个部门和个人都能够为实现组织的目标作出贡献。

（二）目标管理

真正把"目标管理"确立为一个概念，发展成为一种在目标基础上形成的组织管理模式，第一个开始使用"MBO"（Management by Objective）这个专业术语的是著名的管理学大师彼得·德鲁克（Peter F.Drucker）。他在其发表的著作《管理的实践》中，首次提出了"目标管理"的概念，认为所有组织的愿景、任务都要以目标的形式展现出来，并且只有将目标分解成若干个更具体的目标以后，实现难度才会大幅降低。各级管理者以目标为中心引导下属，并将目标作为评价员工贡献水平的主要依据，才能保证组织总目标的顺利实现。管理者必须自行发展和设定单位的目标并负责组织实施，积极参与到实现目标的过程中，担负起真正的责任，才能达成目标的实现。而管理者设定的目标，必须根据他对上级的成功所作的贡献来决定，确保其不会偏离最终目标。

有很多学者也给"目标管理"下过多种定义，可以帮助我们加深对这一概念的理解。英国咨询专家约翰·W. 休布莱（John·W·Humble）认为"MBO"是"力图将公司利润与增长目标的达到与确定，需要同管理者对自身贡献与发展的需求结合起来的一种动态系统。"海因茨·韦里克在《卓越管理——通过目标管理达到最佳绩效》一书中指出，"MBO"应用在企业、政府、非营利组织中同样有效，他给"MBO"下的定义是："目标管理是一个以系统方法综合诸多关键管理因素，有意识地针对组织与个人目标的有效与高效实现而导向发展的全面综合的管理系统方法。"韦里奇（Weihrich）从系统的观点界定了"目标管理"，认为"目标管理"是"一套广博的管理系统，其以系统的方式整合诸多管理的关键活动，有意识地引导组织与个人目标能有效率地完成"。

目标管理的基本步骤主要包括设定目标、目标分解、目标实施、目标评估和目标调整。其主要优点是：能够明确组织的目标和方向，使员工更好地理解并参与实现组织的目标；能够激励员工为了实现目标而努力工作，提高员工的工作积极性和生产力；能够及时发现和解决组织的问题和瓶颈，提高组织的运营效率；能够评估组织的表现和成果，为组织提供反馈和改进的建议。目标管理最主要的贡献在于通过自我控制的方式彻底替代了过去的强制式管理，只有个人目标与组织目标保持一致时，才能激发个人更加努力地投入自身的工作中，为最终目标的达成提供助力。目标管理自提出以后，便在美国迅速流传。时值第二次世界大战后西方经济由恢复转向迅速发展的时期，企业急需采用新的方法调动员工积极性以提高竞争能力，目标管理的出现可谓应运而生，被广泛应用，并很快为日本、西欧国家的企业所仿效，在世界管理界大行其道。

（三）自我目标管理

目标管理是以人为中心，目标为导向，成果为标准，使组织和个人取得最佳业绩的现代管理方法。而自我目标管理就是基于个人的目标管理。通常是指在一定时期内，根据外部环境与自身条件正确地设定目标，激励自己参与目标的制定和分解，并在成才的行动中实行自我控制，自觉地完成目标，围绕目标的实现开展活动，保证总目标实现的一系列管理过程。它是我们在生活、学习和工作中有明确的前进方向，变被动为主动的一个很好的手段。自我目标管理被认为是新型的管理方式之一，它既可以优化资源，提高管理效率，又可以促进自我全面发展。

二、自我目标管理的作用

(一) 自我目标管理的领域

做好自我目标管理是件统筹兼顾、全面系统的事情，可以涉及人生的各个领域，它不仅包括事业和个人发展，还应该囊括个人的兴趣爱好和各种关系的协调发展。按照目标的设定类别，可以将自我目标管理的领域划分为八大类，包括健康、财富、社会关系、家庭生活、兴趣爱好、精神贡献、学习成长和事业发展。

1. 健康 从古至今，健康始终是人们孜孜不倦追求的目标。每个人既是健康的消费者，也是健康的投资者。一个人只有在身体健康的条件下，他所具有的人力资本才能得到最大程度的发挥。人类对健康的需求都是无限的，但是健康不是一蹴而就的，实现健康的过程是从低水平的健康向高水平的健康转变的过程。

2. 财富 财富作为人的创造成果的直接体现，是人的发展必不可少的条件，对人的发展具有积极意义。财富与人的需要、人的本质、人的发展密切相关，正是在财富创造过程中，人才实现了自由和全面发展。

3. 社会关系 人们的社会互动不仅基于简单的利益驱动，同时也受到人际关系网络的约束和限制。卡耐基认为，人际关系是成功最重要的因素，占事业成功的85%。

4. 家庭生活 家庭是我们的栖身之所，是我们身心的港湾，是给我们爱和温暖的地方。家庭是我们人生的支撑点，是我们安身立命的最终归宿，也是我们拼搏奋斗的动力。

5. 兴趣爱好 兴趣爱好不仅可以给人们带来轻松和心理放松，还可以让人们在拓展眼界、激发好奇心和开发创造力方面有所增长。有句话说得好，"如果人生的主要目标能和自己的兴趣相互结合的话，那么，这不仅仅会为自己的人生增添很多快乐，还会激发自己的潜能，推动你成长的速度和你的成功，如果人们能找到自己的兴趣爱好，那么它就已经有了通往成功的开始"。

6. 精神贡献 人生的真正价值在于对社会的贡献。精神贡献是衡量一个人的人生价值的重要标志，人们创造的精神产品以及为社会贡献的思想境界、劳动态度和为人民服务的精神，对社会的影响尤为深刻。

7. 学习成长 学习是为了更好的成长，而成长是为了改变，进而成为更好的自己。想要拥有丰富多彩的人生，就要坚持学习和成长，以达成人生目标，拥有幸福自在乃至圆满崇高的人生。

8. 事业发展 事业可以使一个人一辈子为之奋斗，终其一生去为实现自己的目标而坚持不懈地努力。它解决人类最高层次的需求——社会认可和自我价值的真正实现。

(二) 自我目标管理的作用

自我目标管理是一种重要的自我管理和自我发展方法，它能够帮助个人更好地掌控自己的生活和工作，提高效率和成果，促进职业发展和人生规划，同时也可以提高个人的自律性和成就感，培养自我管理能力。戴高乐曾经说过："伟人之所以伟大，是因为他们决心要做出伟大的事。"目标对人的一生意义重大。因此，要使自己的人生更精彩，应该做好自我目标的树立与管理。

1. 看清生命的方向 自我目标管理能够帮助人们更好地思考和规划自己的未来。通过制定明确的目标和计划，人们可以更好地了解自己的梦想和追求，明确自己的价值观和人生方向。同时，通过定期反馈和评估，人们可以及时发现自己的优点和不足，进而调整和改进。这样，人们就能够更加清晰地看到自己的生命方向，更好地实现自己的梦想和价值。

周恩来从小立志"为中华之崛起而读书"，一生兢兢业业，为国为民，为建设新中国书写了不朽的诗篇。拿破仑从小立志"创立一个伟大的帝国"，创建了强大的拿破仑帝国。

著名导演、制片人史蒂芬·斯皮尔伯格在十六七岁时就明确了有一天他要成为电影导演。一天下午，他参观了环球制片厂。参观活动中他偷偷地窥视了一场实际电影的拍摄，再与剪辑部的经理长谈了一个小时，然后结束了参观。对于许多人而言，故事就到此为止，但斯皮尔伯格可不一样，他知道接下来他要干什么。这次参观活动使他立下了志向。第二天，他穿了套西装，提起他爸爸的公文包，里头塞了一块三明治，再次来到摄影现场，装作他是那里的工作人员。他利用整个夏天去认识各位导演、编剧、剪辑，终日流连于他梦寐以求的世界里。从与别人的交谈中他学习、观察，并发现了越来越多关于电影制作的灵感。

终于在 20 岁那年，他成为正式的电影工作者。他在环球制片厂放映了一部他拍得不错的片子，因而签订了一份合同，导演了一部电视连续剧。他的梦终于实现了。

2. 激发人生的潜能 明确的目标是人生的动力系统，只有确实地、精细地、明确地树立起目标，你才会认识到你体内所潜藏的巨大能力。印度大圣哲帕坦伽利曾说："一旦你受到某些伟大目标、非凡事业的激励，你的思想就会变得活跃、不受束缚。你的心智就会摆脱狭隘，你的意识就会无限扩张，你会发现自己置身于一个伟大而奇妙的新世界中。从前蛰伏在自己身上的各种才能、禀赋，都会苏醒过来，同时，你感到自己更加崇高了，至少比从前所想象的要崇高得多。"自我目标管理能够激励人们不断追求自己的目标，并不断挑战自己，激发自己的积极性，让人们可以发现自己的优点和潜力，更加充分地发挥自己的潜能，实现自己的人生价值。

曾几何时，在举重的挺举项目中，一直存在着"500磅瓶颈"的说法，就是说，以人类的体力极限而言，500磅是很难超越的瓶颈。后来在一次运动会上，499磅的世界纪录保持者布瑞利又如常发挥，获得挺举冠军。但不久他就被告知：他已经破了自己的纪录。原因是，由于工作人员的失误，他比赛时所用的杠铃重量，实际上超过了500磅。消息传出，后面其他的选手在一天内都举起了500磅重的杠铃。这个重量是他们以前连想都不敢想的，但是，一旦这个目标被别人明确地树立起来，他们的潜力就被无限地激发出来了。

3. 到达成功的彼岸 当人生有了目标，就有了最关注的东西。锚定目标，做到持续有效的目标管理，才有更多的可能实现人生的成功。自我目标管理帮助人们更好地规划自己的梦想和目标，更好地掌控自己的时间和行为，更加有效地利用自己的时间和资源，达到成功的目标。

1970 年美国哈佛大学曾对当年毕业的优秀毕业生做了一次有关人生目标的调查，发现 27% 的人没有目标，60% 的人目标非常模糊，10% 的人有很明确但比较短期的目标，3% 的人有清晰而长远的目标。

过了 20 年之后，哈佛大学对当初做调查的人重新进行了跟踪反馈，结果发现：那 3% 的人，一直以来不断朝着当初的梦想前行，现在几乎都成了社会各界的成功人士，其中不乏行业领袖和社会精英；10% 的人，短期目标的实现，使他们成了各个行业的专业人士，基本生活在社会的中上层；60% 的人，按部就班地生活和工作，过着安稳的生活，但也没有什么突出的业绩，大多数生活在社会的中下层；余下的 27% 的人，生活没有目标，状况很不如意，而且经常能够听到他们的抱怨和牢骚，质问机会为什么不来光顾他们？

其实这些人，在若干年前都是一样的，只是目标的不同，让他们的生活发生了改变。

第二节　自我目标管理的误区

曾经有这样一个寓言故事：在唐朝，长安城一户人家的马棚里，有一匹马和一头驴子。马的工作是每天载着主人到处奔跑，而驴子则是在磨坊里拉磨。几年以后，这家主人听说玄奘大师要西行取经，准备用某种方式助一臂之力。于是，这匹马被送给了大师，随他踏上了前往印度的征途。

17 年以后，这匹马驮着佛经回到了长安。它重回磨坊见到了它的朋友，谈起了自己旅途中的经历：无边无际的瀚海沙漠、高耸云端的山峰、美女如云的女儿国，还有烈焰翻腾的火焰山。驴子听了以后十分羡慕，惊叹说："你真是太幸运了，那么遥远的地方，我连想都不敢想。"马听了以后，不以为然地说："其实，我们俩这些年都一样在奔波，当我向西天前进的时候，你也一步没有停止过，而且和我走过的距离也几乎是相同的。差别就在于，我有一个遥远的目标，并且始终朝着这个目标前进，所以我进入了一个广阔的世界。而你一直围着这个磨盘转，所以看到的也永远是眼前这个磨坊。"

如果我们不去设定人生的目标，就像磨坊里的驴子，迷茫而疲惫地奔波着，却永远也找不到可以说"这就是我想要"的东西。凡事东一榔头、西一棒子，等到熬白了头发，累垮了身体，到头来却发现大半辈子已经过去，自己仍然一事无成。

现实中，许多人并不制定目标，而能把目标明确地写出来，并经常性地进行自我目标管理，每天都坚持付诸实施的人则更少。常见的原因主要有以下几个方面。

一、不设定自我目标

（一）不了解目标的重要性

人生的路能走多高，走多远，首先取决于你站在哪儿，但更重要的是选准方向，找准自己的目标，持久稳健地走下去，这样才有望达到"顶峰"。这也正是目标的意义与重要性之所在。但是，如果不了解这一点，不能主动自觉地设定自我目标，便有可能迷失。有些人可能认为目标只是存在于个人内心中的一种想法，不需要被明确地制定和实现。但实际上，目标对于一个人的成功和成长非常重要。只有明确的目标，才能帮助人们更好地规划自己的行动和时间，提高自己的自律性和时间管理能力。同时，目标也是一种承诺和责任。如果我们没有目标，我们就很难对自己的未来作出承诺和规划，也很难对自己的行动和时间管理负责。只有制定了目标，我们才能更好地承担自己的责任，实现自己的价值和梦想。

比塞尔是西撒哈拉沙漠中的一个小村庄，它靠在一块 1.5 平方公里的绿洲旁，从这里走出沙漠一般需要 3 昼夜的时间。然而，在一个叫肯莱文的人发现之前，这里的人们没有一个走出沙漠。据说，不是他们不想离开那儿，而是他们很多次试着走出去，但都失败了。肯莱文对此表示难以置信，于是他亲自做了个他们中根本没有人想过的尝试。他从比塞尔向北走，结果 3 天就走了出来。这使得比塞尔人惊悟：原来他们中根本没有人向北走过，每个试图走出沙漠的人都是沿着他前面那个人走过的路线走的，从来也没有人想过要找出自己的目标路线，另辟蹊径。

如今的比塞尔已经成了一个旅游胜地，每一个到达比塞尔的人都会发现一座纪念碑：新生活是从选定方向开始的。

（二）担忧失败

目标的实现永远在未来，而对于未来而言，成功或是失败各有一半的可能。尤其是失败，总会带来种种不适，无论是情绪上还是经济上，都会让人觉得沮丧和难过。所以人们难免会害怕失败，并会为这种未来可能的失败而担忧，从而不设定自我目标。但是，这种行为反而可能会让他们错失很多机会，无法更好地发挥自己的潜能，影响他们的表现和发挥，最终导致失败。人们常说失败乃成功之母，如果一味畏惧担忧失败，又怎么可能成功呢。反之，不畏失败，勇于前行，才更有可能走上成功之路。

凡是去过肯德基的人都会看到一个外国老人的标志：身穿白西装，态度和蔼可亲。他就是肯德基的创立者桑德斯上校。桑德斯上校退役后，身无分文，拿到的平生第一笔救济金只有 105 美元。他问自己："我到底还有什么资源可以利用呢？我还能对人们作些什么贡献呢？"他苦思冥想，突然想起自己有一份秘方，那是一种炸鸡的秘方，人们很可能都会喜欢它。我何不把这份秘方卖给哪家餐馆，教他们如何制作美味的炸鸡呢？这就成了他的目标。接下来的两年里，桑德斯驾着自己那辆"老爷车"，穿着可笑的白西装，踏遍美国的每一个角落，逢人便叫卖他的秘方。但是，他经历了无数次的失败，被拒绝了 1009 次，直到第 1010 次，他才听到一声"同意"。

（三）害怕耻笑

很多人担心，如果自己制定了目标又没能实现，会被别人说三道四和笑话，便放弃了制定自己的目标。这些因为害怕被耻笑而不设定目标的人，可能过于关注他人的看法和评价，而缺乏对自己的自信和自我价值感。这种行为可能会让他们放弃自己的梦想和追求，无法实现自己的目标。比如，很多抽烟人士都曾多次计划戒烟，因遭到了身边烟民的调笑和嘲讽，最后导致戒烟失败。

项羽乌江自刎的故事大家都耳熟能详。项羽失败以后想东渡乌江（长江西岸的乌江浦）。乌江亭长把船停靠在岸边等候项羽，对项羽说："江东虽小，土地千里，民众数十万，也足够称王的。希望大王疾速过江。现在只有我有船，汉军即使追到这，也没有什么办法渡江。"项羽笑道："上天既然要灭亡我，我为什么还要渡江呢？况且我项羽当初带领江东的子弟八千人渡过乌江向西挺进，现在无一人生还。即使江东的父老兄弟怜爱我而拥我为王，我还有什么脸面去见他们？即使他们不说什么，我难道心里不感到惭愧吗？"

然而，如果他真的渡过乌江，重拾信心，能够面对困难，不放弃目标，也许胜者未必是刘邦。

二、设定了错误的自我目标

每个人的人生不同，禀赋各异，因而应该设定具有个人特点，适应个体发展需求的目标。然而有些人看似有目标，实则并没有设定符合自身特点的目标。

（一）盲从他人目标

盲从他人目标的现象，是指个体在追求自己的目标时，受到其他人的影响而改变自己的目标或行为，以迎合他人的需求或期望。这种现象通常发生在个体对自我价值感和自我认同感不够清晰，或者在社交环境中受到其他人的压力或影响时。生活中有许多人习惯于走别人走过的路，盲从他人的目标，认为走大多数人走过的路不会错。但是，你可能不会想到，当你这么想的时候，你却忽略了一个重要的事实，那就是你有可能错过了属于自己的正确方向。

在非洲和地中海一带，有一种被昆虫学家称之为行列蛾类的毛毛虫。这些毛毛虫从卵里孵化出来之后，就成百只地集结在一起生活。在外出觅食时，通常是一个队长带头，其他的毛毛虫头顶着前一只伙伴的屁股，一只贴着一只排成一列前进。为预防自己不小心走岔路跟丢了，它们还一面爬行一面吐丝。等到吃饱了肚子，它们又排好队原路返回。

法国科学家法布尔（Jean-Henri Fabre）曾做了一个著名的"毛毛虫实验"。他在一只花盆的边缘摆放了一些毛毛虫，让它们首尾相接，围成一个圈，与此同时，在离花盆周围6英寸的地方撒了一些它们最爱吃的松针。由于这种毛毛虫天生有一种"跟随者"的习性，因此，它们一只跟着一只，盲目地跟随着前面的毛毛虫走，一圈圈地绕着花盆，一面吐丝，一面爬行。令法布尔感到惊讶的是，这群毛毛虫当天在花盆边缘一直走到精疲力竭才停下来，其间曾经稍作休息，但是没吃也没喝，它们连续走了十多个小时。

时间慢慢过去，一天，两天……守纪律的毛毛虫队列丝毫不乱，依然这样没头没脑地兜着圈子。连续7天7夜之后，它们饥饿难当，精疲力竭。一大堆食物就在离它们不到6英寸远的地方，结果它们却一个个饿死了。

毛毛虫的失误在于失去了自己的目标，只是按照以往习惯的方式去盲目地行动，盲目跟从，进入了一个循环的怪圈。其实，人在有些时候又何尝不是如此。许多人总是喜欢跟在别人的屁股后面走，对别人走的路，盲目跟从，随大流，绕弯路，瞎忙空耗。没有自己明确的目标，只是跟着人群盲目地走，又何以获得属于自己的成功呢。

（二）目标过于分散

《孟子》中有这样一段话："鱼，我所欲也；熊掌，亦我所欲也。二者不可得兼，舍鱼而取熊掌者也。生，我所欲也；义，亦我所欲也。二者不可得兼，舍生而取义者也。"孟子舍生取义的思想一直为后世所敬仰，但他提出的鱼与熊掌的哲理同样引起了人们的深思。当一个人设置过多的目标时，可能会分散自己的注意力，导致执行力下降，每件事情都做一点，但每件事情都做不完整，每个目标都只能得到部分时间和精力的投入，难以实现每一个目标，最终导致半途而废。

有人曾经向世界歌坛的超级巨星卢卡诺·帕瓦罗蒂请教成功的秘诀，他提到自己父亲的一句话。当年，帕瓦罗蒂刚刚从师范学院毕业，痴迷于音乐的他问父亲："您说，我是当老师呢，还是成为一名歌唱家？"他的父亲回答道："如果你想同时坐在两把椅子上，你很可能会从中间掉下去，现实生活要求你只能选择其中的一把椅子坐上去。"

西方的智慧和东方的妙思具有异曲同工之处，在成功的路途中，我们只能选择一个坚定的目标走下去。尤其是在涉世之初或创业之始的时候，目标的确定一定要非常明确，不能瞻前顾后、左顾右盼。

三、不能落实设定的目标

人们往往向往成功，关注和学习那些已经获得成功的人物。但是，当你了解了那些已获得成功的人物时，你会发现，他们每一个人不仅都有明确的目标，而且是花费了最大的心思和付出最大的努力来实现他们的目标的。而很多人在自我目标管理中的又一误区则在于设定了目标，但却没有付诸实现。主要的原因在于以下几个方面。

（一）不能盯住目标不动摇

人们在自我目标管理上经常出现的错误之一，就是忘记他们原本的目标是什么。

某地一个寺庙要扩建殿堂，需要把院子里一棵珍贵的大树移到别的地方。于是方丈就命令两个徒弟去移树。

两个和尚来到树边，就开始挖土移树。可是刚挖了一会儿，一个小和尚就对另一个小和尚说："师兄啊，我这把铁镐的把儿坏了，你等着，我去修一下再回来挖。"

于是这个小和尚就去找木匠借斧头，木匠说："太不巧了，我的斧头昨天砍东西弄坏了，让我用菜刀给你修一下吧。"

小和尚说："菜刀怎么能行呢，我去找铁匠把你的斧头修一下吧。"于是就拿着斧头去找铁匠。

铁匠说："你看我的木炭刚烧完，没办法加热。"

于是小和尚放下斧头，就去找山里烧炭的人。烧炭的人说："我已经好几天没炭了，因为找不到牛车拉木头。"

于是小和尚就又去找牛车。找到了赶车的车把式，车把式说："前天我的牛生病了，现在拉不了车。"

就这样过了两天，师兄把树移走了，小和尚还没回来。他跑到山下一看，小和尚正提着几包草药往车把式家跑。他问小和尚："你买草药做什么？"

"给牛治病啊！"

"为什么给牛治病？""用牛车拉木头啊！"

至于移树的事儿，他早已忘得一干二净了。

如果没有盯住目标，那么我们只能转出一个个大大小小的圆圈儿，更可悲的是，转的圈子越大，所耗费的时间和精力也就越多，人生的损失也就越大了。相反，盯住目标不动摇，则可以帮助我们保持专注，集中精力和时间，提高执行力，确保每个目标都得到完整的实现。并且在一次次实现目标的过程中，看到自己的进步和成就，增加我们的自信心，激励我们继续前进。

（二）缺乏持之以恒的勇气

要实现人生目标，需要具备持之以恒的勇气和决心，不断坚持和努力，克服困难和挑战，并不断提高自己的自信和毅力。只有这样，才能实现自己的人生目标，走向成功的道路。我们有时会看到，立下了宏愿的人因放弃而失败，天资聪颖的人因见异思迁而错失机遇。他们并非没有目标，只是没有坚持。坚持是人类最重要的素质之一，没有坚持，就没有成功，它是我们追求目标的动力。在人生的道路上，我们会遇到各种各样的困难和挑战，但是，我们依然相信生活从来不会辜负一个全力以赴、持之以恒，只为着目标而不懈努力的人。

约翰·戈达德，出生在洛杉矶，从小就充满了幻想。8 岁时，他得到祖父送给他的一幅世界地图，埋下了一颗梦想的种子。15 岁时，他把自己一生想干的事情列在一张表上，题名为"一生的志愿"。表上列着："到尼罗河、亚马孙河和刚果河探险；登上珠穆朗玛峰、乞力马扎罗山和麦金利峰；驾驭大象、骆驼、鸵鸟和野马；探访马可·波罗和亚历山大一世走过的道路；主演一部《人猿泰山》那样的电影；驾驶飞行器起飞降落；读完莎士比亚、柏拉图和亚里士多德的著作；谱一部乐曲；写一本书；游览全世界的每一个国家；结婚生子；参观全球……"每一项都编了号，一共有 127 个目标。这些目标对于很多人来说都是艰难的，甚至不可想象的。但是，约翰·戈达德在经历了多次的死里逃生和难以想象的艰难困苦后，完成了绝大多数的目标。59 岁时，戈达德的 127 个目标已经实现了 106 个，并且作为一名探险家获得了许多荣誉，包括被接纳为英国皇家地理学会的成员及纽约探险俱乐部的成员。约翰·戈达德常说的话就是"我决不轻易放弃任何一个目标，一有机会到来，我总是准备就绪"。

（三）缺乏自我目标管理的方法

2010 夏季达沃斯（天津）论坛上，前谷歌和微软全球副总裁李开复预言：在今后很长时间内，中国都不会出现类似苹果和谷歌这类公司，"至少五十年到一百年不会这样，中国想要这样做的话，需要重新建立一个新的教育体系"。这种断言事实上揭开了我们教育体系的缺陷。长久以来，我们的教育似乎只在努力构建学生的知识体系。家庭、学校和社会的评估指标太注重学业成绩，学生们个个满腹经纶，却缺失了专业以外的一些社会生活所必需的基本技能。

尤其是对于大学生们，从中学高度集中地通过高考升入心仪的大学这一目标，转变到在新的学校环境和新的学习方式中找寻新的目标，这一过程中需要自我目标管理的学习与方法指导。然而在传统的大学教育中以专业知识学习为主，很多学校并没有设置相应课程，从而使得大学生们容易在进入大学之后出现迷茫，目标缺失等问题，更缺乏自我目标管理的相应方法。

第三节　自我目标管理的步骤与流程

一、自我目标管理的原则

进行自我目标管理，尤其是制定目标要遵循 SMART 原则。这一原则最早是由管理学大师彼得·德鲁克（Peter F. Drucker）于 1954 年在《管理的实践》一书中所提出的。SMART 实际上是 5 个英文字母的首字母，每一个英语字母对应一个在设置目标时应该遵循的原则之一。

（一）具体性

第一个字母 S 对应的单词是 specific，这是制定目标的第一原则，该原则要求最终指向的目标范围应当是明确而具体的。譬如，定了一个学习目标"把数学学好"，这就是模糊的，怎么样才是数学学好，考 80 分，考 90 分？这次比上次提高 10 分，这就是一个相对具体的目标。但还可以再细分，目标可以不断划分为：我通过复习哪个知识点，在这个知识点上提高多少分；我做什么样的事情，有助于帮助我实现这个目标。

（二）可衡量性

SMART 的第二个字母 M，是英语单词 measurable 的缩写，它的意思是在制定目标时要尽量量化，不能量化的，也要有比较明确的行为描述。目标必须可以衡量，可以考核，应该有一组明确的数据，作为衡量是否达成目标的依据。如果制定的目标没有办法衡量，就无法判断这个目标是否实现。

（三）可实现性

SMART 原则中的字母 A 是 attainable 的首字母，可实现的意思。每个人的能力、时间、物力都有限，在特定条件下，自己能完成什么事情，需量力而为，勿眼高手低或存侥幸之心，以致不能脚踏实地去干，制定个人目标时应谨慎考虑客观现实及主观条件配合的可能。目标必须是可以让人接受，可以实现和执行。制定目标是为了能够在现有基础上做得更好、绩效得到改善，因此设定的目标要高，有挑战性，是跳一跳能够得到的目标。但是也要循序渐进，可以实现，如果完全脱离了实际，一看就像是根本不可能完成的任务，则会严重挫伤积极性。

（四）相关性

SMART 原则的第 4 个原则是 relevant，相关性。这是指目标必须和其他目标（主要目标）相关联，如果实现了这个目标，但对其他的目标完全不相关，或者相关度很低，那这个目标即使被达到了，意义也不是很大。譬如，你制定了学习目标，但又做了一个玩游戏目标，而玩游戏的时间又和学习时间冲突。游戏不能影响你的学习，如果影响了学习，玩游戏的目标就和学习的目标冲突了。这就是目标间不具有相关性反而破坏了你主要的目标。

（五）时限性

SMART 原则的最后一个字母 T，是代表 time-bound，也就是确定目标后，还要给完成这个目标设置一个时间限制。未来一个月内、一个季度内，还是一年内完成这个目标？需要有一个明确的时间界限。很多目标容易被拖延，急需时限来集中注意力完成任务。没有期限，就等于没有目标，就永远达不到成功的彼岸。期限，是衡量目标进展的尺度，是激发向目标不断前进的动力。没有时间限制的目标不能称其为目标，充其量算是一个美好的愿望。因为只有限定了时间，我们才能够定期去检查、复盘，看我们离目标还有多远、还剩多少时间，才能决定下一步的行动计划。

二、自我目标管理的步骤与流程

进行自我目标管理主要的程序包括制定目标、细化目标、执行目标和检查目标四个步骤。

（一）制定目标

有人说，人之所以伟大，是因为目标伟大。没有目标的人，就像无头苍蝇一样到处飞，结果就是四处碰壁。目标非常重要，而正确制定目标是自我目标管理中的一个关键环节。除了要注意符合 SMART 原则之外，在过程上我们建议做到以下几点。

1. 不畏失败，敢于梦想　在设定目标时，要先假设不会失败，敢于梦想，有的时候想象力比知识和技能更为重要。畏惧未来不可知的失败，会让我们丧失挑战自我的勇气。需知失败是成功的一部分，实现目标的过程中，失败是不可避免的。但是，失败并不意味着永远失败，而是提醒我们要从失败中吸取教训，不断改进和提高自己的能力，只有敢于尝试，才能不断突破自己的局限，取得更大的成就。

在中国一直流传着愚公移山的故事，传说中，一个叫愚公的人，看自家门前的两座大山实在太碍眼，便日日挑，夜夜背，立志把山移到别处。邻居名叫智叟，问愚公，说人的力量在大山面前是如此的微不足道，还是放弃比较好。只听愚公说："你的名字叫智叟，我看连小孩子都不如。我死了，还有儿子，儿子死了，还有儿子的儿子，子子孙孙是一直延续下去的。只要搬一点，山的面积就会减少，土和石块又不会重新长出来，总有完全搬完的一天。"愚公移山的故事家喻户晓，看似不可能的任务在敢想敢干中，终于实现。

再看新中国成立以来的发展历程，在中国共产党的带领下，新中国经历了从无到有，由弱变强的历史跨越。我们创造了新中国波澜壮阔、惊天动地的历史，民族独立、国家富强、百姓安居乐业，用短短 70 多年走过了西方发达国家几百年才走完的道路，在政治、文化、社会、生态等方面都获得了全方位的发展。从"两弹一星"的发射成功到中国载人航天事业的快速发展，从香港、澳门主权的回归到奥运会与冬奥会的成功举办，从青藏铁路、港珠澳大桥、中国天眼的建设到上天入地的天宫与蛟龙，这些看似不可能完成的目标，在我们中国梦的目标引领下都一一实现。如果我们在新中国成立之初，畏首畏尾，害怕失败，不敢立下宏伟的目标，我们国家的复兴之路可能会更加漫长。

2. 把目标写下来，视觉化　把目标写下来可以帮助我们更好地记忆目标，通过书写的方式，我们可以更好地将目标印在脑海中，从而更好地实现它们。一项研究结果表明，仅有 5% 的美国人将个人目标写在纸上及告知他人，而其余 95% 的人则没有这样做。虽然原因是多样的，但是如果能够把目标写下来，尤其是充分利用图表的功能，你会发觉，自己会越来越远离盲目，真正地将自己的做事效率和效能提高起来，从而实现目标。

首先，图表会让我们随时都目标明确。成功总是沿着你的目标在前进，目标的制定和执行对于一个人的成功非常重要。在制定目标的时候需要我们依照一个表格而行，因为目标常常不是一下子就能制定好的，有时需要反复的思考论证、取舍定夺。即使花了不少的心思制定出来的目标，也还需要随着时间的推移、认识的提高、情况的变化而不断加以修改、补充、评估和验证。每个人都有眼前的特定目标。例如，你准备明天做什么，或希望下个星期、下个月做些什么，最好把有助于你达到中期和远期目标的近期特定目标写下来，这样目标会更容易实现。你可以试一试，在一周内每天花 10 分钟列出你所有能考虑到的目标。一周后你手头上就会有几十个甚至上百个可能实现的目标。这样做会迫使你写出自己的愿望，这是把你的目标开始转变为现实的最好的方法。图表让我们的目标变得实际和可以触摸，从而避免我们浪费时间和漫无目的地瞎干。

其次，图表会为我们节省大量的时间。制作表格的一个明显好处是可以排定事情的优先次序，可以明确一些事情究竟是应该做还是不应该做。排定优先次序可以帮助你确定你已将最重要的事放在最优先的位置上。没有表格，你就等于失去了一份行动的规划书。同时，因为确定了事情的优先顺序，表格会帮助我们节约许多宝贵的时间。

（二）细化目标

我们对人生成功的渴望始于我们的梦想，但实现愿景、目标绝非一蹴而就，任何一个值得追求的目标都可以实现，只是先要把它分解成几个小目标。每一个小目标都引导着你，逐日逐步，走向人生的大目标。目标细化与分解，可以让你知道实现总目标需要先达成哪些子目标，你可以更好地理解目标，知道自己的工作重心与方向，也会清晰地知道接下来要做什么、怎么做，更精准地朝目标前进。这样我们就知道实现目标的路径是什么，哪些子目标支撑着总目标。我们也会知道只有完成子目标，总目标才能达成，自我驱动力才会更强。

山田本一是日本著名的马拉松运动员。他曾在 1984 年和 1987 年的国际马拉松比赛中，两次夺得世界冠军。记者问他凭什么取得如此惊人的成绩，山田本一总是回答："凭智慧战胜对手！"大家都知道，马拉松比赛主要是运动员体力和耐力的较量，爆发力、速度和技巧都还在其次。因此，对于山田本一的回答，许多人觉得他是在故弄玄虚。10 年之后，这个谜底被揭开了。山田本一在自传中这样写道：每次比赛之前，我都要乘车把比赛的路线仔细地看一遍，并把沿途比较醒目的标志画下来，比如第一标志是银行；第二标志是一个古怪的大树；第三标志是一座高楼……这样一直画到赛程的结束。比赛开始后，我就以百米的速度奋力地向第一个目标冲去，到达第一个目标后，我又以同样的速度向第二个目标冲去。40 多公里的赛程，被我分解成几个小目标，跑起来就轻松多了。如果开始我把我的目标定在终点线的旗帜上，当我跑到十几公里的时候就疲惫不堪了，因为我被前面那段遥远的路吓到了。

当一个人在制定目标的时候，要有最终目标，比如成为世界冠军，更要有阶段目标，比如在某个时间内成绩提高多少。最终目标是宏大的，是引领方向的目标，而阶段目标是具体的，有明确衡量标准。比如"用四个月的时间把跑步成绩提高 1 秒"这个目标就可以分解为"在第一个月内提高 0.03 秒"等。当目标被清晰地分解了，目标的激励作用就显现了。每当实现了一个小目标，就相当于及时地得到了一个正面激励，这对于挑战目标的信心确立，作用是巨大的。

类似的故事还发生在一名叫罗伯·舒乐的博士身上。1968 年的春天，罗伯·舒乐博士下定决心要在美国加州盖一座水晶大教堂，他向当时的知名建筑设计师表达了自己的构想："我要的不是一座普通的教堂，我要在人间建造一座梦幻中的伊甸园。"建筑师说，这将是一项不菲的工程，问舒乐博士有多少预算，他回答："我一分钱也没有，无论是 100 万美元还是 500 万美元，对我来说都是一样的，最重要的是，这座未来的教堂有足够的魅力吸引捐款。"

水晶教堂最终的预算是 700 万美元。这个数字对于当时的舒乐博士来说，不仅超过了能力范围，更加超过了理解范围。但是，舒乐博士没有放弃。

当天夜里，舒乐博士拿出一张白纸，在上面写下了"700 万美元"，然后又写下了几行字：

一、1 笔 700 万美元的捐款。

二、7 笔 100 万美元的捐款。

三、14 笔 50 万美元的捐款。

四、28 笔 25 万美元的捐款。

五、70 笔 10 万美元的捐款。

六、100 笔 7 万美元的捐款。

七、280 笔 2 万 5 千美元的捐款。

八、700 笔 1 万美元的捐款。

九、水晶教堂的窗子有 1 万扇，每扇 700 美元。

然后舒乐博士开始了自己的计划。

60 天后，水晶教堂奇特而美妙的设计打动了一名富商，他捐出了第一笔 100 万美元；

65 天时，一位被博士演讲打动的农民夫妇，捐出了第一笔 1000 美元；

90 天时，一位被博士坚持精神打动的陌生人，捐出了第二个 100 万美元；

8 个月时，舒乐博士以每扇 500 美元的价格，请求美国人认购水晶教堂的窗户，付款方式为每月 50 美元，10 个月分期付清。7 个月内，1 万多扇窗全部售出。

舒乐博士还在奔走……

1980 年 9 月，历时 12 年，可容纳 1 万多人的水晶大教堂终于竣工了，水晶教堂的最终造价为 2000 万美元，全部是舒乐博士一点一滴筹集而来的。它成了世界建筑史上的奇迹与经典，同时也成了世界各地的人们到加州必须要看的胜景。

并不是每个人都要建一座水晶教堂，但在我们每个人心中，都可以自己设定梦想，把期望的目标写下来，分成一个个小的目标，发挥自身的能力和想象去实现。

（三）执行目标

光有了目标还不行，如果不去实践，目标就是空想，因为设定目标并不等于实现目标。你可能有类似的体会，如一开始就定下一大堆事情要完成，而时间消逝，发现目标落空。想了一会儿，还是觉得目标的设定最重要，于是又重新定下目标，不久又再落空。因此，只设定目标是不够的，走好目标实践的每一步非常重要。你要采取有效实现目标的具体方法，做好目标实践规划，才能奏效，这样才能描绘出你美好的人生蓝图。

1. 认清实现目标的路径 在现实与理想之间，总有一段人生的路程要走，这是我们执行目标的过程。学过平面几何的人都知道，在三维空间里，两点之间，直线最短。可是在追求目标的过程中，有时可能幸运地走上最短的路径，但有时我们也可能恰恰相反。

但无论怎样，我们都需要有属于自己的原点和目标点。所谓原点，就是要了解自己目前的状况与能力，以及条件是否具备，比如分析自己的长短、优劣；列出自己最擅长的方面；列出自己最喜欢的方面；列出自己最引以为荣的一些个人品质；列出自己最重要的收入来源；自己能够承受收入多大范围内的变化；列出自己希望的生活上的变化等等。而目标就是你真正想要达到的境界、完成的理想，并且一定是要非常明确具体、可以衡量又容易追踪的。唯有先确定原点及目标点，才能像火箭般地以最快的速度奔向目的地。

亨利·谢里曼是 19 世纪著名的考古学家，他出生在德国。从幼年起，他就深深迷恋荷马史诗的故事，并下定决心投身于考古研究。谢里曼很清楚，进行考古发掘和研究需要很多钱，而自己的家境却十分贫寒，在现实与理想之间，并没有直线可走。

于是，从 12 岁开始，他就自己挣钱谋生，先后做过学徒、售货员、见习水手、银行信差，后来在俄罗斯开了一间私人的商务办事处。

虽然谢里曼从事商业和投机买卖，但他却从未忘记过自己童年时的目标，没有忘记过研究古代希腊。利用业余时间，谢里曼自修了古代希腊语，而且由于进行各国之间的商务活动，他还学会了多种欧洲语言，这些都为日后的"考古奇迹"打下了基础。

经过不懈的努力，谢里曼终于在经营俄罗斯的石油公司中积存了一大笔钱。当人们以为他会大大享受一番时，他却舍弃了有利可图的商业，把全部时间和钱财都花在追求儿时的理想上。他始终坚信荷马的每句话，认为经由挖掘，是能够找到《伊利亚特》和《奥德赛》中所列举的所有城市的遗址、荷马所记的英雄的坟墓，甚至发生战争的地方的。

1870 年，他开始在特洛伊挖掘。不到几年，他就挖掘了 9 座城市，并最终挖到了两座爱琴海古城迈锡尼和梯林斯。人们这时才真正明白，为什么立志考古的谢里曼要花费那么多时间去赚钱。

2. 分清目标实现的轻重缓急　成功者的力量来自远大的目标，更来自每一个微小的现在，每一个小目标的实现。把轻重缓急分出来，就能按部就班地完成，而不会手忙脚乱。并且，实现目标需要有限的时间和资源，如果将时间和精力投入不紧急的目标上，可能会错过一些重要的事情。

有一个急于追求成功的人，既要在现职的公司上班赚钱，又准备与朋友一起开公司兼差做贸易，同时还打算攻读一个硕士学位。于是，他的桌上堆满了各种报表、计划书及自己正在复习的专业书，以至于他只要一坐到桌子前面，就开始头晕，他的生活陷入了一片混乱之中。他感到极度的焦灼不安，不能平静下来。结果，他在公司里所负责的业务频频出错；自己与朋友也因想法不一致而吵翻了，公司也没有开成；至于硕士学位，也始终停留在计划书上。

有一天他来到山上，遇到了一位老和尚。老和尚留他吃过了斋饭，然后找出一个漏斗、一个瓶子和一把石子，放在他面前说："请你把这些石子通过漏斗，放进瓶子里。"这个人不假思索地把漏斗放到瓶口，然后抓起一把石子，一股脑放进了漏斗里。可是石子全都挤在漏斗口上，一粒都没有掉下去。老和尚笑了笑，把石子从漏斗里倒出来，然后拣起一粒粒的石子，逐次投到漏斗里。石子一个接一个地轻轻滑进了瓶子，发出节奏悦耳的叮咚声。

这个人终于豁然开悟：只要每次做好一件事情，就会有一件事情的收获和成功，如果急于一下子把所有的事都做完，那么反而连其中任何一件也做不好。

（四）检查目标

通过检查目标可以帮助我们发现潜在问题，及时解决问题，避免问题积累和产生严重后果。也可以向我们提供反馈，让我们更加清楚地了解自己的进展情况，以及需要改进的地方。据说在罗马神话中，门神雅努斯是一位"两面神"，他的脑袋前后各有一副面孔，一副看着过去，一副注意着未来。而我们在进行自我目标管理时常常需要像雅努斯那样，一面注视着自己的追求，一面注视着现实的生活。在目标不断地落实过程中，同样也需要回望过去，不断地进行优化调整，不断总结目标实现的进度和收获，及时收集正负反馈，及时纠偏。如果目标以前曾设定而无法实现，原因在哪里呢？将所有原因从难到易一一列出，并自问现在可以用什么办法解决那些障碍，逐项写出，即时采取行动。可以衡量每天的进度，每天检查成果。若每天衡量成果，一年就有 300 多次改正错误的机会，若每月检查一次，一年则有 12 次改正错误的机会。改正机会多了，成功机会亦相对增加。要根据情况不断改变方法。现实生活中，除了变化的定律不变外，身边事物每分每秒都在变化。虽然如此，仍要相信，拉近现实与理想，是有无限方法而非一成不变的。

【实践活动】

活动主题：自我目标的设定

1. 活动目的　掌握 SMART 原则。

2. 活动过程

（1）给出以下 5 个目标案例：①我要在毕业后的 4 年内，通过自己的勤奋工作与家人的帮助，成为有车族。②我要在学校学习丰富的知识，掌握一技之长，以备将来顺利就业，找到一份较好的工作。③我要在学校熟练地掌握 Windows 系统知识，成为一名应用高手。④我要在 4 年内掌握 Office 的基本知识，达到较好的应用程度。⑤我要在 8 年内做成一家企业，年利润达到 1 亿元人民币。

（2）进行分组思考与讨论：对你来说，你认为哪个目标是有缺陷的？为什么？该如何完善它？

（3）小组代表进行回答。

3. 活动总结　通过对给定目标进行讨论，使同学们认识到在目标制定中经常出现的问题。同时，在对上述案例中目标的修正过程中，使用 SMART 原则，达到在用中学的目的。

4. 活动评价　根据小组讨论情况，以及对案例中目标修正的完善程度，进行小组成绩的评定。

【思考题】

1. 你是如何理解自我管理的？

2. 对于大学生而言，进行自我目标管理有什么意义？

3. 自我目标管理有哪些关键步骤？

第四章　自我计划管理 ▷▷▷▷

【学习目标】

巩固　本章主要知识点：自我计划管理的含义与作用；自我计划管理的步骤与流程；自我计划管理的原理与方法等主要知识点。

培养　学生进行自我计划设定和管理的能力。

扩展　提高自律意识，养成良好的工作习惯，更好地适应未来职业发展的需求。

【案例导入】

李时珍著本草

1518 年，李时珍出生在一个医学世家。耳濡目染，从小就选定了学医的目标，立志要竭尽全力治病救人，矢志不渝。由于医术精湛、医德高尚，李时珍很快名扬四方。

但他在从医过程中发现，古代一些医药书中存在谬误。比如，那些医药书里药名混杂，作者也并未实地调查，只是抄来抄去，解释稀里糊涂，令人莫衷一是，给医生和百姓带来许多不必要的麻烦。李时珍曾自述编写《本草纲目》的缘由，认为书犹药也，《本草》等医药典籍关系到人的生命安危，但错误之处不少，所以，他决定对明代之前的药典进行全面修订，以补正错漏、偏讹之处。

首先，他钻研历代医学名典，遍读古今经史百家书籍，史称"读书十年，不出户庭"。随后，又长期深入民间，一边搜集各种药物资料，一边展开考察。足迹到达湖北、湖南、江西、江苏、河南与河北等地，走遍大半个中国，寻医访药。经过 27 年实地查证，查阅 800 多种著作，于万历六年（1578）完成编写。然后，又经历 10 年进行修改，三易其稿。

《本草纲目》定稿后，为了能尽快刊刻此书，李时珍不顾年老体弱，四处奔波，并恳请明代著名文学家王世贞作序，最终找到了应允刻印的书商。于 1590 年由金陵书商胡承龙开始刻印，1596 年出版问世。

这部旷世巨著一共有 190 多万字，打破了自《神农本草经》以来，沿袭了 1000 多年的上、中、下三品分类法，在《本草纲目》中，把药物分为水、火、土、金石等共 16 部，系统记述了各种药物的知识，书中编入药物 1892 种，并附有药方 1 万余首，插图 1100 余幅。有校正、释名，也有主治、附方等项，其规模之大，超越之前任何一部本草学著述。

（李时珍为什么尝百草？因为喜欢吃吗？中国青年网 https://baijiahao.baidu.com/s?

id=1645981625605592187&wfr=spider&for=pc.2019-09-29 12:07. 来源：中国新闻网）

　　问题：1. 李时珍创作《本草纲目》的过程是否经过了精心的计划？

　　　　　2. 你认为在李时珍创作《本草纲目》的过程中，最为关键的环节是什么？

　　　　　3. 李时珍创作《本草纲目》的故事给了你怎样的启示？

第一节　自我计划管理的重要性

　　"凡事豫则立，不豫则废"是《礼记·中庸》的一句名言，是说做任何事情，都应该有所计划，即所谓的"预"。计划是如此重要，以至于几乎任何活动都离不开它。无论是组织还是个人，无论是工作还是生活，都会经常遇到计划问题。国家政府为了确保未来的经济发展，要制定五年计划；一个企业要发展某种新产品，要制定新产品开发计划和销售计划；一个家庭，为了有效地利用家庭的经济资源，也需要一个收支计划；每个人也都能从日常活动中体会到，事前是否进行计划，事后将会得到完全不同的结果。如果说在前一章里我们所提出的目标是一个未来景象，有了明确、具体的目标，没有详细的计划去实施、执行，目标也难以实现。一个成功的人，一般也都是一个很会计划的人。

一、自我计划管理的含义

（一）计划

　　从字面解释来看，"计划"，亦作计画，意为事先策划，古人计事必用手指画，使其事易见。在管理学中，"计划"可以从名词、动词两种词性来理解。动词意义的"计划"，是指根据对组织外部环境与内部条件的分析，提出在未来一定时期内要达到的组织目标及实现目标的方案、途径，是一种认识机会、设定目标、预测环境、规划方案、评价方案、做出决策及执行与评估的连续过程，即为计划工作。名词意义的"计划"，是指用文字和指标等形式所表述的组织及组织内不同部门和不同成员，在未来一定时期内，关于行动方向、内容和方式安排的管理文件；即为了实现决策所确定的目标，预先进行的行动安排。简而言之，就是实现目标的总体方案。它是计划工作的结果，是对未来行动的一种说明，是对预期的可能方案。

（二）自我计划

　　"自我计划"，则是将计划的主体设定为个人，因此，"自我计划"也有动词和名词两种理解。动词意义的"自我计划"，指个人在特定时间内为自己设定目标，以及为了实现这些目标而需要采取的行动和策略的过程。而名词意义的"自我计划"是指个人用文字或指标等形式所表述出来的，在特定时间内为自己设定的行动方案。

（三）自我计划的内容

作为管理的一项基本职能，计划不仅涉及目标，即回答做什么的问题，也涉及达到目标的路径和方法，即回答怎么做的问题。具体到自我计划，可总结为以下"6W"：

1. 做什么（what） 明确做什么，即给出符合个人自身需求和价值的不同层次的目标。大学生的自我计划，可以根据个人的学业目标、兴趣爱好、职业规划等，合理规划做什么事情。既可以是课程学习任务、复习考试准备等方面的学业安排，也可以是学习新技能、参与社会实习实践等个人发展方面的安排，还可以是锻炼身体、规律饮食等方面的生活安排。

2. 为什么做（why） 明确为什么做，即给出实施计划的具体原因。在自我计划中，回答为什么做某项活动的问题非常重要，因为明确的目的和动机更有可能在实现计划的过程中保持动力和持续努力。可以问问自己为什么想进行这项活动，是为了个人成长？还是为了获得专业技能？或者是为了帮助他人或社会？确保自己所做的事情与所重视的事情一致，这样会让自己更有动力和满足感。

3. 何时做（when） 明确实施计划的时间表。一个切实可行的计划，必须要明确指出各项行动的时间要求，而这种时间安排必须和个人内外部实际情境相适应。作为大学生设定自我计划时，时间的计划往往要考虑课程安排的影响，主要是受各门课程上课时间的约束。大学生可以根据自己的课程表和任务清单，将每天的时间分成不同的时间段，做好计划安排。

4. 在哪里做（where） 明确在什么地点实施计划。任何计划都离不开空间的约束。大学生自我计划的实施可以在不同的地点进行，也存在优选实施地点的问题。比如，图书馆通常是一个安静、专注的学习环境，适合进行深入的学习和阅读。在校园内的绿地、花园等户外空间，不会影响他人，可以安排诵读。无论选择哪个地点，重要的是能够创造出一个适合自己的环境。同时，根据不同的计划内容，可以灵活选择合适的地点。据说我们伟大的领袖毛泽东主席在长沙读书时，每天故意让自己坐在闹市口看书，目的就是培养自己看书的静心、恒心。

5. 谁来做（who） 明确谁来实施计划。自我计划自然的实施主体就是计划者本人，那么就需要增进对自己的了解。比如，可以通过反思自己的价值观，弄清楚自己最重视的是什么；可以列举出自己的优势和弱点，考虑在哪些方面能够发挥优势，在哪些方面可能需要改进；可以思考自己对什么事情或职业真正感兴趣，喜欢做什么；还可以与朋友、家人或导师交流，听取他们的建议和反馈。这些都将有助于你制定出更符合自己情况的自我计划。

6. 怎样做（how） 明确计划实施的具体方法和手段，即如何做。计划的实施可以有许多种途径和方法，不同的途径和方法所耗费的资源不同，效果也会有所不同。因此，选择好合适的方法和手段对保证计划实施的成功是非常重要的。比如，报名参加领导力培训课程，可以提升领导能力和沟通能力，而参与学校社团，积极担任职务，也可以锻炼组织和领导能力。前者可能费用较高，耗时较短。而后者的费用相对较少，但耗时较长。

（四）自我计划的性质

自我计划，通常包括目的性、首要性、普遍性、效率性和创新性等特性。

1. 目的性　任何组织或个人制订计划都是为了有效地达到某种目标。在计划工作开始之前，这个目标或许还不十分具体，计划就是开始于这个不具体的目标。对于大学生而言，自我计划的目的性在于通过明确的目标和有效的规划，引导个人在学业、职业、兴趣爱好等各个领域追求成长和成功。例如，某位学生希望下学期成绩有较大幅度的提高，就是一个不明确的目标。如果为此再制订出单科成绩平均提高 5 分，这就是一个明确而具体的目标。而此后具体提高的方法和详细措施就围绕这一目标制定了。通过规划行动步骤，还可以有序地推进，避免临时抱佛脚，提高目标达成的可行性和成功率。

2. 首要性　从管理过程的角度来看，计划工作先于其他管理职能。计划在工作职能中处于首要地位，是其他各项职能的基础和前提。在一个组织中，计划工作是各项管理的第一步，它决定了组织的具体目标、选择实施目标的方式及监控目标实现的情况等。对于自我管理也是如此。自我计划在个人发展和成功路径中也同样扮演着关键的角色。自我计划能够帮助大学生明确个人的学习、职业和生活目标。自我计划要求大学生自觉安排任务、管理时间、解决问题。在自我管理能力不断提高中，大学生在个人发展、学业和职业规划的实现方面不断积累经验，为未来的成功和成就奠定坚实的基础。

3. 普遍性　计划是工作和生活中普遍存在的活动，它可以帮助个人和组织提高工作和生活的质量和效率，实现自己的目标和使命。自我计划可以根据个体的需求和情况进行定制和调整，帮助人们更好地实现个人发展和获得成就。无论是追求学业成功、职业发展还是全面成长，自我计划都具有普遍的指导作用。比如，一个人想要实现自己的职业目标，他就需要制定计划，包括选择合适的职业方向、设定目标、制定实施步骤、安排时间和资源等。通过制定计划，他可以更加清晰地明确自己的职业方向和目标，有步骤地实现自己的目标，提高自己的职业能力和竞争力。

4. 效率性　计划工作的任务，不仅要保证目标的实现，而且要保证从众多备选方案中选择最优的方案。自我计划可以通过合理的安排和协调，使自己的可用资源得到最有效的利用，从而提高效率。同时，自我计划强调目标的设定和实现，从而使人始终保持目标导向的状态，这有助于避免分散注意力，提高工作和学习的效率。

5. 创新性　计划是对未来的行动方案，总是针对可能出现的新问题、新变化和新机会而做出，因而是一个创造性的过程。自我计划不仅关注当前的学习和任务，更注重为未来发展做好准备。在追求未来目标时，需要提前思考、创新地规划，以适应不断变化的职业和社会环境。自我计划强调根据个体的兴趣、优势和目标等进行定制，而非套用一成不变的模板，这种个性化的设计也反映了创新性。

（五）自我计划的类型

根据不同的标准，自我计划可分为不同的类型。

1. 根据计划期的长短不同，自我计划可分为长期计划、中期计划和短期计划　一般地，人们习惯于把 5 年以上的计划，称为长期计划，也称为长远规划或远景规划。长期计划只是纲领性、轮廓性的计划，它决定了中期计划的方向、任务和基本内容，是制定中期计划的依据。

中期计划，是指 1 年以上、5 年以内的计划，是相对于长期计划而言的，是长期计划的具体化，它对长期计划的各项任务给予具体的数量表现，并为实现任务的各项工作做出具体的安排。

短期计划就是长期计划和中期计划的具体实施计划、行动计划，时间跨度在一年及一年以内，如年度计划、月计划、周计划等。是对我们日常工作或生活影响更为直接的计划。

2. 根据性质的不同，自我计划可分为全面计划和专项计划　全面计划涵盖多个方面，如学业、职业、兴趣等的发展；专项计划专注于特定领域，如提升某项技能或完成特定项目。

3. 根据目的的不同，自我计划可分为很多种不同的类型　如学业发展计划、职业发展计划、个人兴趣计划、健康生活计划、人际关系计划等。

（六）自我计划管理的含义

计划是分析计算如何达成目标并将目标分解成子目标的过程和结论。自我计划是自我管理中非常重要的一环，它是自我行动的前提，有了自我计划，个体的行为才更具有目的性、效率，没有自我计划的自我行动是盲目的。自我计划充分体现了人的主观能动性和独立性，人能够自我计划并为实现计划而不断努力体现了人的本质。

因此，自我计划管理是以完成自我目标为目的，让自己对时间和行为等资源进行有效合理的安排、规划，并实施和评估的管理过程。自我计划管理帮助我们在漫长的人生道路上对目标进行监督和实施，提高个人工作、学习和生活的效率和质量，实现自己的目标和使命。

二、自我计划管理的作用

计划是为完成一定的目标而在事前对措施和步骤进行的部署。做任何事情，在付诸行动之前，都要有计划，最后的结果是否能达到预期的目标，计划起着重要的作用。人们的活动如果没有计划就会出现混乱或低效率，甚至出现懒散和消极的行为。因此，不会计划的组织是缺乏凝聚力和战斗力的组织，不会计划的个人是不会取得成功的个人。计划管理是自我管理能力中不可或缺的一种能力。

对于大学生来说，做好自我计划管理尤其重要，很多大学生进入大学后，可支配的时间变多了，但是不知道怎样去规划好自己的时间，没有清晰的目标，盲目去做事情，在学习和生活中缺乏计划和安排。但是时间是宝贵的，时间具有一维性和不可逆性，大学四年也是一晃而过的，如何在自我管理中过得更充实、更有意义，自我计划扮演了重要的角色。鲁迅的整个一生都是在拼时间。他说："时间，就像海绵里的水，只要你挤，总是有的。"每个人所拥有的时间都是一样的，会计划的人就能从中有收获，不善计划的人可能就是在遗憾中度过。因此，大学生要按时间维度制定好每日、每周、每月、每年的计划。

（一）指明行动的方向

在管理中，计划是连接现在和未来的一座桥梁。计划工作指明了组织工作的正确方向，使管理者和员工了解组织的目标和为达到目标需要作出的贡献，同时发挥协调作用，有效组织和配置各种资源，促使组织中的全体人员的活动方向趋于一致，从而形成一种复合的组织行为，以保证达到计划所制定的目标。计划通过清楚地确定目标和如何实现这些目标，为我们未来的行动提供一幅路线图或行动图，从而减少未来活动中的不确定性和模糊性，并在充满不确定性和变化的环境中把注意力始终集中在既定的目标上。

对于自我计划管理而言，计划也是执行力的前提。计划为执行力提供了行动的指导，减少执行时出现偏差的概率，让你时刻朝着工作目标前进。一个完美的工作计划就如同一张绝密的军事指挥图，能指引你精准有效地靠近目标，实现突破。所以，通过自我管理制订出一份适合自己工作的计划，必将对你提高执行力、工作效率有很大帮助。

美国商业巨子卡耐基是个高效工作者，他的执行力也是一流的。据他介绍，他之所以能取得如此成就，很大部分得益于他能够每天制订一个计划。卡耐基习惯在早餐的15分钟时间内静静地思考，把当日应处理的工作排列一下，看看什么该先做，什么该暂时放下，什么该这样处理，什么又该另想办法，想好之后，写在一个小册子上，然后按照计划去办事。所以，他可以在极短的时间内，办好许多的事，而且不会顾此失彼，把事情搞砸。有人说，他在自己的一生中比别人多做了三四倍的工作。我们可以向卡耐基学习自我计划管理，每天早上就先花几分钟时间列出要做的工作，然后按照重要程度排好顺序，进而一项一项地依次完成。

正如拿破仑曾经说过的那样"凡事都要有统一和决断，因为成功不站在自信的一方，而站在有计划的一方"。我们做任何事情，事先都要有一个计划，明确目的，才会事半功倍。

（二）减少未来的风险

计划是指向未来的，而未来具有一定的不确定性和风险。未来的情况是不断变化的，计划是预期这种变化并且设法消除变化可能造成不良影响的一种有效手段。未来的资源、数量、质量、环境可能会发生变化，竞争者和对手可能会推出新的方式和方法，国家的法规、方针、政策、社会各阶层的观念也在不断变化。对此如果没有预先估计，就可能带来各种风险。计划管理则要求我们对未来的各种情况进行预测，针对各种变化因素制订各种应对措施，以最合理的方案（一般会有备选方案）安排达成目标的系列活动，早作安排，变不利为有利，减小变化带来的冲击，从而把风险降到最小。进一步地，借助计划也可以使我们克服由于资源的短缺和未来情况的不确定性所带来的困难，使一些本来无法或难以有效实现的目标得以实现。比如，一个人担心在退休后没有足够的资金维持生活，就可以制定一个退休规划，提前积累储蓄和投资，减少未来的财务风险，避免在退休后陷入经济困境，以确保在退休后有足够的收入应对生活。

有一句俗语叫"计划赶不上变化"，然而纵然未来的不确定性不可能完全消除，但是通过事先对未来可能发生的各种可能性的预计，有助于及时预见危险、发现机会，早做准备。从这一角度而言，计划是一种生存策略，它尽管不能决定我们明天一定成功，但能使我们更好地面对明天。

（三）提高工作的效率

计划工作的重要任务就是使未来的活动均衡发展。预先认真制定计划，能够消除不必要的无效活动所带来的浪费，避免在今后的活动中由于缺乏依据而进行轻率决断所造成的损失。计划可以使组织的有限资源得到更合理的配置，通过对各种方案的技术分析，选择实施最有效的方案。由于有了计划，组织中各成员的努力将合成一种组织效应，这将大大提高工作效率，避免盲目和不协调，从而带来经济效益和社会效益。

对于自我管理而言也是如此，一个严密细致的计划，可以减少未来活动的随意性，能够消除不必要的重复所带来的浪费，同时，还可以在最短的时间内完成工作，减少非正常工作时间带来的损失。美国的"销售之王"乔·吉拉德可以给我们以启发。在乔·吉拉德刚刚接触到推销行业时，平均一周能打40个电话，工作显得尤为杂乱。后来他认识到，要提高工作效率，就必须花足够的时间在事前做好计划。吉拉德把所打的电话记在卡片上，每周有40～50张卡片。他可以根据卡片的内容安排下次谈话的话题和要写的信，再排出日程表，列出周一到周五的工作顺序，这其中包括每天要做的事。众所周知，做计划是一项既琐碎又枯燥的工作，往往要花去4～5个小时，刚开始他总是做到一半就想放弃。但是坚持一段时间后，就尝到了甜头，因为做好计划之后，他工作效率大大提高。从此，吉拉德不再急着打电话，而是抽出一上午的时间做好计划，然后是精神饱满、信心十足地会见客户。乔·吉拉德所做的计划非常成功，当然他也从一个手脚忙乱的推销员走上了财富自由之路。他也坚定了自己的一个信念，那就是要确保成功，就必须制定计划。

（四）提供控制的前提

计划工作是控制工作的前提和基础，控制工作的标准要反映计划的要求，通过制定控制标准，衡量工作的成效，如发现偏差，采取相应措施纠正偏差；也可以根据标准进行考核，客观地评价工作成绩并给予相应的奖励。因此，计划是行动控制的标准，如果没有既定的目标和指标作为衡量的尺度，我们就无法及时检查出目标的实现情况及纠正偏差，也就无法对我们的行动进行有效的控制。从这个角度上来说，没有计划工作，也就没有控制工作。

例如，学校里的教学计划明确规定了要在一定时间内完成的学习目标，掌握多少知识点等。这使学生能够有针对性地学习和复习，确保完成学习任务。而通过定期测试和自我评估等控制方式，也使学生能够了解自己的学习进展和不足之处，及时调整学习计划，以提高学习效果和成绩。

第二节　自我计划管理的步骤与流程

一、识别机会

有这样一个故事，说的是有两个和尚分别住在相邻两座山的庙里。两山之间有一条小溪，两个和尚每天都会在同一时间下山去溪边挑水。久而久之，他们便成了好朋友。不知不觉，时间在每天挑水中，一晃就是 5 个春秋。忽然有一天，左边这座山的和尚没有下山挑水，右边那座山的和尚心想："他大概睡过头了。"便不以为意。哪知第二天，左边这座山的和尚，还是没有下山挑水，第三天也一样，过了一个星期，还是一样。直到过了一个月，右边那座山的和尚，终于按捺不住了。他心想："我的朋友可能生病了，我要过去探望他，看看能帮上什么忙。"于是他便爬上了左边这座山去探望他的老朋友。等他到达左边这座山的庙看到他的老友之后，大吃一惊。因为他的老友正在庙前打太极拳，一点也不像一个月没喝水的人。他好奇地问："你已经一个月没有下山挑水了，难道你可以不用喝水吗？"左边这座山的和尚说："来来来，我带你去看看。"于是，他带着右边那座山的和尚走到庙的后院，指着一口井说："这 5 年来，我每天做完功课后，都会抽空挖这口井。虽然我们现在年轻力壮，尚能自己挑水喝，倘若有一天我们都年迈走不动时，我们还能指望别人给我们挑水喝吗？所以，即使我有时很忙，但也没有间断过我的挖井计划，能挖多少算多少。如今，终于让我挖出水，我就不必再下山挑水，我可以有更多的时间，来练习我喜欢的太极拳了。"

左边这座山的和尚，他能预测到自己将会面临的问题，并能正确对机会进行识别，因此他能够提前做好计划、做好准备，一步一步地实现目标。其实，现实中我们所处的环境更加复杂和多变，这就更需要我们在计划管理之前进行机会识别。

识别机会是计划管理的起点。为了使目标切合实际，在计划管理开始之前需要对外部环境和自身机会进行全面细致的分析，认清自己的优势和劣势，辨别可能出现的机会和威胁，从而明确要解决问题的原因及要达到的结果。只有对机会进行全面的识别，才能着手拟定正确的目标。

对于自身所处的环境进行分析时，可以使用 SWOT 分析法。SWOT 分析法是管理工作中常用的一种分析决策工具，其中 S（strengths）是优势、W（weaknesses）是劣势、O（opportunities）是机会、T（threats）是威胁。其方法主要是将与研究对象密切相关的各种主要内部优势、劣势和外部的机会和威胁等，通过调查列举出来，然后用系统分析的思想，把各种因素相互匹配起来加以分析，从中得出一系列相应的结论，而结论通常带有一定的决策性。个人使用 SWOT 分析法可以帮助自己更好地了解自己的情况，明确自己的目标，制定具体的计划，从而更好地实现自己的个人目标。例如，可以使用 SWOT 分析法来分析自己的优势和劣势。优势可以是你的个人能力、经验、技能等，劣势可能是你的知识储备、性格特点、人际关系等。接下来，你可以分析自己面临的机会和威胁。机会可能是行业发展的机遇、新的技能和知识的获取等，威胁可能是就业市场的竞争、职业变革等。在分析了自己的优势、劣势、机会和威胁之后，你可以制定个人计划，明确自己的具体目标和行动步骤。例如，如果你希望在职业领域中获得更多成长和发展机会，那么你可以制定学习新技能和知识的计划，参加行业会议和交流活动，拓展自己的人脉等。

二、确定目标

目标是计划管理的预期成果，是行动的出发点和归宿。确定目标是计划管理的核心内容。一般而言，目标要能回答下列问题：取得哪些成果？向哪里发展？要完成什么任务？什么时候完成？制定任何一项计划都必须首先明确目标或任务。明确目标可以指明计划的方向，同时计划中的目标应该具体可衡量，易懂易记，符合前面章节中所述的SMART原则。

目标和任务的明确是一项计划的核心，每一项计划最好只针对一个目标。因为如果一项计划设立的目标太多，行动时就常会发生不知如何协调以达成各目标的情形。例如，当你给一次目标定为"交流学习经验，增强相互间的感情，娱乐身心"的集体活动制订相应计划时，为了达到以上三方面的目标，就要安排学术交流、交友活动、娱乐活动等项目，导致的结果可能是由于时间有限而内容繁多，不仅学术交流、感情交流泛泛而行，而且每一个人都搞得筋疲力尽。因此，要浓缩目标，使计划易于制订和有效实施。若计划书中有两个以上的目标时，则一定要列出各目标优先顺序或重要程度，以集中资源、保证重要目标的实现。

三、预测未来环境

计划是面向未来的，其执行要在未来环境中进行。计划实施时的环境状态是计划的前提，全面确切地掌握计划实施时的环境是计划成功实现的保证。为了使制定的计划能顺利实施，就需要对未来可能影响计划的内外部环境进行预测，否则，计划很难得到有效的实现。在这一步骤中，需要明确的是：计划将在什么样的环境中执行？哪些环境对计划的执行是有利的？哪些是不利的？例如，在我们制订外出旅游计划时，就要注意收集有关目的地的气候、当地的食宿情况等信息，并进行预测，只有将这些情况查清，才能够合理规划出行时的穿着、应携带的物品，可以选择的酒店、可能的行程、路线等。

对于大学生来说，在进行专业选择和职业生涯规划的时候，就可以研究当前就业市场的情况、分析未来行业的发展趋势、了解未来就业市场的政策和法规变化、收集和分析招聘信息和人才需求数据及与行业专家和招聘人员交流。通过这些活动，学生可以更好地了解、预测未来就业市场的趋势和需求，从而更好地规划自己的职业发展。

当然，未来的环境错综复杂，我们不可能也没有必要对未来环境的每个细节都做出预测，只需要对那些起关键作用的环境因素做出科学的预测即可。

四、拟定计划方案

计划目标能否顺利实现，取决于计划方案的优劣。一般而言，实现目标的途径是多种多样的，可行方案并非一个，拟定计划时应该有多个可供选择的合理方案。拟定计划方案需要广泛搜集信息，做到集思广益、大胆创新。

一般而言，可供选择的计划方案数量越多，最终确定的计划就越合理，效率越高。但是，常见的问题不是找不出可行方案，而是一系列方案太多，最佳的做法就是运用科学的方法限制或减少可供选择方案的数量，把主要精力集中用在分析少数最可行的方案上。例如，如果针对某一症状疾病的治疗，就可以列举出多套治疗方案供选择。同样，当立下了一个提高英语课程成绩的目标时，也可以有不同的计划安排。

五、评价方案

确定了备选方案之后，就要根据计划的目标和未来环境的预测，对各种备选方案的优劣势进行全面、深入的分析和评价。要从计划方案的客观性、合理性、可操作性、有效性、经济性、协调性等多方面来衡量。其中，客观性是指计划的各种安排是否符合客观规律；合理性是指计划的各种措施、手段是否得当；可操作性是指计划的实施步骤、措施是否具体明确；有效性是指计划的实施效果是否明显，采取的措施是否有效；协调性是指计划的各个组成部分是否形成一个合理严密的系统。

此外，在评价方案时，还需要注意发现每一个方案的制约因素或隐患，权衡各种因素对计划管理的影响，要特别注意发现阻碍目标实现的关键因素。由于我们经常面对很多不确定的因素，对可供选择的方案作出客观、公正的评价是相对不容易的。

清代名医王清任少年时期开始习武，读兵书，习兵法。青年时曾考取武秀才，还曾当上了朝廷里的下级军官。但由于他性情磊落、为人耿直，在任职期间目睹了太多官场的腐败现象，感到无法施展自己的才干，也无法实现自己的人生价值。遂产生了"不为良相、便为良医"的想法，选择改行从医。从医期间，他曾游历于滦州、奉天等地，后至北京行医，并在北京开设药铺，名为"知一堂"，逐渐名噪京师，最终成为一代大家。在王清任弃武从医的故事里，习武报国的方案显然已经不具备切实可行性，从医成为更优的方案选择。因此，在选择计划方案时，需要考虑方案的目标是否符合自己的需求，同时还要考虑实现该目标的方法是否切实可行。

六、做出决策

根据方案评价的结果要及时选出最优的方案，这是做出决策的实质性一步。当然，为了对环境变化的不确定性做出一定的防范准备，保持计划的稳定性，同时使计划又具有灵活性，在确定执行方案后，还需要对其他备选方案按综合评价所得出的结果进行排序，并进行完善，以作为后备的执行方案，供环境和其他因素发生变化时使用。需要说明的是，应急措施可以是一个完整的应对最可能发生的最坏情况的计划，也可以只是简单地说明，一旦出现最坏情况该如何做。如当我们按天气晴朗制订郊游计划时，最后要明确一下，一旦天气不好有雨该如何，这时可以制订一个具体的应急计划，也可以就是简单的一句"风雨无阻"。

在拟订和评估可行方案后，要注意将所选择的计划用文字形式正式地表达出来。计划一旦在脑海里产生，没有变成白纸黑字之前，还不能称之为计划，充其量只是在你脑海中游荡的思绪而已。只要你把它们化为具体的文字，如用图表、思维导图、流程图等形式展示计划，你的梦想就会一步步地开始成形。每天记着看一遍你的行动计划，想想你预定达成的目标，再写下你下一步的行动，这样假以时日，你就会不断补充新的待办事项，调整下一步计划的内容，做些适当的改动。你的目标经过这些修正，会变得愈来愈清晰。

七、计划执行

计划是实现目标的重要手段，只有将计划转化为行动，才能逐步实现目标。如果计划做好了，但不及时执行，就可能导致计划落空，目标就无法得到顺利的实现。此外，计划做出来以后，及时执行可以避免拖延和懒惰。如果拖延时间过长，就可能导致计划的执行变得更为困难，甚至失去实现的机会。总之，计划执行是实现目标的重要步骤，它可以发挥确保计划落实、提高工作效率等的作用。在执行计划的过程中，需要认真对待每一个步骤和任务，确保计划得到有效实施，以实现既定目标和愿望。

妮妮是一个可爱的小姑娘，可是她有一个坏习惯，那就是她每做一件事时，总是爱让计划停留在口头上，而不是马上行动。

妮妮想买一个高档的文具盒，但这个文具盒需要15元，妮妮不想向父母要钱，而是想自己挣钱买。

妮妮想了各种挣钱的方案，但都因为自己太小而无法实现。在她最彷徨的时候，她发现了一个可行方案："村口卖水果的张先生正在收购草莓，而隔壁李太太家的农场里有很多长势很好的草莓，她允许所有人去摘！我可以去摘，再卖给张先生啊！"

于是妮妮兴冲冲地来到张先生面前，问道："张叔叔，我摘1斤草莓，你可以给我多少钱啊？"

"2.5元。"张叔叔笑着答道。

妮妮开心极了。于是她迅速地跑回家，拿了一个篮子，准备马上就去摘草莓。

这时，她不由自主地想到，要先算一下，采5斤草莓可以挣多少钱比较好。于是她拿出一支笔和一块小木板，计算结果为12.5元。

"要是能采摘6斤草莓呢？"她计算着，"那我又能赚多少呢？"

"天啊！"她得出答案，"我可以得到15元呢！我能买到文具盒啦！"

妮妮接着算下去，要是采摘7斤、8斤、10斤，张叔叔会给她多少钱。她将时间花费在这些计算上，一会儿就到了中午吃饭的时候，她只得下午去采摘草莓了。

妮妮吃过午饭，急急忙忙地拿起篮子向牧场赶去。而许多男孩子在午饭前就到了那里，他们把好的草莓都摘光了。可怜的妮妮最后1斤草莓都没有摘到。

计划方案选择之后要及时行动，如果没有及时行动，很可能因为环境因素的改变，最终会像小妮妮一样一无所获，更别提目标的实现了。

八、计划评估

最后是对计划的执行情况进行评估。其目的是了解计划执行的效果，以及发现其中存在的问题和不足之处，从而进行调整和改进。计划评估可以通过以下几个方面进行。

首先，要评估目标完成的情况，包括评估计划中的目标是否按计划完成，完成的质量和效果如何，是否存在偏差或误差。其次，要评估计划执行的时间进度是否符合计划要求，是否存在拖延或提前完成的情况。此外，还要评估计划执行过程中资源的使用情况，包括人力、物力、财力等，以便发现是否存在浪费或不合理使用的问题。另外，对于计划执行过程中的难度和挑战也要进行评估，包括遇到的问题、困难和障碍等，以及如何克服这些问题和障碍。通过评估可以了解计划执行的效果和影响，有助于如何进一步改进和优化计划。

例如，一个学生在一个学期初制订了学习计划，目标是期末考试取得好成绩。为了实现这个目标，学生制订了详细的学习计划，包括每天的学习时间表、科目分配、复习方法等。在执行计划的过程中，就可以通过一系列的评估方式来发现问题，及时修正自己的学习计划。比如没有考虑到自己的作息时间和精力分配，导致每日的计划任务都不能完成；比如某一学科学习方法不适宜，导致学习没有效率，等等；出现了这些问题就需要及时调整。总之通过评估，学生可以及时发现学习计划中的问题，进行完善和改进。如果学生没有进行评估，就难以发现计划中的问题，无法及时采取措施，导致学习效果不佳。在这里计划评估就是确保学习计划执行效果的重要环节，对于学生的学业发展具有重要意义。

第三节　自我计划管理的原理和方法

一、自我计划管理的原理

（一）限定因素原理

所谓限定因素，也称关键因素，是指妨碍组织目标实现的因素，也就是说，在其他因素不变的情况下，仅仅改变这些因素，就可以影响组织目标的实现程度。在计划工作中，越是能够了解和找到对达到所要求目标起限制性和决定性作用的因素，就越是能准确地、客观地选择可行方案。

限定因素原理在自我计划管理中具有重要作用。每个人在实现自己的目标时，都会受到一些限定因素的影响，如时间、精力、资源、环境等。这些因素会影响个人计划的实施效果和实现程度。根据限定因素原理，一个人可以找出自己目标实现中的主要限制因素，并采取相应的措施加以解决。例如，一个学生要在规定时间内完成一项作业，他可能会发现自己的时间管理不好，导致无法在规定时间内完成作业。这时，他可以采取一些措施，如制定合理的计划、分配时间、提高效率等，解决时间管理的问题，从而顺利地完成作业。

（二）许诺原理

任何一项计划都是对完成各项工作所做出的许诺，因而许诺越大，实现许诺的时间越长，实现许诺的可能性就越小。这一原理涉及计划期限的问题，即通过一系列的行动，尽可能准确地衡量出使投入转化为计划目标所必需的时间。在计划工作中，选择合理的计划期限十分重要，要注意长期计划和短期计划之间进行协调和衔接。可以将长期计划分解为短期计划，逐期实现短期计划，最终实现长期计划，这样有利于确保计划工作的质量，使长期计划目标不至于落空。

例如在英语学习中如果要记忆一定数量的单词，则可以制订一个记忆计划，将对这组单词的记忆分解为多个短期计划，如每天记忆一定数量的单词，并在每个短期计划期内进行复习和测试。如果学生制订的计划期过长，可能会导致记忆效果不佳，因为计划期越长，学生可能会忘记之前记忆的单词，需要重新复习，导致学习效率低下。相反，如果学生制订的计划期过短，可能会导致记忆过于紧张和压力大，不利于长期记忆的发展。因此，在制订记忆计划时，学生需要考虑到许诺原理，选择合理的计划期，既能够确保记忆的实现，又能够为记忆制订长期方向和目标。同时，在执行记忆计划的过程中，也需要不断地进行复习和测试，以确保记忆的准确性和长期保持。

（三）灵活性原理

在计划的实施过程中，会出现难以精确预测的突发事件，因此计划工作应该遵循灵活性的原理。灵活性原理是指在计划工作中尽可能多地预见计划在实施中可能出现的问题，制订出具体的应对措施，如发现预料中的问题，能够及时解决，确保计划顺利实施。灵活性原理强调在制订计划时，应该考虑到可能的变化和风险，并留出一定的时间和资源来应对这些变化和情况。

另外，计划工作中充分考虑灵活性能够减少突发事件导致的损失，但也会增加计划工作的成本。所以，在计划工作中应留有余地，当出现意外情况时，能够及时调整，不必付出太大的代价。计划工作的灵活性原理有三个条件限制：一是未来会有难以预料的不确定因素，因此我们不能总是以推迟决策的时间来确保计划的灵活性；二是确保计划的灵活性必然以增加成本为前提，而过多的增加成本必然导致计划缺乏灵活性；三是现有的客观条件和情况会影响甚至完全遏制计划的灵活性。

总之，计划必须具有灵活性，即当出现意外情况时，有能力改变方向而不必花太大的代价。计划中体现的灵活性越大，由于未来意外事件引起损失的危险性就越小。灵活性原理是计划工作中的重要原理，它可以帮助计划制订者更好地应对变化和不可预见的情况，提高计划的适应性和执行效率。

（四）改变航道原理

改变航道原理，又称导向变化原理。强调计划的总目标不变，但实现目标的途径可以因情况而随时变化。由于在执行计划的过程中，可能会出现许多不可预见的情况和变化，如果仍然坚持原来的计划，可能会导致任务的失败或者目标无法实现。因此，需要定期检查计划执行情况，及时发现和纠正问题，根据实际情况调整计划，以保证目标的顺利实现。这个原理与灵活性原理不同，灵活性原理是使计划本身具有适应性，而改变航道原理是使计划执行过程具有应变能力，为此，计划工作者就应经常地检查计划、重新制订计划，以此达到预期的目标。

马云是阿里巴巴集团的主要创始人之一。最初他是一名英语教师，但在中国互联网刚刚起步的时期，他看到了电子商务的巨大潜力，开始探索如何将互联网与商业相结合，于是开始创业。在创业的过程中，他遇到了很多困难和挑战，但他不断调整和改进他的计划。他开始与一些小型企业合作，提供在线交易平台，并逐步扩展到各个领域。最终，他的公司成了中国最大的电子商务公司，也是全球最大的电子商务公司之一。这个例子说明了改变航道原理的应用，马云最初的创业想法可能存在一些问题，需要不断调整和改进，最终找到了适合中国市场的电子商务模式，并实现了他的创业梦想。

二、自我计划管理的方法

（一）编制计划的方法

1. 滚动计划法　是一种将短期计划、中期计划和长期计划有机地结合起来，根据近期计划的执行情况和环境的变化情况，定期修订未来计划并逐期向前推移的方法。由于在计划工作中很难准确地预测未来发展中各种影响因素的变化，而且计划期越长，这种不确定性就越大，因此，若硬性地按几年前制订的计划执行，可能会导致重大的损失。滚动计划法则可避免这种不确定性可能带来的不良后果。

滚动计划法的具体做法是：在制订计划时，同时制订未来若干期的计划，但计划内容采用近细远粗的办法，即近期计划尽可能地详尽，远期计划的内容则较粗；在计划期的第一阶段结束时，根据该阶段计划执行情况和内外部环境变化情况，对原计划进行修订，并将整个计划向前滚动一个阶段，以后根据同样的原则逐期滚动。

滚动计划法适用于任何类型的计划。其优点是：

第一，使计划更加切合实际，由于滚动计划相对缩短了计划的时间跨度，加大了对未来估计的准确性，从而提高了近期计划的质量。

第二，使长期计划、中期计划和短期计划相互衔接，保证能根据环境的变化及时地进行调节，并使各期计划基本保持一致。

第三，大大增强了计划的弹性，使计划成为一个动态过程，避免了计划的凝固化，提高了计划的适应性和对实际工作的指导性，从而提高了计划的应变能力。

滚动计划法的缺点主要是由于要同时编制若干期计划，且每一期结束都要对计划进行修正，因而计划编制工作量较大，耗时较长，较为复杂。

2. 甘特图（Gantt chart）法　是在20世纪初由亨利·甘特开发的，又叫横道图、条状图（Bar chart）。它是以图示的方式，通过活动列表和时间刻度形象地表示出任何特定项目的活动顺序与持续时间。它的横轴表示时间，纵轴表示要执行的任务，线条表示在整个周期上各项任务计划的开始时间和结束时间。甘特图直观地显示了任务划分和进度安排。甘特图做好后，计划的执行过程就有了参照物，可以较为明晰地看出当前哪些任务已经完成，哪些任务还未开始，以及哪些任务需要更长的时间来完成。这可以帮助我们了解项目的整体进度，并在必要时做出调整。

绘制甘特图时首先要明确工作牵涉到的各项活动和任务。内容包括各项任务名称（包括顺序）、开始时间、持续时间，任务类型和依赖于哪一项任务。然后创建甘特图草图，将所有的项目按照开始时间、持续时间标注到甘特图上，确定项目活动依赖关系及时序进度。使用草图，并且按照项目的类型将项目联系起来，完成图的修改和确定。简单的甘特图绘制可以利用各种画图工具等，但是 Excel 和 Visio 两款软件是常用的甘特图绘制软件。Excel 并未提供甘特图类型，但是可以绘制甘特图，方法就是通过对堆积条形图类型进行自定义，使之显示任务、任务工期和层次结构。Visio 项目日程类别中设置了甘特图的绘制模板，点击此模板，在弹出的对话框中通过设置任务数目、时间单位、持续时间和时间刻度范围等可以自动生成甘特图，在生成的甘特图中再对各项任务进行具体的命名即可完成。除此之外，Microsoft Office Project 等软件也都可以方便地绘制出所需的甘特图。

甘特图的优点主要是以图形的方式展示项目进度，易于理解和使用，可以帮助使用者更好地管理时间，以确保项目按时完成。主要的缺点是甘特图适用于简单和中等复杂度的项目，但对于非常复杂的项目，它可能无法提供足够的细节。

（二）执行计划的方法

1. PDCA 循环　又叫戴明环，是美国质量管理专家威廉·戴明博士提出的，目前已经成为当今管理实践中广为应用的科学程序。PDCA 分别代表计划（plan）、实施（do）、检查（check）和改进（action）四个基本阶段。

P（计划）是指根据顾客的要求和组织的方针，为提供结果建立必要的目标和行动计划。D（实施）是指实施行动计划，具体运作和实现计划中的内容。C（检查）是指根据方针、目标和产品要求，总结执行计划的结果，分清哪些对了、哪些错了，明确效果，找出问题，对过程和产品进行监视和测量，并报告结果。A（改进）则指新作业程序的实施及标准化，以防止原来的问题再次发生，或者设定新一轮的改进目标。对总结检查的结果进行处理，成功的经验加以肯定，并予以标准化，或制定作业指导书，便于以后工作时遵循；对于失败的教训也要总结，以免重现。对于没有解决的问题，应交给下一个 PDCA 循环去解决。

PDCA 循环的特点表现在以下几个方面：首先，大环套小环。PDCA 循环构成了一个大环套小环、一环扣一环、互相制约、互为补充的有机整体。在 PDCA 循环中，一般来说，上一级循环是下一级循环的依据，下一级循环是上一级循环的落实和具体化。其次，上升式循环。每个 PDCA 循环，都不是在原地周而复始地运转，而是像爬楼梯那样，每一循环都有新的目标和内容，这意味着经过一次循环，解决了一批问题，质量水平有了新的提高。再次，综合性循环。四个阶段是相对的，它们之间不是截然分开的。最后，推动 PDCA 循环的关键是 A（改进）阶段。

2. PDCA 循环的实施步骤 一般可以分为以下 8 个步骤：

第一步，分析现状，找出存在的问题。具体包括确认问题所在，收集和组织数据，设定目标和测量方法。

第二步，分析产生问题的各种原因或影响因素。例如，通过有效的方法，寻找可能的影响因素，并进行规范的验证。

第三步，找出问题所在。这个过程，需要比较并选择主要的、直接的影响因素。

第四步，针对问题的主要因素制订措施，提出行动计划。这个过程则需要先寻找可能的解决方法，然后进行测试并选择，最后提出行动计划和相应的资源。

第五步，实施行动计划。也就是按照既定计划执行措施，协调和跟进，并且注意收集数据。

第六步，评估结果。在分析数据的基础上，评判结果同目标是否相符，每项措施的有效性如何，哪里还存在差距，可以从中学到什么等问题，从而确认措施的标准化和新的操作标准。

第七步，标准化和进一步推广。既要采取措施以保证长期的有效性，同时注意将新规则文件化，设定程序和衡量方法，进而能够分享成果，交流好的经验，也要总结可以重复运用的解决方法。

第八步，提出这一循环尚未解决的问题，把它们转到下一个 PDCA 循环。

以下是个人运用 PDCA 循环提高运动锻炼效果的案例。

现状分析：他需要分析自己的身体状况和运动能力，了解目前的跑步速度和耐力，以及需要改进的方面。

原因分析：他需要分析影响跑步速度和耐力的因素，例如跑步时间、强度、频率、饮食、休息等。

数据收集：他可以佩戴运动手环或手表来记录跑步数据，并记录每天的进展。

目标设定：他希望在三个月内提高跑步速度和耐力，每天坚持跑步 30 分钟。

实施和监测：他需要按照改进措施执行，并定期监测进展情况，例如每周测量一次跑步速度和耐力，并与之前的记录进行对比。

效果评估：根据监测结果，他需要评估改进措施的效果，例如是否提高了跑步速度和耐力，是否需要调整改进措施。

总结和改进：根据效果评估，他需要总结经验，例如继续坚持原有的锻炼计划，增加跑步时间，调整饮食等。

改进措施制定：根据原因分析，他可以制订相应的改进措施，例如逐渐增加跑步强度、定期休息和恢复等。

通过运用 PDCA 循环，此人可以不断调整锻炼计划，提高跑步速度和耐力，从而实现自己的目标。

【实践活动】

活动主题：困境求生

1. 活动目的　培养学生预测环境、拟定方案、评价方案及选择方案的计划管理能力。

2. 活动过程

（1）教师进行情景描述　在炎热的八月，你乘坐的小型飞机在撒哈拉沙漠失事，机身被严重摧毁，将会着火焚烧。飞机燃烧前，你们只有 15 分钟时间，从飞机中抢救物品。飞机失事时，飞机的位置不能确定，只知道最近的城镇是附近七十公里的煤矿小城。沙漠日间温度是 40℃，夜间温度骤降至 15℃。

假设飞机上生还人数与你的小组人数相同。你们装束轻便，只穿着短袖 T 恤、牛仔裤、运动裤和运动鞋，每人都有一条手帕，并且机上所有物品都性能良好。全组人都希望一起共同进退。

在考虑沙漠的情况后，你们把全部组员顺利逃生作为目标，现在有 15 项物品，在飞机失事中，你们只能挑选五项。

（2）教师公布物品清单　①1 支闪光信号灯（内置四块电池）。②1 把军刀。③1 张该沙漠区的飞行地图。④7 件大号的塑料雨衣。⑤1 个指南针。⑥1 个小型量器箱（内有温度计、气压计、雨量计等）。⑦1 把 0.45 英寸口径手枪（已有子弹）。⑧3 个降落伞（有红白相间图案）。⑨1 瓶维生素丸（100 粒装）。⑩40L 饮用水。⑪化妆镜。⑫7 副太阳眼镜。⑬2kg 伏特加酒。⑭7 件厚衣服。⑮1 本《沙漠动物》百科全书。

（3）教师进行分组并公布讨论问题　你们小组会选择哪五种物品组成的方案？把这五种物品按重要性进行排序，并解释原因。

（4）分组汇报本组讨论结果

（5）再次分组讨论与汇报　与其他小组进行对比，看他们评价方案的依据是什么？与你们有什么不同？对你们小组有什么启示？

3. 活动总结　通过本活动使学生在计划管理方面得到实战训练，同时要求各小组能相互借鉴，共同提升拟定方案及评价方案的能力。

4. 活动评价　根据小组的讨论情况及讨论结果的汇报进行成绩的评定。

【思考题】

1. 自我计划管理的主要作用有哪些？
2. 自我计划管理的过程主要有哪些步骤？
3. PDCA 循环的主要原理是什么？

第五章　自我学习管理　▷▷▷▷

【学习目标】

巩固　本章主要知识点：自我学习管理的内涵和重要性；自我学习管理的基本流程；自我学习管理的方法等。

培养　自我学习计划的制订能力和良好的学习习惯。

扩展　学生前瞻性的思维，规划学习、未来工作生涯、人生发展的综合能力。

【案例导入】

皇甫谧与《针灸甲乙经》

我国现存最早的一部针灸学专著《针灸甲乙经》的作者是晋代著名医家皇甫谧，不过谁会想到这位名医早年曾是一位终日游荡的浪子呢？皇甫谧的家族原是东汉的望族，至其祖、父两代，家境日渐衰落。皇甫谧年幼父母双亡，从小就寄养在叔父家。他从小懒散，不愿劳动，又不肯读书，特别贪玩，整天和一些游手好闲的"大头孩子"鬼混，养成好逸恶劳的公子哥儿习惯，直到20岁还无所事事，他的叔叔和婶母深为他的前程担忧，周围邻居们也对他议论纷纷。尽管皇甫谧不争气，但他的婶母任氏仍待他很好，他对婶母也很孝敬。婶母觉得侄子越长越大，这样下去，很难成器，决心找机会狠狠地刺激他一下。有一次，皇甫谧到瓜市上去玩，有个卖瓜的人给了他一个甜瓜。皇甫谧正要拿起瓜往嘴里送，忽然想起婶母批评自己不知学习，不懂事，拿瓜的手垂了下来。他想，今天我把瓜送给婶母吃，孝敬孝敬她，她准会说我懂事了。回到家里，他把瓜送给婶母任氏。谁知婶母仍不高兴地说："你以为拿点瓜果回来就算是孝敬吗？《孝经》上说：'三牲之养，犹为不孝。'每天早晚都能给长辈送上牛肉、羊肉、猪肉，也不算孝。你都二十几岁了，还是不务正业，我怎么能感到安慰呢？现在你送什么给我吃，我也不高兴！"说罢，她长长地叹了一口气。婶母见他不说话，接着一边叹气，一边流着泪开导他说："先前孟子的母亲为了孟子学好，三次搬家；曾子用杀猪的办法教子；现在你这样不成器，究竟是何原因？我虽比不上他们，但我已费尽苦心。你什么时候才能知道用功学习呢？其实，学问、道德，学了都是你自己的东西，同我有什么相干！我养你长大，不过是白辛苦罢了！"说着，婶母伤心地哭了起来，也不理皇甫谧，回房织布去了。皇甫谧听着织布机的声音，一下一下好像打在自己的心上，一时愧悔交加。

精诚所至，金石为开。婶母的耐心教育，感动了皇甫谧。他当即向婶母表示，以后再不贪玩，抓紧时间学习，做个有用的人。第二天，他便拜了附近的学者席坦为师，经常向他讨教做人的道理。在席坦老师的指教引导下，皇甫谧努力学习，日渐长进，人也变得勤快。这样日复一日，年复一年，他的学业大有长进。品德也为乡人所敬仰。浪子回头，众人刮目相看，都说皇甫谧是个有志向的人。由于过度劳累，皇甫谧得了风痹疾，行动不便，给他的学习带来困难。可是，他还以坚忍不拔的毅力，孜孜不倦地学习。皇甫谧多次拒绝了魏元帝曹奂和晋武帝司马炎请他做官的诏书，坚持一心著书立说。皇甫谧一生著书较多，除医书外，还撰写了《帝王世纪》《高士传》《玄晏春秋》等。这个20岁以后发奋读书的人，成了有名的学者。当时，很有名气的诗人左思写了《三都赋》，特地去向皇甫谧请教，皇甫谧大加赞赏，并为他作序，人们争相传抄，一时大街上的纸紧张起来，商人趁机提价。"洛阳纸贵"这个成语便出于此。

皇甫谧的风痹疾，经庸医治疗，病情反而加重，一度意志消沉。在婶母的劝说下，他重新振作起来，自己找医书看。终于看到针灸可以治痿痹症的记载，他仔细研究了《黄帝内经》（包括《素问》《灵枢》）、《明堂孔穴针灸治要》等有关医学书籍，并在自己身上反复实践，最后皇甫谧不但医治好了自己的病，还写成一部《针灸甲乙经》。

《针灸甲乙经》在总结、吸收《黄帝内经》《明堂孔穴针灸治要》等许多古典医学著作精华的基础上，对针灸穴位进行了科学的归类整理，在医学领域矗起丰碑。该书共收录穴名349个，比《黄帝内经》多出了189个。明确了穴位的归经和部位，统一了穴位名称，区分了正名与别名。介绍了内科、外科、妇科、儿科、五官科等上百种病症及针灸治疗经验，并对五脏与五官的关系、脏腑与体表器官的关系、津液运行、病有标本、虚实补泻、天人相应、脏腑阴阳配合、望色察病、精神状态和音乐对内脏器官的影响等问题都作了探讨和理论上的阐述，奠定了针灸学科理论基础，对针灸学乃至整个医学事业的发展作出了不可磨灭的贡献。现在的针灸医学不但在国内得到飞速发展，并且已经风靡世界，世界卫生组织已经正式批准，把针灸列为治疗专项，受到人们的广泛欢迎。

（资料来源：杨生杰：晋代针灸学家皇甫谧，http://www.lingtai.gov.cn/zjlt/whly/lsmr/art/2022/art_7fe9b06409ab4aaf901925289fb2f289.html）

【思考题】

1. 学习对皇甫谧有哪些影响？
2. 皇甫谧的学习经历对你有什么启示？
3. 自我学习管理的重要性是什么？

第一节　自我学习管理的重要性

步入大学校园，莘莘学子感受到了有别于高中阶段的美好的大学风景，在享受"梅花香自苦寒来"的欣喜之时，也迈进了人生重要的过渡阶段——大学。大学是校园生活与社会生活的过渡时期，是学生时代到成人社会的衔接期，是未来人生重要的起点。经过四年大学生涯的历练，有的同学成为实现了自己目标的社会栋梁，有的却荒废了四年时间毫无所知。拥有优秀的智力，身处同样的环境，接受同样的教育，怎么会有如此大的差距呢？究其根源在于不同的学习管理。

一、自我学习管理的内涵

（一）自我学习管理的定义

学习是一种既古老又永恒的现象。在当今公众的头脑中，谈到学习，首先想到的就是在教室里上课，或是看书、识字、学文化。事实上，学习是人类生存发展的基本手段。从某种意义上来说，一部人类发展史，就是一部人类学习史。只有通过学习，人才能成为全面发展的人。不学习是人愚昧、落后之源，而学习则是人聪明、睿智之本。

《现代汉语词典》将"学习"定义为：通过阅读、观察、听讲、研究、实践获得知识或技能的活动。"学习"的定义有不同的层次，广义的"学习"，是指知识和技能的获得与形成，以及智力因素和非智力因素（主要通过思想道德素质、人文素养、智力水平、心理素质和身体素质表现出来）的发展与培养；狭义的"学习"，专指知识和技能的获得。在大学所指的"学习"比较倾向于广义的"学习"。

大学生在兼顾课堂学习任务的同时，还要学习培养各种能力，如学习与计划能力、写作与表达能力、动手能力、人际交往能力、社会实践能力、团队协作能力、组织协调能力。这些能力的获得要求大学生学会学习管理，即有计划地安排好大学的学习生活。那么，什么是自我学习管理呢？

一般意义上来说，自我学习管理就是在现有的知识储备量的基础上，使用有效的方法，开发自己的学习潜质，发现自身的特长所在，使自己在学习中选择机会。其实质就是让自己有架构自己知识结构的能力。针对大学生而言，自我学习管理强调的是自主安排学习的过程，它是指大学生自主地对与其事业（职业）目标相关的学习所进行的安排、筹划并付诸行动以实现学习目标（提升综合素质适应社会需求）的过程。具体来讲，是指大学生通过对自身特点（性格特点、能力特点）和未来社会需要的深入分析和正确认识，确定自己的事业（职业）目标，进而确定学习目标，然后结合自己的实际情况（经济条件、工作生活现状、家庭情况等）制订学习计划，在实施学习计划的过程中进行自我约束、自我管理与调控，以完成自己的学习目标。换言之，大学生通过解决学什么、怎么学、什么时候学等问题，以确保自身顺利完成学业，为成功实现就业或开辟事业打好基础。

（二）自我学习管理的内容

随着新时代的到来，社会发展不再仅仅需要掌握单一技能的高精尖人才，而是更需要综合素质高、知识面宽、基础雄厚、具有人格魅力的高精尖复合型人才，以应对社会的挑战。这种趋势在社会职业变迁中的体现比较显著，专业对口的岗位越来越少，职业变动的可能性越来越大，行业特征也不像过去那么鲜明，岗位所需的知识和技能更新周期加速，复合程度提高。这些特征将使用人单位对大学生的综合素质和人格魅力的要求空前提高。因此，学生要顺应时代变化制订自己的学习计划，通过自主的学习管理来提高自己的综合素质，从而实现自己的价值。那么，大学"学"什么，学习管理"管"什么？

我们说大学之所以被称为"大"学，是因为其博大精深，宽厚包容。在大学里面，除了学习知识、掌握技术技能、积累实践经验外，更重要的是，要学会做人、学会做事、学会处世为人等来提升自己的综合素质，以适应社会变革的需要。相应地，学习管理就是要求学生在明确学习内容的过程中，自觉地约束自己，寻求学习突破来提升自己的综合素质，以便更好地适应社会需求，实现自己的人生价值。因此，学习管理与学习目标（提升综合素质）息息相关，主要是通过对大学生思想道德素质、人文素养、智力水平、心理素质和身体素质几个方面的管理来提升学生的综合素质。

1. 思想道德素质　有德之士，如夏日之荫、冬日之炉，不求亲人而人自亲之。思想道德素质主要包括政治观、世界观、人生观、价值观、道德观等内容。其中，诚信是大学生思想道德素质的根本。

（1）政治观　在社会主义社会，思想政治素质最根本的核心就是爱国主义、集体主义和社会主义思想。对祖国的热爱会变成大学生渴望祖国繁荣昌盛的一种动机，继而产生巨大的热情，为追求真理而不辞辛劳地攀登，从而形成无畏的创业精神。集体主义使大学生将自己的成才目标与社会发展、时代需要紧密相连，继而形成一种促进自己不断创新和实践的动力。学习管理要求学生在学习过程中要树立正确的政治观，在大是大非面前保持清醒的头脑。

（2）世界观　是指人对整个世界的根本看法。它建立于一个人对自然、人生的社会和精神的、科学的、系统的、丰富的认识基础上。由于人们社会地位不同，观察问题的角度不同，因此会形成不同的世界观。学习管理要求大学生在学习中自觉树立马克思主义的世界观，即辩证唯物主义世界观。

（3）人生观　是指关于人生目的、态度、价值和理想的根本态度和看法，包括对人生价值、人生目的和人生意义的基本看法和态度。它是世界观的重要组成部分。人生观主要回答人为什么活着，人生的意义、价值、目的、理想、信念、追求等问题。人生观的基本内容包括幸福观、苦乐观、荣辱观、生死观、友谊观、审美观、公私观、恋爱观等。学习管理要求大学生在学习中自觉树立正确的人生观，把自己锻炼成一个高尚的人、纯粹的人、脱离低级趣味的人，一个有益于他人的人。

（4）价值观　是指一个人对周围的客观事物（包括人、事、物）的意义、重要性的总评价和总看法。价值观取决于人生观和世界观。一个人的价值观是从出生开始，在家庭和社会影响下逐渐形成的。价值观不仅影响个人行为，还影响着群体的行为和整个组织的行为。当代大学生在学习中应该自觉培养理性价值观和社会性价值观，即以知识和真理、群体和他人为中心的价值观。

（5）道德观　是以意识形态为基础的人们，在共同生活中形成的行为准则和规范。道德增值，则人人自爱，社会和睦；道德贬值，则良知泯灭，必生祸乱。当代大学生要成为"有理想、有道德、有文化、有纪律"的社会主义新人。"四有"是精神文明建设的总体要求，而"有理想、有道德"又规定了它的性质和方向。当代大学生在学习中要自觉树立崇高的思想道德，因为无德不能怀远，无德便不能真正具有良好的文化修养，无德便不可能有高度的纪律观念。

（6）诚信 面对诱惑，不怦然心动，不为其所惑，虽平淡如云，质朴如流水，却能让人领略到一种山高海深，这是一种闪光的品格——诚信。近年来，受各种环境因素的影响，部分学生潜意识中的诚信意识变得匮乏，曾被视为一方净土的大学校园也出现了诚信缺失的现象。因此，学习管理要求学生在学习过程中树立正确的世界观、人生观、价值观，做社会主义核心价值观、荣辱观的践行者，从我做起，从身边做起，从小事做起，诚实做人，诚信做事，以身作则，遵纪守法，修身养性，陶冶情操，不断学习与思考，使高尚成为一种修为，一种习惯。"当日知其所亡，以就懿德"。

2. 人文素养 洛克曾说："在缺乏教养的人身上，勇敢就会成为粗暴，学识就会成为迂腐，机智就会成为逗趣，质朴就会成为粗鲁，温厚就会成为谄媚。"人文素养是指一个人称其为人和发展为人才的内在素质和修养。发展人文素养的核心就是"学会做人"——做一个有良知的人，一个有智慧的人，一个有修养的人。它是一种内在文化美德的自然体现，自然是不需要他人来提醒的。因此，现代化生产要求学生不仅要学好专业知识、技能，而且还要懂得学习和吸收人类社会的优秀文化成果，加强人格修养、理想信念、价值观念及文明礼仪等方面的综合素质。大学生通过学习应具有正确鉴别社会事物的知识结构能力，良好的文明行为习惯，团结合作意识，对环境变化的适应性和社会生活的协调能力，提高审美鉴赏的语言文字、人际交往的能力，并能正确处理人与自然、人与社会、人与人之间的关系，以及人生的理性情感、意志等方面问题的能力。这些都是大学生适应现代化生活所必需的基本素质和能力，大学生在学习的过程中应有意识地通过规划管理自己的学习来获得这些能力。一个国家没有现代化科学就会落后，就要挨打；而一个国家没有人文文化，精神就会迷失，民族就会异化；一个人没有人文精神，他就是一个残缺、不完整的人。作为 21 世纪的大学生，既要有科学素养，又应有人文精神；既要有专业知识，又应有健全人格。大学生应高度重视人文素养的培养，将人文素养的培养纳入自己学习的计划中，在学习管理过程中将自己放入人文环境中去陶冶情操，接受人文教育，提升人文素养。

3. 智力水平 庄元臣曾说："圣人之智如日，贤人之智如月，士人之智如烛……如日者，无所不照，无所不彻也；如月者，无所不照，有所不彻也；如烛者，思至则见，不思不见也。"智力是人们在认识客观事物的过程中所形成的认识方面的稳定的心理特点的综合，它包括观察力、注意力、记忆力、想象力和思维能力，其中思维能力是智力的核心。人们普遍认识到智力是一个人的学业，事业成功的基本前提。智力开发、思维水平提高在现代人才培养中处于核心地位。随着现代社会知识化、信息化速度日益加快，使得整个社会出现了"知识崇拜""人才崇拜"的潮流。然而智力不是先天的，而是靠我们后天的努力完成的，这就需要我们善于思考，善于学习，善于总结，时刻锻炼自我。肯为自己的目标付出艰辛的劳动，并配合正确的方法，才会更易取得成功。要防止那种死记硬背，不求甚解的做派。大学生通过学习管理提高智力水平，就是要求其在学习中要多问几个"为什么",一个问题可以从几个不同的方面去思考,做到举一反三、融会贯通;要多总结,多归纳,做到知行合一;要循序渐进,持之以恒,伟大领袖毛泽东曾言:"贵有恒,何必三更眠五更起;最无益,只怕一日曝十日寒。"任何积极训练思维,提高智力水平的方法,都是要在长期坚持的基础上取得效果的。掌握方法,逐步积累,终会成功!

4. 心理素质 美国现代励志书籍作家拿破仑·希尔曾说:"成功产生在那些有成功意识的人身上。"心理素质包括人的认知能力,情绪和情感品质,意志品质,气质和性格等个性品质诸方面。心理是人的生理结构特别是大脑结构的特殊机能,是对客观现实的反映。在整体素质中,心理素质处于基础、核心地位,而且越来越成为人们身心健康、事业成败、生活幸福的决定因素,是一个人取得人生成功的关键。因此,良好的心理素质也是大学生学习管理的重要方面。挫折感,独立生活带来的无助感,人际障碍造成的孤独感,专业定向不适合的失意感,学习目标缺乏的空虚感,学习过程不适应的紧张感等,学习管理就是要求大学生找到自己的问题所在,调整心态主动适应大学学习生活。建立自信心,是适应大学生活的心理状态;同时,明确学习目标也可以使我们找到大学生活方向。因此,大学生可以在管理学习的过程中,运用已有的知识和能力,自觉确立学习目标,探寻学习方法,了解学习规律并合理规划自己的学习来提升自己的综合能力。

5. 身体素质 健康是人生的第一财富。身体素质,简称体质,是生命质量的基础。从体育锻炼的角度讲,具体包括力量、速度、耐力等。身体是革命的本钱,没好身体,当代大学生应将如何增强身体素质纳入学习管理中,选择合适的锻炼项目,注重体质的外修养,"早睡早起、不熬夜、不久坐、适当运动、控制情绪",树立"健康第一"和"终身体育"的思想观念,把合理膳食、体育锻炼作为自身发展的一部分。我国在"十三五"之后,更是提出"大健康"建设,把提高全民健康管理水平放在国家战略的高度,群众健康将从医疗转向预防为主,不断提高民众的自我健康管理意识,作为当代大学生亦需关注自己的健康,把身体健康当作终身事业,纳入自己学习管理的过程。

二、自我学习管理的重要性

自我学习管理的目的是促使大学生有效地学习,并通过自主自觉学习来获得知识和技能,以及提高智力和非智力水平。它对于大学生来说,重要性不言而喻。

(一)为自我职业发展奠定基础

通常情况下,人的职业生涯发展划分为职业准备与选择、职业生涯早期、职业生涯中期、职业生涯后期四个阶段。大学时期正处在职业准备与选择阶段,因此学习管理是做好职业生涯设计的前提和基础。从社会发展和用人单位对人才的要求来看,他们更钟情于综合素质高、专业能力强的复合型人才,也愈发强调员工的主动性与创造性才干,更加喜欢对事业发展有规划和有准备的人。从大学生就业调查情况来看,那些从入校开始就有明确发展目标,制订了周密的、科学的学习管理计划,并坚持不懈地实现学习目标的学生，在就业市场上往往成为用人单位争抢的对象。这部分学生也可以在这样的氛围中，有更多的选择机会，找到理想的工作，为整个职业生涯发展打下一个坚实的基础。相反，大学中也有这样一部分学生，在校期间，没有明确的学习目标，没有自主地进行学习管理，到头来，不仅得不到用人单位的青睐，有的甚至根本完不成学业，被大学校园无情淘汰。由此可见，从入校开始就明确学业发展方向，制订学习管理计划并为之奋斗，作为奠定大学生一生的良好发展基础，是何等的重要。

因此，在学生入学时，有必要建立起做好学习计划的概念，做好学习管理，为自己的职业发展开好头、起好步。这既是对自己的现在负责，也是对自己的将来负责，为自己将来能够真正承担起个人、家庭、社会的责任奠定第一步。

（二）有助于发觉自我，促成自我实现

一份有效的学习计划再加上恰当的学习管理，能够引导大学生认识自身的个性特质、现有的和潜在的资源优势，帮助他们重新认识自身的价值并使其持续增值；引导他们对自己的综合优势与劣势进行对比分析；引导他们树立明确的学业发展目标与未来职业理想；引导他们评估个人目标与现状的差距；引导他们学会如何运用科学有效的方法、采取切实可行的步骤来管理学习，不断增强自己的学业竞争力，实现自己的学习目标与理想。

一个人成功的职业生涯是以一份良好的学习管理计划为前提和基础的。因此，大学生应该是自己人生、事业、学习的规划者，更是学习的管理者和实践者，为自我设计蓝图，为实现自我价值做好准备、创造机会。当然，没有学习管理计划，大学生也可能毕业，但有了有效的学习管理计划，可更快走向成功，实现更大价值。

（三）激励自我，防止消极情绪

大学是迈进社会的过渡阶段，制订良好的学习管理计划可以为今后步入社会打下基础，同时，大学也是一个理想的学习、生活环境。

许多学生进入大学后，没有了升学的压力，有了更多属于自己的时间和空间。大学学习是能动性和开放性的结合，不像高中那么枯燥、封闭。大学的学习有更强的目的性，可以选择自己想学的去学，可以根据自身的学习情况学习，有针对性地学习专业知识。没有压力的学习固然令人身心愉快，但没有压力，就难产生动力。很多学生经过紧张繁忙的高中生活进入大学校园，学习有所懈怠，依旧对"60分万岁"持支持态度，无论从学习目标和学习态度来看，这都是消极的，也是制约学生发展的瓶颈。事实上，在当今科技知识高速发展、竞争异常激烈的社会中，大学生只有尽早地制订一个符合自己发展进步的学习管理计划，在知识和能力方面不断地提升自己，才有可能适应现代社会对青年人的要求。

（四）夯实专业知识，学会思考

美国教育家 B.F. 斯金纳说过："如果我们将学过的东西忘得一干二净，最后剩下来

的东西就是教育的本质了。"这些"剩下来的东西"就是靠自己的学习，通过思考的能力能够完成的。大学不是高中，更不是培训班，而是让学生能够独立思考，将来有能力适应不同职业的教育和成长平台。在大学学习期间，我们在夯实专业知识的基础上，最重要的还是要学会独立思考和看待问题的方法，进而能够独立解决。

所以，一份合理而有效的学习管理计划，能够在学习和思考的方向上起着重要的导航作用，促进大学生在学习的过程中学会思考，使其将来能够更好更快地适应社会。学习管理对于大学生是如此的重要，但我们要注意学习管理的过程不是固定的，同学们在制订学习管理方案时，需根据自己的实际情况选择符合自己个性的学习管理模式。值得一提的是，无论怎么选择，学习管理方案中需包含学习目标与实现目标的措施。

第二节　自我学习管理的流程

一般我们会把自我学习管理的流程划分为三个要素，分别是制定合理的学习目标及计划、积极实施学习计划、对学习效果进行反馈与评估。

一、制定合理的学习目标和计划

（一）制定学习目标的 SMART 原则

美国管理大师彼得·德鲁克（Peter F.Drucker）于 1954 年在其著作《管理的实践》中最先提出了"目标管理"的概念，并在这本书中提到目标设定 SMART 原则（注：在第三章自我目标管理中有详细介绍），对大学生学习目标的设定具有积极明确的导向作用。学习目标制定的 5 项基本原则：

1. 具体的（Specific）学习目标的设定要明确具体，不能笼统。

2. 可以衡量的（Measurable）学习目标应该是数量化或者行为化的，验证目标的数据或者信息是可以获得的。

3. 可以达到的（Attainable）学习目标在付出努力的情况下可以实现，避免设立过高或过低的目标。

4. 和其他目标是相关的（Relevant）学习目标是与生活或者职业的其他目标相关联的。

5. 有明确截止期限的（Time-based）注重完成学习目标的特定期限。

（二）制定学习计划的依据

《论语·述而》记载："德行：颜渊、闵子骞、冉伯牛、仲弓，言语：宰我、子贡，政事：冉有、季路，文学：子游、子夏。"众弟子有的长于"德行"，有的长于"言语"，有的长于"政事"，有的长于"文学"，这就是所谓的孔门四科。因此，北宋理学家程颐说："孔子教人，各因其材。"朱熹对此的注释是："圣贤施教、各因其材，小以小成、大以大成，无弃人也。"于是有了"因材施教"的说法。因材施教就是根据每个人的特点，从实际出发，有的放矢，采取不同的途径、措施和方法展开教育教学。

因此，在遵循学习计划制定原则的基础上，每位同学也要结合自身情况，有效地制定学习计划。其依据主要有以下 3 点：

首先，根据自己状态和时间限制，确定每天的学习时间。考虑到个人身体的状态和时间的限制，要有办法让计划尽可能地科学有效。比如，结合专业方向、短期目标和长期目标，将具体任务分解成一个个的小目标。

其次，发现自己的短板，增强自身优势，制订中长期学习计划。在平时的考试和活动过程中，发现自己的弱势学科或课程等，在计划中留出固定时间增强这部分内容，并为此制订中长期学习计划。

最后，从快速、准确、灵活性等方面，制定学习计划。在制定学习计划过程中，切勿拖沓，明确学习目标后，应快速、准确地制定学习计划，但计划应具有一定的灵活性，在大目标保持不变的前提下，小目标和具体实施方法可灵活调整。

（三）制定学习计划需要注意的事项

1. 计划要尽量全面　学习计划是指学习的具体安排。要想真正做好学习计划，在考虑计划的时候，一定要对自己的学习生活做出全面的安排。应包括社会工作时间、为集体服务时间、锻炼时间、睡眠时间及娱乐活动时间等。这样，在学习时间内才可能精力充沛地学习。

2. 安排好常规学习时间和自由学习时间　学习时间可以分为两部分：一是常规学习时间，主要用来完成当天老师布置的学习任务，消化当天所学的知识；二是自由学习时间，是指完成老师布置的学习任务后所剩下的时间。这部分时间一般可以用来补课或提高、深造。学习较差的同学，随着学习水平的提高，会经历常规学习时间逐渐减少、自由学习时间逐渐增加的过程。凡是体会到因为抓住了自由学习时间而给学习的全局带来好处的同学，都会努力去提高常规学习时间内的学习效率，以便增加自由学习时间，使学习的主动权越来越大。

3. 长计划和短安排　长计划和短安排是指在一个比较长的时间内，应有个大致计划。由于实际的学习生活往往无法预测，因此长计划不可能太具体，不可能把每天干什么都列出来。但是，在学习上计划要解决哪些问题，心中应当有数。应把一个在短期内无法完成的学习任务分到每周，每天去完成。这样，在每天学习时，就会明白今天的学习在学习全局中的地位。有了具体的短安排计划，长计划中的任务就可以逐步实现；有了长计划，就可以在完成具体学习任务时具有明确的学习目的。

4. 从实际出发制定计划　在制定计划的时候，不要脱离学习的实际情况。主要指以下几方面：自己的知识和能力，每个阶段的学习时间，学习上的缺欠和漏洞，老师教学的实际进度。从实际出发还有一点需要注意，不要平均使用力量，要抓住重点。

5. 计划要留有余地　计划终归不是现实，而只是一种可能性。要想把计划变成现实，还要经过一段很长的努力过程，在这个过程中自己的思想会发生变化，学习的各种条件也会发生变化，计划订得再实际，也难免出现估计不到的情况。所以，为了保证计划的实现，制定计划时就不要太满、太死、太紧，要留出机动时间。

6. 提高时间的利用率　早晨和晚上，或者说一天学习的开头和结尾部分的时间，可以安排着重看记忆类的科目，如外语等；如果心情比较愉快，注意力比较集中，时间又比较长，这时候可安排比较枯燥或自己不太喜欢的科目；零星的时间，注意力不容易集中的时间，可以安排做习题或学习自己最感兴趣的学科。除此以外，还要注意学习时间和体育活动要交替安排，文科和理科要交替安排，相近的学习内容不要集中在一起学习。这样安排，在同样多的时间内，由于安排了合适的内容，就会收到较好的效果。

7. 注重效果，不断调整　在计划执行到一个阶段之后，就应当检查一下效果如何，如效果不好，应找到原因，及时调整。主要检查以下内容：计划提出的学习任务是否已经完成，自己是否基本按计划实施，学习效果如何，没有完成计划的原因是什么，等等。通过检查，立即采取相应的措施，及时改变计划中的不合理部分。科学的、实际的个人学习计划，只要认真去执行，必将促进你的学习，培养你的意志，增强你的信心。

二、积极实施学习计划

（一）合理安排学习时间

进入大学，你会发现学习方式已由过去的接受老师传授知识为主的方式，转向以自学为主、接受老师传授知识为辅，这就决定了你会有大量的学习时间自由支配。但你的时间也会被学生会和社团的工作、活动占用，因此，正确合理地安排时间，劳逸结合，才能有更好的学习效率。

（二）按时落实学习任务，养成良好学习习惯

心理学巨匠威廉·詹姆斯说："播下一个行动，收获一种习惯；播下一种习惯，收获一种性格；播下一种性格，收获一种命运。"可见，行动养成习惯，习惯铸就性格，性格成就命运，也就是说，一个人的行为习惯长时间地影响着自己的性格甚至一生的命运。那么，在自我学习管理过程中，不仅需要计划，更重要的是执行，以及执行之下习惯的养成。在学习中，要保持精神集中，借助科学方法提高效率，按时完成所列各项学习任务，并能长期坚持，真正养成良好的学习习惯。

三、对学习效果进行评估与反馈

定期的学习效果评估与反馈是对自己当下的学习情况所进行的评价，并判断是否达到既定学习目标的过程。可以从以下 3 点来对学习效果展开评估与反馈。

（一）正确进行自我评估

自我评估和自主学习关系密切。其一，研究表明学习者自我评估能力的高低对其

学习影响显著。自主学习能力和较高的自我评估能力有关，自我评估能力高的学生则学习动机强，自我效能感高，自我监控力强。他们善于确定目标，选择适合自己的学习方法、学习途径、学习策略。其二，自我评估能力是自主学习的心理基础，是学业能力的最能动因素。

因此，我们在自我学习管理过程中一定注重将自我评估与自主学习能力相结合，发挥自我评估的导控作用；增强自我学习能力，在掌握一定的学习方法的基础上，形成"知识"向"能力"的转化，达到学以致用，成为终身学习者。

（二）查找原因，改进学习

在自我评估的基础上，发现自我优势，激发内在学习动机，提升自我效能感；总结劣势，认识自身的缺点与不足，加强自我监控能力。

另外，通过自我评估所获得的信息，可以帮助我们检测学习计划的合理性，可根据自身情况进一步改进学习计划。

（三）运用学习成果，主动迁移

这里有一个学习中的重要概念——"迁移"：你在一个区域建立的大脑链接能让你更轻松地在另一个区域建立链接。例如，学习打球可以帮助你学会很多球类运动，并且最终可以帮助你更好地理解物理学；学好物理的方法可以应用到你学习其他学科的过程中，也可以应用到实践中——比如学习如何创造更美的建筑。我们在学习中的所得，要能举一反三并转化到实践中，可以更好地反哺到学习中，也可以拓展学习的价值。

第三节　自我学习管理的方法

一、自我学习管理的实现途径

（一）自主学习

在当代信息社会中，由于知识、信息量的不断增长，每个人都需要不断地学习、学习、再学习，同时必须有效地学习，在吸收前人优秀的学习方法，关注以知识积累为主的传统学习模式的同时，培养学习者学习的独立自主性。自主学习正是这样一种能满足时代要求的学习形式。

大学给予了学生更多的自由支配时间和更多的自主权。同学们必须对此有一个清醒的认识，明确这种"自由"不是用来打游戏的，而是让你利用充分的时间和空间在知识的海洋中遨游，不断地充实自己，完善自己，实现自我。实际的大学生活中，有的学生对这种"自由"理解错误，滥用这种"自由"，整天忙着看小说，沉迷于网络游戏，学习上缺乏动力，缺乏自觉性表现出一种"厌学"情绪；有的学生以为上了大学就是进了

"保险箱"，糊里糊涂过日子，浑浑噩噩混文凭；有的学生因为专业不如意而郁闷，情绪低落，对学习打不起精神。因此，大学阶段如能排除对学习的种种干扰，掌握学习的主动性，进行自主学习，就能学有所成。因此，对大学生来说，树立自主学习的意识非常重要。大学生应通过自觉确定学习目标、自我钻研学习内容、自我选择学习方法、自我监控学习过程、自我评价学习效果来实现自主学习，并持之以恒地坚持下去，使自主学习成为一种习惯。

（二）创新学习

创新学习是将学习过程看作一种探索性、创造性的劳动过程。不仅重视对基础知识、基本方法的掌握，更注重对所学知识的批判意识、综合意识的发展。它是在继承前人知识的基础上，对知识进行发展、开拓、创新，注重知识的发展性理解，追求"青出于蓝而胜于蓝"，"踏着前人的肩膀向上攀登"。它以掌握前人知识为起点，以应用并且发展知识为目的，注重知识的发展性，在提高应用能力的基础上培养创新的能力和技巧，讲究"推陈出新"。学习要求大学生在学习管理过程中要有探索未知的激情和冲动、敢于对陈规旧习进行批判、重视实践、善于总结，并将这些作为一种学习习惯坚持下去，这样才能做到创新学习。

（三）全面学习

用人单位对人才的要求日益提高，因此培养综合素质高、实践能力强的复合型人才已成为高校新的工作目标，也是同学们努力的方向。这就要求大学生在管理自己的学习过程中有全面学习的观念。不仅要通过学习掌握一定的专业知识，还要努力参加各类实践，使自己的能力和素质都得到提高，以得到全面发展。

为了适应全面学习的需要，培养提高学生的综合素质，很多高校都调整了课程计划，增设了大量选修课，这无疑为大学生全面学习提供了条件，但是要取得真正的效果，还需要同学们树立全面学习的观念，同时在行动上也要努力实践。大学生应该看到，随着知识经济时代的到来，世界的科技与文化，如自然科学、人文科学、社会科学等方面都呈现出高度融合的趋势。因此，大学生要树立并强化全面学习的观念，在全面学习的过程中养成良好的学习习惯，才能以博才取胜，适应新世纪的发展需要。

（四）终身学习

当今时代是知识经济时代，知识量激增，信息的内容和载体多样化，知识老化的周期越来越短，因此仅凭在校所学的知识，也许可以应对一时，但不可能支撑一生。因此，我们每一个人都无一例外地要树立终身学习的理念，并努力实践终身学习。

作为新世纪的大学生，为适应新世纪的公民和新型科技人才的需要，应调整好心态，自觉建立终身学习观，并在大学学习阶段，养成良好的学习习惯，做好终身学习的准备，为终身学习打下坚实的基础。

（五）学以致用、知行合一

大学，是运用知识、创造知识之处，也是面向社会、走向社会之所。因此，一个合格的大学生在大学阶段应做好两件事，即学会学习、学会做人。经过长时间的摸索，以及与老师、同学的交流，大致可以概括为学以致用、知行合一。

学以致用、知行合一既是学习的目的，又是学习的一种习惯。学以致用是指为了实际应用而学习，学是指学习；致用是指将知识运用到实际当中，也就是理论联系实际。知行合一是中国古代哲学中认识论和实践论的命题，主要是关于道德修养、道德实践方面的。学以致用，知行合一，重点应该还是在"行"和"用"上面。就算我们学得再多，研究得再透彻，如果不运用，那么只是"死学""死读书"，这样白白浪费了时间和金钱，没有一点好处。只有用，真正地运用，才能说明我们学习的最终目的。因此，当代大学生在学习管理过程中，要在"学以致用"的指导下形成比较正确的学习目的与良好的学习习惯，不为学习而学习，更不为考试而学习。同时要加强自己的道德文化修养，培养高尚的情操，树立牢固的团队精神与集体意识用来指导、规范自己的言行，做到知行合一。

二、自我学习管理的具体方法

（一）目标学习法

当前你要培养的好习惯具体是什么，你应有一个明确清晰的目标，这样才能有的放矢，事半功倍。与之相对的坏习惯是什么，你也应有一个清醒的认识，如果这类坏习惯你已具有，你就应对症下药，加以克服，以扫清你培养好习惯的障碍。

（二）问题学习法

问题学习法就是通过对现有事实和知识进行深入细致的思考，不断提出疑难问题，带着问题再投入学习，在学习中找到答案，从而进一步加深对这一事实和知识的理解、掌握，并发展知识、创新知识的一种重要的学习方法。

（三）对比学习法

对比学习法就是从知识与知识的多种多样的联系出发，通过考察、比较、对照知识之间的多种多样的关系来记忆、理解、掌握和应用知识的一种学习方法。比如，我们可以依次对每章的内容分章、节、目、条具体对应性内容知识进行整理，做到心中有全局，同类（比如特点、原则、性质、分类等）各章节之间相比较，本质区别搞清楚，以加深理解，巩固记忆。

（四）联想学习法

联想学习法就是努力拓展自己的思路，深入其中去发现知识点之间内在的多种联系，以使自己对正在学习的知识理解得更深刻、记忆得更牢固的一种学习方法。

（五）归纳学习法

归纳学习法就是通过归纳思维，形成对知识的特点、中心、性质的识记、理解与运用。这种方法要求我们善于去归纳事物的特点、性质和精神实质，以归纳为基础，搜索相同、相近、相反的知识，把它们放在一起进行识记与理解。其优点就在于能起到更快地记忆、理解作用。通过归纳学习法，可以让我们存储的知识更加系统。

【知识拓展】

多管窥豹，可见一斑

在第二次世界大战前夕，英国作家雅各布出版了一本震惊世界的小册子。他将希特勒军队的各种情况公布于众，希特勒为此大发其火，将雅各布绑了起来，审问他是如何窃得情报的。

雅各布回答："全部来自德国报纸。"原来，雅各布一直精心阅读德国报纸，凡是有关德军情况的消息，哪怕几个字也不放过。他对这些零散的信息加以摘录、分类，就把德军的"斑"拼了出来，终于合成了"豹"的全貌，获得了德国军事部署的系统情报。

雅各布的成就就是使用归纳读书法的一个典型实例。当我们读一本书或一篇文章时，都想要把所要研究的问题搜集、整理、分析、归纳到一起，获得自己有用的信息，以便更好地掌握。这时，就不妨运用"归纳读书法"。

（资料来源：28个中考状元经验：会归纳才配"当学霸"，https://www.sohu.com/a/66071250_305103）

（六）合作学习法

合作学习法可以通过两种途径实现：一是相互问答；二是讨论式学习。

相互问答可以通过好友或同学在一起学习时，在基本内容已经掌握的基础上，采取甲乙相互提问的方式，答得不对、不会的问题记下来，再学习。

讨论式学习可以多人在一起，在对某一章节内容基本熟悉的基础上，对其中的重点、难点、疑点、应用方法进行充分讨论，集思广益，不仅可以加深理解，而且可以开阔思路，增加实用知识，培养自身的系统能力和演讲能力。

（七）循序渐进法

南宋哲学家、教育家朱熹在《读书之要》中说道："或问读书之法，其用力也奈何？曰：'循序渐进'。"关于循序渐进，朱熹也在书中做了详尽释义：以两本书而言，则"通一书而后及一书"，以一本书而言，则"篇章文句首尾次第，亦各有序而不可乱也"。他还要求："未得乎前，则不敢求其后，未通乎此，则不敢志乎彼。"

朱熹的循序渐进法让我们了解到，学习是一个循序渐进的过程，定下一个目标由浅入深，由易到难，就会收到"意定理明，而无躁易凌躐之患"的效果。

【实践活动】

活动主题一：做一份卓越的学习训练计划

1.活动目的　培养学生制定科学合理的学习训练计划的能力。

2.活动过程　阅读下面的知识材料，做一份卓越的学习训练计划。

《礼记·中庸》说："凡事豫则立，不豫则废。"无论做什么事，有了计划就容易取得好的结果，反之则不然。有没有学习计划对你的学习效果有着深刻的影响。学习计划能有效防止被动和无目的的学习。毫无计划的学习是散漫疏懒、松松垮垮的，很容易被外界事物所影响。为什么有些同学的学习会处于后进状态？学习缺乏计划性，往往是重要原因之一。如：放学后玩球，天不黑不散；回家后无休止地看图书、杂志、报纸；天天看电视、看电影；串门、聊天、打扑克；听音乐、玩手机无止境等。结果完不成作业，必要时只得赶抄，不能认真复习和做作业。这种毫无计划的学习是不可能有进步的，计划是实现目标的蓝图。目标不是花瓶，你需要制定达成目标的计划，并脚踏实地、有步骤地去实现它。通过计划合理安排时间和任务，使自己达到目标，也使自己明确每一个任务的目的。按照计划行事，能使自己的学习生活节奏分明。从而，该学习时能安心学习，玩的时候能开心地玩。久而久之，所有这些都会形成自觉行动，成为好的学习习惯，提高学习效率，减少时间浪费。合理的计划安排使你能更有效地利用时间。你会知道多玩一个小时就会有哪项任务不能完成，这会给你带来多大的影响。有了计划，每一步行动都很明确，也不要总是花费心思考虑等下该学什么。

（1）每天花费一点点时间来研究自己在哪些方面还存在不足，用什么学习方法可以让自己逐渐克服这些不足。

你存在的不足：＿＿＿＿＿＿＿＿＿＿＿＿＿＿＿＿＿＿＿＿＿＿＿＿＿＿

你克服不足的学习方法是：＿＿＿＿＿＿＿＿＿＿＿＿＿＿＿＿＿＿＿＿＿

（2）下定比任何人都努力的决心，抱着这种态度对待每天的学习和生活。

你的决心是：＿＿＿＿＿＿＿＿＿＿＿＿＿＿＿＿＿＿＿＿＿＿＿＿＿＿＿

（3）树立永无止境的学习观念，在学习和工作中养成这种习惯。

你养成习惯的措施有：＿＿＿＿＿＿＿＿＿＿＿＿＿＿＿＿＿＿＿＿＿＿＿

（4）选定一个竞争对手，研究他，并想方设法超越他。

你超越他的方案和措施是：＿＿＿＿＿＿＿＿＿＿＿＿＿＿＿＿＿＿＿＿＿

（5）将自己的学习目标定出年计划、月计划和日计划，并努力实现这些计划。

你的年计划是：＿＿＿＿＿＿＿＿＿＿＿＿＿＿＿＿＿＿＿＿＿＿＿＿＿＿

你的月计划是：＿＿＿＿＿＿＿＿＿＿＿＿＿＿＿＿＿＿＿＿＿＿＿＿＿＿

你的日计划是：＿＿＿＿＿＿＿＿＿＿＿＿＿＿＿＿＿＿＿＿＿＿＿＿＿＿

3.活动总结　通过本次活动使学生明确自我学习目标，制定科学合理的学习训练计划。

4.活动评价　根据学生提交的学习计划的科学性及完成本次活动的态度进行成绩的评定。

活动主题二：小测试

1. 活动目的　通过测试，评估自我，了解自己是否合理利用时间，是否养成良好的学习习惯和自我学习管理能力，发现不足，及时改正。

2. 活动过程

测试（一）我的时间是否我做主？

通过回答下列表格的问题来评估自己是否已被时间所主导而不能合理地安排自己要做的事情。

（1）你是否想在同一段时间内完成几件事情，却总是完不成？

（2）你是否因顾虑其他的杂事而无法集中精力做目前该做的事或学习你认为该学的内容？

（3）如果你的学习计划被突发事件打断，你是否觉得可原谅而不必找时间弥补？

（4）你是否常常一天下来总觉得很累，却又好像没有做什么事？

提示：如果你的回答都是"是"，这表明你已经被时间所左右，不能合理有效地对你有限的时间做出规划。

测试（二）学习习惯测评

养成终身学习的习惯是一个人成功的保证，你可以通过下面的测试来评估一下自己是否有终身学习的习惯。

下面每一个问题都有4个相同的选项：A——总是，B——经常，C——很少，D——从不。请实事求是地选择最符合你情况的答案。

（1）寻求并接受新的挑战。（　　　）

（2）阅读，阅读，再阅读。（　　　）

（3）用百度等搜索网站搜索资料。（　　　）

（4）收看新闻和信息。（　　　）

（5）探索新科技，特别是学习互联网知识。（　　　）

（6）与不同的人交谈，特别是与你意见相左的人。（　　　）

（7）改变你的日常生活方式。（　　　）

（8）常去图书馆或博物馆看看。（　　　）

（9）当有人问你"想不想试一试"时，回答"想"（在理智的判断下）。（　　　）

（10）学习新的词汇。（　　　）

（11）尝试新的业余爱好。（　　　）

（12）不看已经看过的节目。（　　　）

（13）到没有去过的风景名胜地旅游。（　　　）

（14）经常查阅你不懂或不确定的词汇。（　　　）

（15）听课或参加培训。（　　　）

（16）常翻字典或百科全书，随意读其中的一些词条。（　　　）

（17）勇于质疑现有的知识。（　　　）

评估标准及结果分析：选项 A=4 分，B=3 分，C=2 分，D=1 分，以上各题得分之和，为本次测试得分。（其中，58 分以上表明已经养成良好的终身学习习惯；35～57 分表明还需要进一步努力才能养成良好的终身学习的习惯；34 分以下表明基本没有终身学习的习惯，要想取得成功，必须从现在抓起逐渐培养。）

测试（三）评估学习管理能力

情景描述

下面每一个问题都有 3 个相同的选项：A——经常，B——偶尔，C——从不。请实事求是地选择最符合你情况的答案。

（1）认为学习能力是可持续成功的保证。（　　）

（2）认为活到老就应该学到老。（　　）

（3）对任何新奇或自己没有遇到过的事情表现出很强的学习兴趣。（　　）

（4）记下阅读中不懂之处。（　　）

（5）动笔解题之前，先有个设想，然后抓住要点解题。（　　）

（6）对遇到的问题，能根据实际需要确定明确的学习目标。（　　）

（7）为实现学习目标，能制定切实可行的学习计划。（　　）

（8）对要完成的任务，能进行轻重缓急的正确编排。（　　）

（9）对要完成的任务，能在规定的时间内完成。（　　）

（10）能正确认识适合自己个性的学习风格。（　　）

（11）能选择适合自己的学习方法。（　　）

（12）善于吸取别人的学习方法。（　　）

（13）阅读中认为重要的或需要记住的地方，就画上或做记号。（　　）

（14）做笔记时，把材料归纳成条文或图表，以便理解。（　　）

（15）面临考试，能有条不紊地复习。（　　）

（16）对已有的知识或信息，敢于质疑，勇于探索。（　　）

（17）能借助一定的资源、手段，如参考书等，推进自己的学习。（　　）

（18）重视学习效率，不浪费时间。（　　）

（19）能够对学习结果进行正确总结，查找问题的原因。（　　）

（20）能正确分析影响自己学习的各种内外部因素。（　　）

（21）查找到问题的原因，在下次学习时，能避免出现类似问题。（　　）

（22）能够举一反三，触类旁通。（　　）

评估标准及结果分析：选项 A=3 分，B=2 分，C=1 分，以上各题得分之和，为本次测试得分。其中，32 分以下者，学习管理能力比较弱，有待提高；35～55 分者，具备一定的学习管理能力；56 分以上者，具有较强的学习管理能力。

活动总结：通过本活动让学生认识自己在自我学习管理方面的不足，积极制订改进计划，更好地提升自我学习能力。

活动评价：通过学生的自我总结和完成测试的态度进行成绩评定。

评价反馈：

评价人	课堂表现	完成任务情况	优点、存在的问题 及改进的措施	对应的成绩
自己				

【思考题】

1. 你是如何理解自我学习管理内涵的？

2. 如何制定一份科学的自我学习计划？在这个过程中，要注意哪些问题？

3. 有哪些适合你的自我学习方法？请阐述理由。

第六章　自我时间管理 ▷▷▷▷

【学习目标】

巩固　本章主要知识点：自我时间管理的重要性；自我实践管理的误区；自我学习管理的法则和方法。

培养　合理安排时间的能力和良好的时间管理习惯。

扩展　学生的竞争意识和效率意识，以及规划和发展职业生涯与人生发展的综合能力。

【案例导入】

中医养生应四时

中医预防疾病的重点是养生，又称为养性、摄生、治未病。预防的目的是增强人体的抗病能力，防病延年。养生的内容有很多，如饮食、起居、情志、练功等。但都必须要"和于阴阳，调于四时"，使人体生理节律彼此协调，并与外环境的节律同步。《遵生八笺·四时调摄笺》说："人能顺此调摄，神药频餐，助以导引之功，慎以宜忌之要，无竞无营，与时消息，则疾病可远，寿命可延。"说明了养生应四时的重要性。

起居应四时　日常生活中的作息要顺应自然界的昼夜晨昏和春夏秋冬的变化规律，并要持之以恒。传统养生学认为"精、气、神"为人生三宝，神为生命的主宰，能够反映人体的脏腑功能和体现生命的活力，故"失神者死，得神者生"。人们起居有常，作息合理，就能保养人的精神，使人精力充沛，神采奕奕。所以清代名医张隐庵称："起居有常，养其神也。"长期起居无常，作息失度，会使人精神萎靡，呆滞无神。一日的起居有常是指人体应按照"日出而作，日落而息"的原则安排每天的作息时间。一日之内随着昼夜晨昏、阴阳消长的变化，人体的阴阳气血也进行相应的调节而与之相适应。人体的阳气在白天运行于外，推动着人体的脏腑组织器官进行各种机能活动。夜晚人体的阳气内敛而趋向于里，则有利于机体休息以便恢复精力。现代医学研究也证实，人体内的生物钟与自然界的昼夜规律相符，按照体内生物钟的规律而作息，有利于机体的健康。一年四季具有春温、夏热、秋凉、冬寒的特点，生物体也相应具有春生、夏长、秋收、冬藏的变化；人体在四季气候条件下生活，也应顺应自然界的变化而适当调节自己的起居规律。《素问·四气调神大论》指出："春三月……夜卧早起，广步于庭，被发缓形；夏三月……夜卧早起，无厌于日，使志无怒；秋三月……早卧早起，与鸡俱兴；冬三月……早卧晚起，必待日光。"《养老奉亲书》也指出："夏月天暑地热，若檐下过道，穿隙破窗，皆不可乘凉以防贼风中人。"以上充分强调了起居要应四时的重要性。

饮食应四时 不仅一日中饮食要定时、定量，还要根据一年四季的气候变化调配饮食。《黄帝内经》要求"饮食有节"，如果有"以酒为浆，以妄为常，醉以入房，以欲竭其精，以耗散其真，不知持满，不时御神，务快其心，逆于生乐，起居无节"等不良生活习惯，便会导致"半百而衰"的结果。四时饮食不节还会导致很多疾病，如"饮食自倍，肠胃乃伤""高粱之变，足生大丁""多食咸，则脉凝泣而变色"等论述。《灵枢·师传》说："热无灼灼，寒无沧沧，寒温中适。"张仲景也说："服食节其冷热苦酸辛甘。"说明饮食一定要根据自己的身体状况，四时气候的变化情况，食物的性味等加以选择调配，才有益于人体的健康。一日中饮食有一定的要求，《三元参赞延寿书》说："夜半之食宜戒，审酉前晚食为宜。"一年中的饮食，根据不同季节调配，张仲景说："春不食肝，夏不食心，秋不食肺，冬不食肾，四季不食脾……春不食肝者，为肝气旺，脾气败。若食肝，则又补肝，脾气败尤甚。"唐代孙思邈在《备急千金要方》中说：春"省酸增甘，以养脾气"；夏"省苦增辛，以养肺气"；长夏"省甘增咸，以养肾气"；秋"省辛增酸，以养肝气"；冬"省咸增苦，以养心气"。此外，四时食物的选择还要注意食物寒、热、温、凉四性与脏腑的关系。元代忽思慧在《饮膳正要》中说："春气温，宜食麦以凉之；夏气热，宜食菽以寒之；秋气燥，宜食麻以润其燥；冬气寒，宜食黍，以热性治其寒。"四时食物的选择，除了注意食物的性味外，还要根据身体状况、阴阳的偏盛，调配食物则更为合理。

情志应四时 人的精神活动要顺应四时气候的变化。通过四时的调养，才能使精神内守，生气不竭，防止疾病的发生。情志应四时的思想最早见于《黄帝内经》，如《灵枢·本神》说："故智者之养生也，必顺四时而适寒暑，和喜怒而安居处，节阴阳而调刚柔，如是则僻邪不至，长生久视。"《素问·阴阳应象大论》论圣人治身之法说："是以圣人为无为之事，乐恬憺之能，从欲快志于虚无之守，故寿命无穷，与天地终，此圣人之治身也。"说明圣人治身，首先重精神上的恬淡虚无，清静无为。《素问·四气调神大论》认为，人的精神活动与四时的节律变化密切相关，要使情志应四时，必须主动地按季节进行调摄。春三月是生发的季节，天地气生，万物荣茂，情志要内守，不能动怒，要有"生而勿杀，予而勿夺，赏而勿罚"的精神状态，思想形体要舒坦自然、放松、活泼、充满生机，以"使志生"。夏三月是繁荣的季节，天地气交，万物华实，情志要喜悦，切勿急躁发怒，"若所爱在外"，这样才能精神愉快，情志舒畅，"使志无怒"。秋三月是天高气爽、宜人的季节，但气候渐转干燥，日照减少，气在渐降，尤其深秋之时，草叶枯落，花木凋零，常在一些人心中引起凄凉、垂暮之感，产生忧郁、烦躁等情绪变化。故秋天要求人们要保持神志安宁，减缓秋季肃杀之气对人体的影响，只有"收敛神气"，才能使"志安宁"。冬三月是蛰藏季节，情志更要安静、内蓄，达到"若有私意，若已有得"的精神状态，以"使志若伏若匿"。

练功应四时 气功是预防疾病、增强体质的一种自我锻炼方法，练功的功法，意念和呼吸都必须应昼夜、四时阴阳的变化。按昼夜的阴阳变化施动，古人把一昼夜分为子、丑、寅、卯、辰、巳、午、未、申、酉、戌、亥十二个时辰。从子时至巳时为六阳时，从午时直至亥时为六阴时。清气为阳时所主，浊气为阴时所主，所以行服气法，宜在六阳时为之。《服气经·秘要口廖》云："凡服气皆取阳时。"阳时服气颇有道理，从现代科学的观点看，服气以平旦之时最为相宜，因为此时空气中的氧气较为充足。再按四季的阴阳变化施功，一年四季，春夏为阳，秋冬为阴。练功应遵循"春夏养阳，秋冬养阴"的原则，使阴阳无伤，相生相长。具体说，春夏季节，宜练静功，并行"搅海吞津法"或"存思冰雪法"，以滋阴养阳，使肝气不致内变，心气不致内洞；秋冬季节，宜练动功，并行"闭气发热法"或"存思火热法"，以生阳养阴，使肺气不致焦满，肾气不致浊沉。

中医养生应顺应四时，包括我们日常生活中的起居，一天三餐饮食，人的情绪，以及锻炼身体的活动都要根据四时的发展和自身的情况，合理地安排。

（资料来源：教你吃饭的营养师：中医养生应四时，https://zhuanlan.zhihu.com/p/71005334）

【思考题】

1. 中医养生如何顺应四时？
2. 中医养生应四时，给你的启示是什么？
3. 你会如何进行自我时间管理？

第一节 自我时间管理的重要性

一、时间的特征

从人类诞生开始，人们就知道时间是不可逆的，人出生、成长、衰老、死亡，没有反过来的。玻璃瓶掉到地上摔破，没有破瓶子从地上跳起来整合的。从经典力学的角度上来看，时间的不可逆性是无法解释的。两个粒子弹性相撞的过程顺过来、反过去没有实质上的区别。时间的不可逆性只有在统计力学和热力学的观点下才可被理论地解释。热力学第二定律认为，在一个封闭的系统中（我们可以将宇宙看成最大的可能的封闭系统）熵只能增大，不能减小。宇宙中的熵增大后不能减小，因此时间是不可逆的。综上所述，我们把时间的本质概括为时间是物质运动的顺序性和持续性，其特点是一维性，是一种特殊的物质。我们不能创造时间，我们能做的，只能是正确地认识时间并有效地利用它。时间有四个独特性质，即它的本质属性。

1. 供给毫无弹性 时间的供给量是固定不变的，在任何情况下都不会增加，也不会减少，每天都是 24 小时，所以我们无法开源。

2. 无法蓄积 时间不像人力、财力、物力和技术那样能被积蓄储藏。不论愿不愿意，我们都必须消费时间，所以我们无法节流。

3. 无法取代 任何一项活动都有赖于时间的堆砌，也就是说，时间是任何活动所不可缺少的基本资源。因此，时间是无法取代的。

4. 无法失而复得　时间一旦丧失，则会永远丧失。花费了金钱，尚可赚回，但倘若挥霍了时间，任何人都无力挽回。所以，曾国藩说："天可补，海可填，南山可移。日月既往，不可复追。"

二、时间的分类

时间可以花费在不同的事情上，比如学习、工作、休闲娱乐等，这是我们常用的时间分类标准——事务性分类。事务性分类重点在描述活动本身，按照事物范围的大小进行从属。按照这种时间分类标准，一般我们可以将时间分为以下 5 类：

（一）工作或学习时间

用在工作或学习上的时间，称为工作或学习时间，它是为了谋生及充实生活。学习是谋生前的准备，或者是工作时的进修，也是为了充实生活。工作并不是生命的全部，活到老、学到老的终身学习时代已经来临。学习的重要性与日俱增，每个人都必须抽出一部分时间来学习知识或者熟悉新事物。

（二）休闲娱乐时间

休闲娱乐时间包括休息、睡眠、娱乐及体育活动等。人生就像马拉松比赛一样，不要一开始就猛冲，浪费甚至透支了体力。要懂得放松，要养成一种良好的睡眠、休闲及运动的习惯，才能把个人的身体状况调整到最佳状态。

（三）日常生活时间

日常生活时间一般用于购物、用餐、下厨、洗护、家务等。日常生活一般与家人一起分享，家庭是休息最佳的避风港，只有家人与自己没有所谓的利害关系。在这段时间，不妨与家人真心地相处，不要到了需要时才回家；不要等到失去时，才懂得去珍惜亲情。

（四）社交时间

当今时代，经济和社会环境的变化使得人与人之间的交往显得更加重要。另外，在马斯洛需求层次理论中提到人有社会交往的需要，我们在工作场合与同事的相处，或非工作场合与志同道合的好友的相伴，都是我们人生中的必要社交。我们也在社会交往过程中不断地丰富自己、发展自己、扩充自己。

（五）通勤或出行时间

这类时间主要包括上班或求学等过程中，用于消耗在路上的时间。随着交通技术的进步、城市的扩张、市郊的设立，令我们可以在远离市区之处定居，在家到公司或学校的这段距离或者在上下学的路上所消耗的时间是每天所必需的。

三、自我时间管理的内涵

(一) 自我时间管理的定义

自我时间管理不是要把所有的事情做完，而是更有效地运用时间。自我时间管理的目的除了要决定你该做些什么事情之外，还要决定什么事情不应该做。自我时间管理不是完全掌控，而是降低变动性，其最重要的功能是通过事先的规划，作为一种提醒与指引。时间管理的对象并不是时间，而是我们的生活，我们的生命，其实质是自我管理与生命管理。

自我时间管理就是管理生命。每个人都知道生命的可贵，没有人会刻意浪费生命，但却有太多的人在无意识地挥霍宝贵的时光，管理生命是为了让生命处于一种自知状态：我的人生目标是什么，对我来说生命中什么是最重要的。管理生命就是想尽办法把有限的时间用在真正重要的、有价值的事情上，管理生命就是不虚度时光，让自己的生存更有价值，更有意义！

(二) 自我时间管理的重要性

1968 年，美国麻省理工学院一位研究人员对时间的利用问题进行了一次大规模的调查研究。他先后调查了美国的 3000 名职业经理人，从中发现，凡是成功的经理都能做到这样两点：一是限定自己的工作范围，把职责内的工作尽量做好；二是合理安排时间，使时间的浪费减少到最低限度。

时间的本质让我们意识到时间是不能掌控的，我们可以掌控的是自己的人生、自己的心智，如何通过合理分配自己的时间来掌控自己的人生，是我们走向成功的关键所在。

【知识拓展】

鲁迅刻"早"

鲁迅 12 岁在绍兴城"三味书屋"读私塾的时候，父亲正患着重病，两个弟弟年幼。鲁迅不仅经常上当铺，跑药店，还得帮助母亲干家务活儿。有一天，鲁迅在家里帮助妈妈多做了一点事，结果上学迟到了，严厉的寿镜吾老师狠狠地责备了鲁迅一顿。鲁迅挨了训以后，并不因为受了委屈而埋怨老师和家庭，他反而诚恳地接受批评，决心做好精确的时间安排，再也不会因为做家务而迟到了。于是，他用小刀在书桌的右下角，方方正正地刻了一个"早"字，用以提醒和鞭策自己珍惜时间，发奋读书。

此后，鲁迅几乎每天都在挤时间。他说过："时间，就像海绵里的水，只要你挤，总是有的。"鲁迅读书的兴趣十分广泛，又喜欢写作，他对于民间艺术，特别是传说、绘画，也深切爱好。正因为他广泛涉猎，多方面学习，所以时间对他来说，实在非常重要。他一生多病，工作条件和生活环境都不好，但他每天都要工作到深夜才肯罢休。

在鲁迅的眼中，时间就如同生命。他说："美国人说，时间就是金钱。但我想：时间就是性命。无端地空耗别人的时间，其实是无异于谋财害命的。"因此，鲁迅最讨厌那些"成天东家跑跑，西家坐坐，说长道短"的人，在他忙于工作的时候，如果有人来找他聊天或闲扯，即使是很要好的朋友，他也会毫不客气地对人家说："唉，你又来了，就没有别的事好做吗？"

（资料来源：理论教育：鲁迅刻"早"，https://www.guayunfan.com/lilun/612253.html）

【思考题】

1. 鲁迅先生是如何做时间管理的？有何成效？
2. 鲁迅先生刻"早"，给你的启示是什么？

第二节　自我时间管理的误区

提高时间利用的效率，需要在实际工作中尽可能地避免时间管理的误区。时间管理误区是指导致时间浪费的各种因素。一般而言，这些浪费时间的因素有可能来自他人，也有可能来自自己，但归根结底主要源于自身。下面为大家介绍几种常见的时间管理误区。

一、缺乏计划

经常是看到什么做什么，临时决定、临时加班。这种情况会导致你的时间混乱不堪，并且办事效率严重下降。

没有计划会导致做事无法区分轻重缓急，导致无法第一时间解决重要问题，影响事情的相应效率。没有好的计划就无法合理有效地安排时间，当时间遇到冲突的时候，无法有效地安排合理的资源去处理。没有计划，人就会习惯去拖延时间，短时间没有一个需要完成的目标，浪费时间的情况就会出现。没有好的计划，你会被一些突发的事情搞得心烦意乱，很容易受到外界环境的打扰和影响。没有计划，那么你就没有很强的进取意识，做起事情来比较消极，而且拖拉，经常为自己找各种借口。没有计划就容易陷入异想天开的思维当中，因为很多都是去空想，也会导致你不愿意脚踏实地去工作，丧失机会。

二、时间控制不够

有些人常常制订计划，在做每件事情前常常做好计划，大事制订计划，芝麻小事也要制订计划，生活无时无处不是在计划中进行的。习惯将每项计划都制订得特别精确细致，唯恐出现一点儿失误，害怕浪费时间，哪怕是浪费了一分，或者一秒。这种人是典型的完美主义者，做事追求尽善尽美，所以他们活得很累。在时间管理中，我们常常要做计划，日计划、周计划、月计划等等，但是我们做计划主要是为了更加充分有效地利用时间，而他们制订计划却往往过于强调这一目的，将自己的日程表安排得满满的，没有一点空隙，从不留下一点应付意外事件的缓冲时间，所以，一旦事情发生变化，则往往措手不及。

一般而言，他们总以计划为工作的主要内容，却忘记了行动，以为事情只要计划得好就可以了，却没想到行动才是实现目标的关键。要知道，计划占据了他们过多的时间，所以留给行动的时间所剩无几，要想成功不是件容易的事情。时间管理的基础是人，我们不能让计划左右我们的人生，要知道是我们管理时间，而不是时间管理我们。时间控制不够主要有三种情况，一是组织工作不足，二是不会拒绝请托，三是拖延时间。

（一）组织工作不足

在时间管理中，我们经常碰到的情况是浪费一堆时间在一些无关紧要的事情上，造成这种局面的主要原因是组织不当，没有充分利用好资源和人员。

（二）不能拒绝请托

为什么很多人不好意思拒绝请托而去干那些浪费时间的事情呢？其原因可能有，接受请托比拒绝更为容易，担心拒绝之后导致请托者的远离，想做一个广受欢迎的人，不了解拒绝他人请托的重要性，不知道如何拒绝他人的请托。

（三）拖延时间

拖延症是许多现代人的通病。不到最后一刻很多人不愿意付诸行动，结果就是到最后时刻，事情完成会出现很多问题。这种情况和没有计划、组织不当也有关联。

三、整理整顿不足

当你面对杂乱无章的办公桌或电脑桌面，你能否迅速找到工作中所需要的各种资料？当你在执行工作计划的时候，事先没有区分轻重缓急，能否顺利执行计划？

整理整顿不足体现在一系列事情不知道分类分级处理，没有按照时间管理矩阵图设计的那样，将事情分出轻重缓急，处理起来会觉得杂乱无章，费力不讨好。

四、进取意识不强

"人最大的敌人就是自己。"有些人让时间白白流逝而无悔痛之意，最根本的原因就是缺乏进取意识，缺乏对生活和工作的责任感和认真态度。如个人态度消极，做事拖拉找借口，做白日梦，工作中经常闲聊等。

第三节　自我时间管理的法则

自我时间管理是自我管理中一项十分重要的内容，大凡业绩卓著的人都是具有高效时间管理能力的人，本节和下一节将介绍几种进行有效时间管理的法则和方法技巧，希望对你合理安排自己的工作、学习与生活，最大限度地发挥时间的效力，提高工作或学习效率，实现自己的人生目标有所帮助。成功者与失败者的差别不在于他们拥有时间的多少，而在于他们如何来掌控时间。

一、时间管理的基本法则——80/20 法则

生活中肯定会有一些突发和迫不及待要解决的问题，如果你发现自己天天都在处理

这些事情，那表示你的时间管理并不理想，成功者花最多时间在做最重要的事，而不是最紧急的事情上，然而一般人都是做紧急但不重要的事。

如何解决这些问题？首先，树立正确的目标的重要性；其次，巴列特定律（也称80/20 法则）是解决这些问题的有效原则。

80/20 法则是指，总结果的 80% 是由总消耗时间中的 20% 所形成的。按事情的"重要程度"，编排行事优先次序的准则建立在"重要的少数与琐碎的多数"的原理的基础上。举例说明：80% 的销售额源自 20% 的顾客，80% 的电话来自 20% 的朋友，80% 的总产量来自 20% 的产品，80% 的财富集中在 20% 的人手中。

80/20 法则对我们的一个重要启示：避免将时间花在琐碎的多数问题上，因为就算你花了 80% 的时间，你也只能取得 20% 的成效。所以，你应该将时间花在重要的少数问题上，因为掌握了这些重要的少数问题，你只需花 20% 的时间，即可取得 80% 的成效。

掌握重点可以让你的工作计划不致产生偏差。一旦一项工作计划成为危机时，犯错的概率就会增加。我们很容易陷在日常琐碎的事情处理中。但是能有效进行时间管理的人，总是确保最关键的 20% 的活动具有最高的优先级。

【知识拓展】

80/20 法则

犹记得，大二时我选修了管理学，老师是一个年近六旬的老教授，大部分课都觉得无聊至极。教授的教书风格真的赶不上潮流了，以至于课堂上同学们不是玩手机就是睡觉，不知道学校为何还要安排他给我们上课。

最后一节课，原本是不想去上的，出于对老教授的尊敬，我还是走进了课堂。

老教授首先在黑板上用白色粉笔画了一根笔直的线，然后分成两段，看起来不像是均分的两段。接着，他扶了扶眼镜，往台下扫了一遍，开始给我们讲下面这个有趣的故事。

有位传教士到了非洲，就急着进入内陆丛林深处，接替另一位传教士的工作，并且雇请一群当地人帮他挑行李。

他必须在三天之内到达。为了赶路，一路上催促着挑夫的"队长"加快脚步！每天早上，他总是第一个起床，赶紧把所有人叫醒！

赶了两天路，愈来愈接近目的地，当晚，传教士才放松了些，睡了个安稳觉。第三天，他依旧很早就起床，叫大家起来，但是那些土著人完全置之不理，躺着不动，像失了魂魄似的，对着传教士一直喃喃。

传教士请人翻译，翻译告诉他，"他们是说，他们的身体已经到这里，但是还得等一天，必须等灵魂赶上来才行！"

说完这个故事，教授又接着指向黑板上的线段："我把这条线分成了两段，前面是80%，后面是 20%。"说完，又叫了一个学生上去，提示道："这条直线可以看作是一个项目，我想要你把完成这个项目的前面 80% 和后面 20% 分别所需要的时间，用线段直观地表示出来。"学生会意地点了点头，拿起一支黄色的粉笔在直线下面画出一条相同的直线，挠了一下脑袋，在中间把直线分割开来。

教授露出了久违的笑容，"你们同意吗？"台下热闹起来，睡觉的同学醒来询问一番之后，也讨论起这个问题。两分钟后，教授转过身去，用一支红色粉笔，画了一条与白色线条相反的直线，前面是20%，后面占了80%。台下一片安静，期待着教授的解释。

望着台下疑惑的眼神，教授开始解释。这是企业界最常说的方法，80/20法则，是19世纪意大利的经济管理学家帕雷托提出来。通俗地说，就是前80%的价值是由前20%的事情产生的。剩下的20%的价值是由余下的80%的事情产生的。一般一件事的前80%是由前20%的时间完成的。生活上也如此，你常穿的80%的衣服，只是衣柜里20%的衣服。所以，我们人生中取得的那80%的成绩也都是用20%的时间获得的。

教授把黄色的线条擦去，指着红色的80%那段，说："很多管理学家，都想教大家用这80%的时间再创造更多的效率，跟前面20%一样。再回到刚开始讲的那个传教士的故事，最后土著人说还要等一天，等灵魂赶上来。他们本可以早早走完，然后再去做其他的事，赚更多的钱，但是他们没有。最后一节课，我希望你们向土著人学习，用20%的时间精力创造80%的价值，然后用80%的时间让自己活得轻松舒服，享受生活，等灵魂赶上来，让我们的精神世界赶上我们这个飞速发展的物质社会。"

台下一阵热烈的掌声中，黑板上的红白线条是那样的鲜明夺目。

（资料来源：海鸥：80/20法则，http://www.51yanjiang.org/post/27360.html）

二、时间管理的一般法则

（一）要和自己价值观相吻合

自己一定要确立个人的价值观，假如价值观不明确，你就很难知道什么对自己最重要，当你价值观不明确，时间分配一定不好。时间管理的重点不在于管理时间，而在于如何分配时间。你永远没有时间做每件事，但你永远有时间做对自己来说最重要的事。

（二）设立明确目标

成功等于目标，时间管理的目的是让自己在最短时间内实现更多你想要实现的目标。你必须把4～10个目标写出来，找出一个核心目标，并依次排列重要性，然后依照你的目标设定一些详细的计划，你的关键就是依照计划进行。

（三）有计划、有组织地推进工作

要做到有计划、有组织地推进工作，可以采用以下的方式、方法：

1. 在适当的时间段做适当的工作和事情 有些工作需要全神贯注地投入，不能丝毫分心，例如写作或初学一种技术；有些工作无需太多的注意力就可完成，甚至在同一时期可以同时进行两种以上的工作，例如清洗碗盘、跑步、哼歌等；有些工作最初常要全神贯注，但熟练后无需太多的注意力，譬如弹琴。这是因为意识通常仅能专注在一件事上，所以需要脑力工作一次只能做一项，而潜意识则可以同时处理多种事情，当然这些事情必须是你所熟练的。

2. 把工作的特性和时间的特性有机地结合起来 有些时段容易受到干扰，适合无须全心全意的工作，甚至可以安排两件事情同时进行，比如一边接听电话，一边将档案归类；一边煮饭，一边听新闻。有些时段不受干扰，则可以考虑安排思考性的工作。

3. 不要把日程安排得太满 意外情况随时都有可能发生而占用你的时间，若日程太满就会穷于应付。因此，建议每天至少要为自己安排 1 小时的空闲时间，让工作和生活更加从容。

（四）分清工作的轻重缓急

先做易于完成的整件事或易于告一段落的事，然后再做难以完成的整件事或难以告一段落的事。先做自己所尊敬的人或与自己关系密切的利害关系人所拜托的事，然后再做其他人所拜托的事。

（五）合理分配时间

在遵循 80/20 法则的基础上，每天至少要有半小时到一小时的"不被干扰"时间。假如你能有一个小时完全不受任何人干扰，把自己关在自己的空间里面思考或者工作，这一个小时可以抵过你一天的工作效率，甚至有时候这一小时比你工作三天的效率还要高。

严格规定完成期限，"你有多少时间完成工作，工作就会自动变成需要那么多时间。"如果你有一整天的时间可以做某项工作，你就会花一天的时间去做它。而如果你只有一小时的时间可以做这项工作，你就会更迅速、有效地在一小时内做完它。

做好时间日志，你花了多少时间在做哪些事情，把它详细地记录下来，早上出门（包括洗漱、换衣、早餐等）花了多少时间，搭车花了多少时间，出去拜访客户花了多少时间……把每天花的时间——记录下来，你会清晰地发现浪费了哪些时间。这和记账是一个道理。当你找到浪费时间的根源，你才有办法改变。

（六）与别人的时间做好协作

任何人类的组织，不论大小，都有其周而复始的节奏性、周期性；而我们作为社会或是团体组织中的一员，毫无疑问地要与周边部门或人发生必然的联系。在这种情况下，我们需要互相尊重对方的时间安排，也就是说要与别人的时间取得协调。

认清并适应组织的节奏性与周期性是成功的要素。你也许拥有全世界最伟大的广告构想，但是如果你在各公司都已经做完广告预算后才提出你的构想，你可能就不会有太好的运气，可能要等到几个月后，你的构想才会被慎重考虑，甚至可能会一不小心被扔到垃圾桶里去！同样，当我们需要到某一部门去参观学习，也需要提前与该部门人员进行预约，双方共同达成一个有关时间、地点、人员安排等的约定，否则突如其来的打扰会令对方措手不及，甚至有可能将你拒之门外！

大家想想，我们是不是也在经常抱怨外部的打扰（电话、来访等）、突发事件？既然如此，我们是不是也应该站在对方的角度考虑问题，严格要求自己，提前做好计划与安排，与他人的时间取得协作，少一分慌乱，多一分从容！

（七）制定规则、遵守纪律

我们在成长的过程中，常被各种纪律所束缚，"没有规矩，不成方圆"，因为有纪律，我们才有秩序。在时间管理中，我们同样强调纪律与规则。制定规则、遵守纪律的核心主要体现在这 3 个方面：①在进行工作的时候，一定要念念不忘这个工作应于何时截止。②即使外部没有规定截止的日期，自己也要树立一个何时完成的目标。③由于不得已的原因而不能按期完成时，一定要提前和相关部门取得联系，将影响控制在最小范围内。

（八）寻找平衡

平衡学习、工作和生活，对于学习的时间分配可用下列原则。

1. 划清界限、言出必行　对学习目标做出承诺后，一定要做到，但是希望其他时间得到谅解。

2. 忙中偷闲　不要一投入工作就忽视了家人，有时 10 分钟的体贴比 10 小时的陪伴还更受用。

3. 闲中偷忙　学会怎么利用碎片时间。

4. 注重有质量的时间　时间不是每一分钟都是一样的，有时需要全神贯注，有时坐在旁边上网就可以了。

在这个寻找平衡点的过程中，组织才能与时间管理的能力尤为重要。但是，时间管理并不是教你买一个记事本，学会制订一个高效的日程表，也不是让你故意放慢速度，消极地应对生活中的压力。所谓寻找平衡点，就是寻找自己的生活、学习节奏，寻找自己心目中最重要的事，而且，还要注意同时顾及工作和私人生活两个方面。要想同时获得事业的成功与生活的幸福，我们必须在以下四大生活板块之间找到一个黄金平衡点：家庭与社会交际、夫妻关系、朋友、爱、外界关注、社会认同；事业与成就、成功、升职、金钱、稳定的生活；健康、饮食营养、充沛的体力、放松解压、精神状态；人生的意义与价值、自我实现、心理满足、信仰、哲学思考、关于未来的设想。一旦这几个部分之间出现了不平衡，生活就会开始向一边倾斜，甚至最终导致精神上的崩溃。

第四节　自我时间管理的方法

一、便条与备忘录——调配自己的时间与精力

（一）便条

便条可以帮助记忆，在你会忘记做某事时，就可以写在上面贴在自己会看见的地

方，就能重新回想起这件事。也可以用于留言，告知他人。

便条还会有颜色的区分，每个任务写一张便条，不同的颜色代表任务的重要程度。在墙上按照时间、责任人贴起来。完成的，扯下去，任务一目了然。

（二）备忘录

备忘录，意指任何一种能够帮助记忆、简单说明主题与相关事件的图片、文字或语音资料。它源自拉丁语 memorandum est，由动词 memoro（原意是"提及、回忆、相关的"），所形成的动名词，意为"这是应该被记住的"。备忘录的管理，便于追踪那些待办事项。

备忘录来做时间管理的优点是：重要的事情变化时应变力很强，顺应事实；没有压力，或者压力比较小。缺点是：没有完整的组织架构，比较随意，所以往往会漏掉一些事情，忽略整体性的组织规划。

二、日程表——规划未来

日程表，是根据日期安排活动顺序及内容的表格。日常工作生活中，我们可以用日程表来规划时间，安排办事的流程。

这种时间管理模式的优点是：追踪约会及应该做的事情；通过制定目标和规划，完成的事情达成率比较高。缺点是：容易产生凡事都要安排的习惯，找不到思考的空间。

三、时间管理矩阵图——区分工作的轻重缓急

时间管理矩阵图，依据轻重缓急设定短、中、长期目标，再逐日制订实现目标的计划，将有限的时间和精力加以分配，争取最高的效率。这种做法有它可取的地方。

一个好的计划需要分清事情的轻重缓急。确定轻重缓急是时间管理者的基本技能，你不但要对每天或每周要做的事情做到心中有数，而且应分清主次，清楚知道哪些事情必须优先处理。

在实际工作中，有些事情特别紧急，需要马上处理；而有些事情不太紧急或不紧急，可以往后放一放。有些事情非常重要，需要花费较多时间和精力去完成；而有些事情不太重要或不重要，只需花费较少的时间即可。按照任务的重要性和紧迫性两个维度，可以把时间管理分为四个区域，分别代表不同的优先级任务。图 6-1 表示的是任务重要性和紧迫性的时间管理矩阵。

象限一——优先级 A：重要且紧急

"紧急"是必须马上就要做的事情，"重要"是对公司、部门及个人有重大影响的事项。在学习或工作中，有些既紧急又重要的事项是当务之急，必须马上做。

象限二——优先级 B：重要不紧急

工作中有很多是重要但不紧急的事情，这类事情不是最紧迫的，但是关系到你的长远规划与发展。在你的工作生活中起着重大或决定性的作用。这类事情应下大力气、用较多的时间去做，但不是立即需要完成的。对这类事情处理得好坏，从一定程度上反映

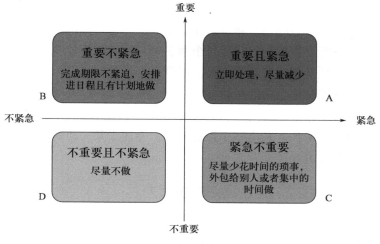

图 6-1　时间管理矩阵图

一个人对人生、工作目标及进程的判断力。如果这类事情搁置、拖延了就变成 A 象限紧急又重要的事情，这样会使你天天处于忙乱状态之中。

象限三——优先级 C：紧急不重要

每个人都会遇到很紧急需立即采取行动的事，但又不是重要的事。这类事应列入次优先级，不能把紧急的事当成重要的事。要想解决这个问题，可以兼顾紧急与重要的程度，把要处理的事情分为三个层次：必须做的事，应该做的事，可以做的事。不能让看似紧急的事拖延了不紧急但重要的事。

象限四——优先级 D：不重要且不紧急

既不紧急又不重要的事情，可做、可不做。在生活中，我们会遇到很多这样的事情。不需要及时处理，甚至不需要处理。

合理地将自己的事情按紧急与重要的程度划分到不同的象限中去，遵从重要性优先的原则，先花一定时间处理好象限一——重要且紧急的事情，然后将大部分的时间和精力用于象限二——重要但不紧急的事情。需要注意的是，许多象限一的事情，实际上是由于没有及时处理象限二的事情而产生的，要注意纠正。不要把重要的事情都推到象限一去做，也不要整天去做非常紧急却不重要的事情。要做好象限一的工作，但不能太多，留出一定的时间去处理紧急的事情而不是陷于紧急事务中。注意区分象限一和三的工作，不要被紧急的假象所迷惑。

四、番茄工作法——提高工作和学习效率

番茄工作法是由弗朗西斯科·西里洛于 1992 年创立的一种简单易操作的时间管理法，可以有效提高工作和学习的效率。番茄工作法的使用流程清晰简单，选择一个待完成的任务，将番茄时间设为 25 分钟，专注工作，中途不允许做任何与该任务无关的事，直到番茄时钟响起，然后进行短暂休息一下（5 分钟就行），然后再开始下一个番茄时间。每 4 个番茄时段多休息一会儿。番茄工作法极大地提高了工作的效率，还会有意想

不到的成就感。

在执行番茄工作法的过程中，有五点注意事项：一是番茄钟不可分割；二是耗时超过 6 个番茄钟的任务需要再拆分；三是每个番茄钟开始后就不能暂停，一旦暂停，只能作废重来；四是若一项活动花费时间很短，不到一个番茄钟，可与其他活动合并；五是番茄工作法不用于假期和休息期的活动。

番茄工作法划分工作和休息时间，将时间划分为小块，有利于提高工作和休息的效率，提高时间的感知和掌控。利用整个番茄时间，专注于某一段时间，减少打断，提高对时间的感知和掌控能力。

五、甘特图——养成快速、高效的执行力

甘特图是一种重要的计划工具，它以图示的方式通过活动列表和时间刻度形象地表示出任何特定项目的活动顺序与持续时间，也是一种对生产、生活和工作进程进行时间管理的有效工具。由于形象简单，在简单的、短期的项目中，甘特图得到了广泛的运用，甘特图不仅可以运用在企业的生产领域，在个人的生活、学习、工作等各方面也都可以运用。下图以个人年度计划为例，向大家展示甘特图（图 6-2）。

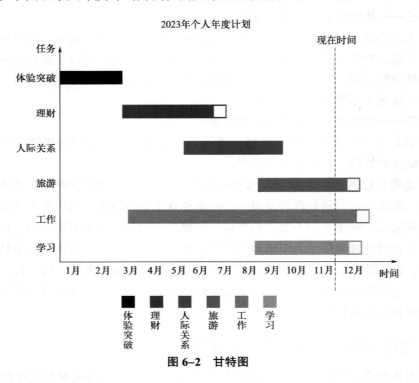

图 6-2　甘特图

该图为 2023 年个人年度计划甘特图。该图表列出了垂直轴上要执行的任务，以及水平轴上的时间间隔。图中水平条的宽度显示了每个活动的持续时间。甘特图说明了在 2023 年我需要完成多少项任务，以及任务的开始和结束日期。每个项目条空的未着色的部分是到现在时间还未完成的部分。通过甘特图，我们可以清晰地了解当前项目的进

度，确定何时要增加工作量，了解项目进度，控制各时间段的目标任务完成情况，分析各节点所完成的工作，为个人实现计划或达成目标做出决策提供依据。

六、麦肯锡 30 秒电梯理论——养成有条理的习惯

麦肯锡公司是一家全球管理咨询公司，是由美国芝加哥大学商学院教授詹姆斯·麦肯锡（James O.McKinsey，1889—1937）于 1926 年在美国创建。与任何强大的组织一样，麦肯锡有其自己的企业文化。这是多年来卓有成效的实践形成的。麦肯锡公司在解决问题最后阶段"阐明理念"，有其独特的方式。在这个阶段处理不当，那将前功尽弃，而如果能用一份卓有成效的陈述报告把假设、工作计划、研究分析贯穿起来，并让客户接受解决方案的话，那么整个咨询工作就取得了成功。"电梯测验"便是其检验陈述报告的方法之一。它表明了麦肯锡的主张：结构清晰、简洁明了。

【知识拓展】

麦肯锡的惨痛教训

当时，麦肯锡公司在为一家重要的大客户做咨询。咨询结束的时候，麦肯锡的项目负责人在电梯间里遇见了对方的董事长，该董事长问麦肯锡的项目负责人："你能不能说一下现在的结果呢？"由于该项目负责人没有准备，而且即使有准备，也无法在电梯里从 30 层到 1 层的 30 秒内把结果说清楚。最终，麦肯锡失去了这一重要客户。

从此，麦肯锡要求公司员工凡事要在最短的时间内把结果表达清楚，凡事要直奔主题、直奔结果。麦肯锡认为，一般情况下人们最多记得住一二三，记不住四五六，所以凡事要归纳在 3 条以内。

在这个故事中，为我们阐明了如今在商界流传甚广的"30 秒钟电梯理论""电梯演讲""电梯测验"，简单来说就是，在乘电梯的 30 秒内清晰准确地向客户解释清楚解决方案。这就要求我们做到三点：一是语出惊人，二是短小精悍，三是提炼观点。通过30 秒麦肯锡电梯理论，养成有条理的习惯，提高效率，节约时间。

七、莫法特休息法——适当放松

《圣经新约》的翻译者詹姆斯·莫法特的书房里有 3 张桌子：第一张摆着他正在翻译的《圣经》译稿，第二张摆的是他的一篇论文的原稿，第三张摆的是他正在写的一篇侦探小说。

莫法特的休息方法就是从一张书桌搬到另一张书桌，继续工作。"间作套种"是农业上常用的一种科学种田的方法。人们在实践中发现，连续几季都种相同的作物，土壤的肥力就会下降很多，因为同一种作物吸收的是同一类养分，长此以往，地力就会枯竭。人的脑力和体力也是这样，如果每隔一段时间就变换不同的工作内容，就会产生新的优势兴奋灶，而原来的兴奋灶则得到抑制，这样人的脑力和体力就可以得到有效的调剂和放松。

莫法特休息法的五种运用模式如下。

1. 抽象与形象交替　人类的左右脑各有侧重，左脑决定人的逻辑思维，即理性的一面。而右脑则倾向于艺术思维，即感性的一面。通过左右脑负责类型不同，针对性地进行工作和休息。

2. 活动与安静交替　工作中如果始终用一个姿势坐着，时间久了容易感到疲劳。这时我们可以改变工作的姿态，变化工作的环境等进行交替。

3. 体力与脑力交替　工作时集中精力感到疲倦时，可以放下手头的工作，到户外散散步，或慢跑十分钟。经常进行户外的有氧运动，不仅可以增强我们的体质，而且对提高工作效率也大有好处。

4. 用眼与用耳交替　眼睛看书看累了，可以用听音频的方式继续收听相关主题的知识，这样既不耽误学习，还可以让眼睛和耳朵都及时得到休息。

5. 工作和娱乐交替　工作、学习，必须有张有弛，才能持之以恒，坚持下去。那种暴风雨式的工作方式，是不可能持久的。在紧张的工作间隙，我们可以看看电影、听听轻音乐，也可以适当地远足，放松紧张的大脑皮层，松弛神经，消除疲劳。

无论何种方式，莫法特休息法的最终目的都是为了确保让自己的工作保持新鲜感，因此每隔一段时间，我们应该主动改变一下工作环境和工作方式，在必要的时候做到劳逸结合，让工作与休闲娱乐活动有效结合起来。通过这种转换，可以把时间最大化地利用起来，而工作效率也会得到不断的提高。

【实践活动】
....

活动主题：测试你的拖延指数

1. 活动目的　通过本次测试，判断自己的拖延程度，发现在哪种情况下拖延相对严重，并影响到自己的学习或工作。

2. 活动过程　测试你的拖延指数。

下列每道题都有四个答案，即 A——非常同意，B——略表同意，C——略表不同意，D——极不同意。

请结合你的实际情况，选择最贴近你的那个答案，并把它填在题后的括号内。

（1）为了避免对棘手的难题采取行动，于是我寻找各种理由和借口。（　　　）

（2）为使困难的工作能被执行，给执行者一定的压力是必要的。（　　　）

（3）我经常采取折中的办法，以避免或延缓不愉快的事。（　　　）

（4）我遭遇了太多足以妨碍完成重大任务的干扰与危机。（　　　）

（5）当被迫做出一项不愉快的决策时，我通常会避免直截了当的答复。（　　　）

（6）我对重要行动计划的追踪工作一般不予理会。（　　　）

（7）试图令他人为我执行不愉快的工作。（　　　）

（8）我经常将重要工作安排在下午处理或者带回家里，以便在夜晚或周末处理。（　　　）

（9）我在过分疲劳（或紧张，或泄气，或太受抑制）时，无法处理困难任务。（　　　）

（10）在着手处理一件艰难的任务之前，我喜欢清除桌上的每一个物件。（　　）

评估标准及结果分析：

选项 A=4 分，B=3 分，C=2 分，D=1 分。总分低于 20 分，表示你不是拖延者，你也许偶尔有拖延的情况；总分在 21～30 分，表示你有拖延的毛病，但不太严重；总分高于 30 分，表示你或许已有了严重的拖延毛病。

活动总结：通过本次活动，对自我拖延有清晰的认知，并及时改正，提高时间利用效率。

活动评价：通过学生的自我总结和完成测试的态度进行成绩评定。

【思考题】

1. 时间的本质是什么？时间管理的内涵是什么？

2. 自我时间管理一般存在哪些误区？

3. 自我时间管理的原则有哪些？

第七章 自我情绪管理 ▷▷▷▷

【学习目标】

巩固 本章主要知识点：了解情绪和情商、情绪管理的相关理论及情绪控制方法。

培养 能够认知自己和他人情绪的能力，具备自我情绪控制和管理的能力。

扩展 提升自我的情绪控制能力。

【案例导入】

情志养生故事二则

清代有一位巡按大人，患有忧郁症，终日愁眉不展，闷闷不乐，几经治疗，终不见效，病情一天天严重起来。经人举荐，一位老中医前往诊治。老中医望闻问切后，对巡按大人说："你得的是月经不调，调养调养就好了。"巡按听了捧腹大笑，感到这是个糊涂医生，怎么连男女都分不清。此后，每想起此事，仍不禁暗自发笑，久而久之，忧郁症竟好了。一年之后，老中医又与巡按大人相遇，这才对他说："君昔日所患之病是'郁则气结'，并无良药，但如果心情愉快，笑口常开，气则疏结通达，便能不治而愈。你的病就是在一次次开怀欢笑中不药而治的。"巡按这才恍然大悟，连忙道谢。

《吴县志》中记载了一则叶天士妙用喜法治一老妪贫病交加的案例：叶天士宅后，一老妪两代皆寡，食指浩繁，贫病交加。叶天士视之，知其病由贫而来，非药石所能医治，令其种植西湖柳数十株。谓妪曰："汝病今不服药，来春即有无数病者来求购西湖柳，可令汝家一年温饱无忧。"至明春，柳丝苗长时，适值县中痧疹盛行，天士嘱每一病者向老妪购西湖柳三五钱。门庭若市，日进纷纷，老妪大喜，诸病若失。至秋间，喉病复炽，天士又嘱病家向老妪购买，自此家成小康。

（资料来源：陈四清，候江红.中医情志养生学［M］.北京：人民卫生出版社，2019.）

问题： 1. 从这两个案例中，你受到了什么启示？

2. 什么是自我情绪管理？

3. 你了解自我情绪管理的方法吗？

第一节　了解情绪

一、什么是情绪

（一）情绪的内涵

人类在认识外界事物时，会产生喜与悲、苦与乐、爱与恨等各种主观体验，我们把这种对客观事物的态度体验及相应的行为反应，称为情绪。一般而言，人类具有四种基本的情绪：快乐、愤怒、恐惧和悲哀。这四种基本情绪可以派生众多的复杂情感，如厌恶、羞耻、悔恨、嫉妒、内疚、喜欢、同情等。

情绪具有双向性，既有正面情绪，如快乐、正直、热情、喜悦、虚心、诚实等；也有负面情绪，如悲伤、恐怖、愤怒、内疚、焦虑、嫉妒等。

（二）情绪的分类

根据情绪发生的强度、速度、紧张度、持续性等指标，可将情绪分为心境、激情和应激三种类型。

1. 心境　是一种微弱的、平静的、具有感染性的、持续时间很长的情绪状态。当心境舒畅时，我们会觉得身边的一切都是那么美好；而当心境烦躁时，我们又会觉得诸事不顺，对什么都觉得反感。不同的人对同一事物会有不同的心境，就是同一个人在不同的环境中也会有不同的心境。

2. 激情　是一种爆发性的、强烈的、短暂的情绪活动。我们经常说的暴跳如雷、捶胸顿足、大惊失色、勃然大怒、欣喜若狂等都是这种情绪的外在表现。在激情的状态下，要避免过分的冲动，要能够调控自己的情绪，不要从一个极端走向另一个极端。

3. 应激　是一种在意外或突如其来的紧急情况下，所引起的急速而又高度紧张的情绪状态。如当人们遇到抢劫、事故等危险或突发事件时，身心会处于高度紧张的状态，并由此引发一系列生理反应，如心跳加快、面色苍白、血压上升等。应激是人正常的生理与情绪反应，这种反应不能过长，否则会导致疾病的发生。

（三）情绪商数（emotional quotient）

情绪商数，简称 EQ，也叫情商，它代表的是一个人的情绪智力能力。简单地说，情商是一个人自我情绪管理及管理他人情绪的能力指数。

情商，主要包括 5 个方面的能力，即识别自我情绪的能力、控制自我情绪的能力、情绪自我激励的能力、认知他人情绪的能力及人际关系的管理能力。围绕这 5 个方面的能力训练是情绪管理能力提升的重要内容。

（四）掌控情绪的重要性

消极情绪对我们的健康十分有害，科学家们发现，经常发怒和充满敌意的人很可能患有心脏病。哈佛大学曾调查了 1600 名心脏病患者，发现他们焦虑、抑郁和脾气暴躁的概率比普通人高 3 倍。因此，可以毫不夸张地说，学会控制你的情绪是你生活中的一件大事。

生活中，几乎每个人都会有一些不幸的遭遇，从而产生消极的情绪，但怎样度过这个阶段，调节自己的情绪，尽早战胜挫折，恢复常态，则是十分重要的。有些人不善于自我调节，不能宣泄和释怀，最终因为自己无法解脱而身患重病，甚至选择自绝的道路，一个重要的因素是情绪管控能力低下，即情商过低。

每个人都有丰富的情绪状态，对情绪的控制就是对情绪的关注、引导与调节，对情绪的控制，重在积极地、合理地疏导。学会认识自己的情绪、管控自己的情绪，就能够减少烦扰，增强应变能力，增加自己的成功概率。

在成功的道路上，最大的障碍并不是缺少机会，或是资历浅薄，而是缺乏对自己情绪的控制。愤怒时，若不能制怒，将使周围的合作者望而却步；消沉时，若放纵自己，许多稍纵即逝的机会将被白白浪费。

我们要主动领悟人类情绪变化的奥秘。对自己变化多端的情绪，我们不要听之任之，因为只有积极主动地控制情绪，才能掌握自己的命运。只有成为情绪的主人，我们才能变得强大。

二、情绪管理

（一）情绪管理的内涵

哈佛大学心理学家丹尼尔·戈尔曼（Daniel Goleman）在 1995 年提出带有革命性的概念——情绪智商（EQ）。戈尔曼将情绪智力界定为 5 个方面：①自我意识能力：了解自身情绪的能力。②自我管理能力：处理自我情绪及冲动的能力。③自我激励能力：面对挫折和失败时的坚持能力。④同理心能力：能体会和理解他人情绪的能力。⑤人际关系的管理能力：善于对待和处理他人情绪的能力。戈尔曼将情绪自我管理作为情绪智力理论结构中的一个维度进行了详细描述。他认为情绪的自我管理就是调控自己的情绪，使之适时、适地、适度。这种能力建立在自我觉知的基础上。如何自我安慰，如何有效摆脱焦虑、沮丧、激怒、烦恼等因失败而产生的消极情绪侵袭的能力。情绪管理能力弱的个体容易受到负性情绪的困扰，情绪管理能力高的个体则可以突破情绪的困扰，重整旗鼓。情绪管理能力是一种心理特征，是使人顺利实现情绪和情感活动所需的心理条件。

情绪管理，指的是要适时适所，对适当的对象恰如其分地表达情绪。主要体现在对自我和他人两个方面，包括以下 5 点：

1. 自我情绪的觉察　即当自己某种情绪刚一出现时便能够察觉，它是情绪智力的核心能力。一个人所具备的、能够监控自己的情绪及对经常变化的情绪状态的直觉，是自我理解和心理领悟力的基础。如果一个人不具有这种对情绪的自我觉察能力，或者说不认识自己真实情绪感受的话，就容易听凭自己的情绪任意摆布，以至于做出许多遗憾的事情来。

2. 自我情绪的调控　是建立在对情绪状态自我知觉的基础上的，是指一个人如何有效地摆脱焦虑、沮丧、激动、愤怒或烦恼等因为失败或不顺利而产生的消极情绪的能力。这种能力的高低，会影响一个人的工作、学习与生活。当情绪的自我调控能力低下时，就会使自己总是处于痛苦的情绪旋涡中；反之，则可以从情感的挫折或失败中迅速调整、控制并且摆脱而重整旗鼓。

3. 自我情绪的激励　是指引导或推动自己去达到预定目的的情绪倾向。它要求一个人为服从自己的某种目标而产生、调动与指挥自己的情绪。一个人做任何事情要成功的话，就要集中注意力，就要学会自我激励、自我把握，尽力发挥出自己的创造潜力，这就需要具备对情绪的自我调节与控制，能够对自己的需要延迟满足，能够压抑自己的某种情绪冲动。

4. 他人情绪的识别　这种觉察他人情绪的能力就是所谓同理心，亦即能设身处地站在别人的立场，为别人设想。愈具有同理心的人，愈容易进入他人的内心世界，也愈能觉察他人的情感状态。

5. 人际关系的协调　协调人际关系是指善于调节与控制他人情绪反应，并能够使他人产生自己所期待的反应。一般来说，能否处理好人际关系是一个人是否被社会接纳与受欢迎的基础。在处理人际关系的过程中，重要的是能否正确地向他人展示自己的情绪情感，因为，一个人的情绪表现会对接受者即刻产生影响。如果你发出的情绪信息能够感染和影响对方的话，那么，人际交往就会顺利进行并且深入发展。当然，在交往过程中，自己要能够很好地调节与控制情绪，所有这些都需要人际交往的技能。

（二）情绪管理的相关理论

1. 踢猫效应　一位父亲在公司受到了老板的批评，回到家就把沙发上跳来跳去的孩子臭骂了一顿。孩子心里窝火，狠狠去踹身边打滚的猫。猫逃到街上，正好一辆卡车开过来，司机赶紧避让，却把路边的孩子撞伤了。

这就是心理学上著名的"踢猫效应"，描绘的是一种典型的坏情绪的传染所导致的恶性循环。踢猫效应，是指对弱于自己或者等级低于自己的对象发泄不满情绪，进而产生连锁反应。人的不满情绪和糟糕心情，一般会沿着等级和强弱组成的社会关系链条依次传递。由金字塔尖一直扩散到最底层，无处发泄的最弱小的那一个元素，则成为最终的受害者。

然而，踢猫效应也有其正确的应用。

顾客指着面前的杯子，对服务员大声喊道："小姐！你过来！你看看！你们的牛奶是坏的，把我的红茶都糟蹋了！"

服务员一边陪着不是，一边说："真对不起！我立刻给您换一杯。"

新红茶很快就准备好了，碟边放着新鲜的柠檬和牛乳。

服务员再把这些轻轻放在顾客面前，又轻声地说："建议您如果放柠檬，就不要加牛乳，因为有时候柠檬酸会造成牛奶结块。"

顾客的脸一下子红了，匆匆喝完茶就走了。

旁边一位顾客看到这一场景，笑问服务员："明明是他的错，你为什么不直说呢？"

服务员笑着说："正因为他粗鲁，所以要用婉转的方法去对待，正因为道理一说就明白，所以用不着大声。理不直的人，常用气壮来压人；理直的人，用和气来交朋友。"

生活中，每个人都是"踢猫效应"长长的链条上的一个环节，遇到低自己一等地位的人，都有将愤怒转移出去的倾向。当一个人沉溺于负面或不快乐的事情时，就会同时接收到负面和不快乐的事。当他把怒气转移给别人时，就是把焦点放在不如意的事情上，久而久之，就会形成恶性循环。好心情也一样，为什么不将自己的好心情随金字塔延续下去呢？

2. 皮格马利翁效应　塞浦路斯的国王皮格马利翁是一位有名的雕塑家。他用象牙精心雕塑了一位美丽可爱的少女。他深深爱上了这个"少女"，并给她取名盖拉蒂。他还给盖拉蒂穿上美丽的长袍，拥抱她、亲吻她，他真诚地期望自己的爱能被"少女"接受。皮格马利翁感到很绝望，他不愿意再受这种单相思的煎熬，于是，他就带着丰盛的祭品来到阿芙洛狄忒的神殿向女神求助，他祈求女神能赐给他一位如盖拉蒂一样优雅、美丽的妻子。他的真诚期望感动了阿芙洛狄忒女神，女神决定帮助他。皮格马利翁回到家后，径直走到雕像旁，凝视着她。这时，雕像发生了变化，她的脸颊慢慢地呈现出血色，她的眼睛开始释放光芒，她的嘴唇缓缓张开，露出了甜蜜的微笑。盖拉蒂向皮格马利翁走来，她用充满爱意的眼光看着他，浑身散发出温柔的气息。不久，盖拉蒂开始说话了。皮格马利翁惊呆了，一句话也说不出来。皮格马利翁的雕塑成了他的妻子，皮格马利翁称他的妻子为伽拉忒亚。

人们从皮格马利翁的故事中总结出了"皮格马利翁效应"：期望和赞美能产生奇迹。皮格马利翁效应，指人们基于对某种情境的知觉而形成的期望或预言，会使该情境产生适应这一期望或预言的效应。你期望什么，你就会得到什么。只要充满自信地期待，只要相信事情会顺利进行，事情一定会顺利进行；相反，如果你相信事情不断地受到阻力，这些阻力就会产生。成功的人都具备自信的态度，相信好的事情一定会发生。

皮格马利翁效应告诉我们，对一个人传递积极的期望，就会使他进步得更快，发展得更好。反之，向一个人传递消极的期望，则会使人自暴自弃，放弃努力。皮格马利翁效应在学校教育中表现得非常明显。受老师喜爱或关注的学生，一段时间内学习成绩或其他方面都有很大进步，而受老师漠视甚至是歧视的学生就有可能从此一蹶不振。赞美、信任和期待具有一种能量，它能改变人的行为，当一个人获得另一个人的信任、赞美时，他便感觉获得了社会的支持，从而增强了自我价值，变得自信、自尊，获得一种积极向上的动力，并尽力实现对方的期待，以避免对方失望，从而维持这种社会支持的连续性。

第二节　自我情绪的觉察

一、情商与情绪觉察

从情商指数的高低来看，高情商的人和低情商的人对情绪变化的自我觉察与认识是大不相同的。

低情商的人在受到外界刺激之后，通常对自己的情绪毫无觉察，无论环境条件是否合适，直接会采取反应行为。如有人骂一句，他立即很生气就马上回敬一句甚至更多；别人给他提出一些不好的建议，他马上就黑脸；遇到不顺心的事，就无精打采甚至暴跳如雷等。

高情商的人在受到外界刺激之后，马上就会觉察到自己情绪的变化，但他并不立刻回应，而是借助于价值观、想象力、良知和独立意志等，对情绪的变化做出理性判断和思考。他会有意识或潜意识地问自己："我该采取什么反应才能有效地处理这种情绪的变化呢？"如听到不好的消息，他会冷静理智、处事不惊、沉着应对。

二、自我情绪觉察的方法

了解自身情绪的变化，判断情绪的影响，主动调整自己的心理，做出合适的行为反应，可以帮助我们迅速化解不良的感觉，这是进行情绪管理的第一步。提高识别自我情绪的能力需要借助一定的方法。

1. 情绪记录法　有意识地留意自己的情绪变化过程，并把它详细记录下来，然后，回过头来看看记录，并仔细分析思考你的情绪变化轨迹及各种情绪所产生的积极与消极结果，这对提高你的情绪识别能力大有裨益。

2. 情绪反思法　每一次情绪变化之后，都要判断自己当时的情绪反应是否得当？思考为什么会有这样的情绪？这种情绪反应带来了什么消极的影响？今后应该如何消除类似情绪的发生？如何才能控制类似不良情绪的蔓延？经过这样反复的思考，你会发现你情绪识别的能力越来越强。

3. 情绪恳谈法　如果对自己的情绪觉察能力不自信，你可以求助其他与你相熟的人员，如你的家人、上司、下属、朋友、同学等，采取恳谈的方法征求他们对你情绪变化的看法和意见，从他人的眼中，客观、真实地了解自己的情绪变化过程。

4. 情绪测试法　借助专业的情绪测试软件工具或咨询专业人士，来获取有关自我情绪认知与管理的方法建议。

三、自我情绪觉察的态度

态度决定行动，为提高情绪识别能力，你还需要在情绪识别中强化以下 5 种态度，简称"五个愿意"。

1. 愿意观察自己的情绪　虽然观察自己的情绪会花费很多时间，但要相信，这绝对是非常有价值的事情。

2. 愿意诚实面对自己的情绪　每个人都有情绪，在某种环境下，发泄未必是不良的。诚实地面对自己的情绪变化，才能了解内心真正的感受，才能更恰当地处理正在发生的状况。

3. 愿意问自己四个问题　在面对情绪变化时，你可以问自己四个问题：我现在是什么情绪状态？假如是不良的情绪，发生的原因是什么？这种情绪有什么消极后果？应该如何控制？

4. 愿意给自己和别人应有的情绪空间　容许自己和旁人都有停下来观察自己情绪的时间和空间，才不至于在冲动下做出不适当的决定。

5. 愿意替自己找一个静心的方式　每个人都有不一样的途径使自己静心。你可以寻找到一个最适合自己的安心方式，使自己在平静的心态下识别自己情绪的变化或反思自己情绪的变化。

第三节　自我情绪的控制

控制自我情绪是情绪管理的重要内容，也是一种难能可贵的艺术。一个不懂得控制自我情绪的人，往往会被负面情绪所主导，口无遮拦、行无规矩、随心所欲、没有规划、暴跳如雷等，更别提目标及目标实现了。

此外，消极的情绪使人感到难受，会抑制人的活动能力，减弱人的体力与精力，降低人的自控力，不仅影响人的学习、工作、生活，而且还会给人的健康带来危害。因此，学会控制自我情绪，不仅是你事业的需要，也是你生活中的一件大事。

一、情绪及行为过程中的控制

如果把情绪及其相应行为的产生看作是一个过程的话，我们可以把这个过程划分为五个阶段，即情境选择阶段、情境修补阶段、注意分配阶段、认知改变阶段及行为调控阶段。每个阶段我们都可以发挥主观能动性，不让情绪肆虐，理智地控制自我情绪。

1. 情境选择阶段　是通过选择有利的情境，如休闲聊天、娱乐、旅游、锻炼等，来控制自己的情绪，使自己的情绪保持一个放松、乐观、积极的状态。

2. 情境修补阶段　是指当你所选择的情境并不理想，无法使你保持积极乐观的情绪状态时，你可以在这个阶段进行修改，换一个让自己更加轻松的情境。如聊天无法让自己放松就干脆改成看电影或逛街等。

3. 注意分配阶段　是指要善于把注意力进行转移，在选择或修补的有利情境下，不要总是关注让自己感到恐惧、不安、担心、悲伤的事件。

4. 认知改变阶段　是指情境基本稳定，改变不太可能，这时你不妨换一个角度思考，把压力看成动力，把悲伤看成成长，把恐惧看成挑战等，将情境赋予更有积极意义的内涵，从而有效控制自己的情绪。

5. 行为调控阶段　不同于前四个阶段，前四个阶段都是在行为产生之前对情绪进行调节，而此阶段则是冲动行为产生后对这种冲动所做的调节。此阶段调节的重点应该是把紧张的情绪舒展开来，你可以通过找熟人倾诉或者寻找更有效的方法来化解冲突，调节情绪。

二、情绪控制方法

自我情绪的控制，还需要借助一定的方法和技巧。

1. 换个角度看问题　在现实生活中，情绪失控有很多原因，其中最常见的就是认为生活不如意，大事小事都与自己过不去。当遇到这种情况时，大可不必钻牛角尖，不妨换个角度看问题，或许会有意想不到的收获。此外，换个角度看人，他的某些缺点或许恰恰就是他的优点呢。总之，把人生的是非和荣辱看得淡一点，你就能很好地控制自己的情绪了。

2. 转移注意力　一般情况下，对情绪产生强烈刺激的事情，通常都与自身的利益密切相关，要很快将它遗忘是很困难的，特别是不好的事情。这时，任由不良情绪的侵蚀，还不如采用转移注意力的方法，让自己心有所系，忘却痛苦。如主动帮助别人，找知心朋友谈心，阅读有益的图书，娱乐等。凡是在不愉快的情绪产生时能很快将注意力转移的人，不良情绪就会很快从他身上消失。

孙思邈的《备急千金要方》云："弹琴瑟，调心神，和情性，节嗜欲。"吴尚先在《理瀹骈文》中也提出："七情之病也，看花解闷，听曲消愁，有胜于服药者矣。"中医养生中移情悦志的本质就是转移注意力，从而纠正人体气血紊乱状态，调畅气机，疏通气血，调整脏腑功能，恢复机体健康。在闲暇、业余时间，通过各种情趣高雅、动静相参的娱乐活动，如音乐欣赏、书法绘画、读书赋诗、种花养鸟、下棋及外出旅游等，以怡养心志，舒畅情怀，可以克服禀赋、年龄及文化教育背景对情志活动的不良影响，进而达到情志调养的目的。

3. 退一步海阔天空　生活在万千世界，各种冲突、摩擦时有发生，如果心胸狭窄，遇到问题想不开，则心中的阴霾会越来越大，最终只能是消极落寞、郁郁无为。倘若能宽容看待世事，不过分执着，抛开眼前的琐碎细节，跳上更为宽阔的舞台，则迎接我们的便是那海阔天空。请记住：任何人都不能伤害你，除非你自己！

4. 学会能屈能伸　弯曲不是软弱，而是坚韧，富有弹性。能屈能伸是高情商者的超人之处。在面对强手或有敌意的人群时，要主动避其锋芒；在面临失败时，要学会容忍，放下尊严和体面，接受现实，化阻力为动力，化悲痛为力量，化消极为积极；在得志时，要有雄心壮志，干一番有意义的大事。柔中带刚，刚中带柔，能屈能伸，才能把情绪控制得游刃有余。

5. 从另外一个角度看坏事　一些外界的刺激和干扰可能会使我们产生不良的情绪，但如果我们能够从这些不好的事情中发掘出有价值的信息，则这些坏的事情对我们来说可能就变成了有价值的事情。当然，不良的情绪也会逐渐得到缓和，并向积极的一面发展。

6. 适当地释放情绪　不良情绪越积越多，如果你又一直压抑自己，很可能会导致更大的心理负担，甚至是疾病的产生。所以，采取适当的形式把情绪宣泄出去，会使心情得到平静，情绪得到恢复。如过度痛苦时，不妨大哭一场，而笑也是释放积聚能量、调整机体平衡的一种方式。

【知识拓展】

林肯控制情绪的技巧

有一次，美国前陆军部长斯坦顿怒气冲冲地来到林肯的办公室，说一位少将指责他护短，并且对他进行了人格侮辱。林肯平静地说："是吗？这个家伙的确很可恶。你应该写一封尖酸刻薄的信回敬他，把他臭骂一顿才对。"

斯坦顿也真的很听话，他当即就写了一封措辞强烈，而且充满火药味的信。林肯看了这封信后，连声叫好："太好了，斯坦顿！就是这样，骂得他狗血淋头才叫过瘾，这样才能狠狠地教训他。"斯坦顿随即把信叠好装进了信封，这时，林肯却叫住了他："你准备干什么？""当然是寄给他呀！"斯坦顿急不可耐地说。

"不能胡来，斯坦顿！"林肯大声说："这封信你不能发，快把它扔到炉子里去。当别人激怒我或侮辱我的时候，我都是这么做的。你写了这封信不是已经解气了吗？如果还有气儿，那么就把这封信烧掉，再写一封！"

7. 用语言来调节　语言是一个人情绪体验强有力的表现工具。通过语言可以引发或抑制情绪的反应，即使不说出口也能起到调节情绪的作用。林则徐在墙上挂着"制怒"二字的条幅，就是用来调节自己紧张发怒的情绪。在工作生活中，我们可以用"忍""不要发怒""发怒会把事情搞砸""发愁没用，还是面对现实想办法解决才好"等语句来提醒自己对情绪进行控制。当然，用适当的语言也可以使别人的情绪得到舒缓，从而避免冲突的产生。

8. 用环境来调节　环境对人的情绪、情感同样起着重要的影响和制约作用。素雅整洁、光线明亮、颜色柔和的环境，使人产生恬静、舒畅的心情。相反，阴暗、狭窄、肮脏的环境，会给人带来憋闷和不快的情绪。因此，改变环境也能起到调节情绪的作用。当你受到不良情绪的压抑时，或非常痛苦时，不妨到外面走走，让大自然的美景旷达你的胸怀、愉悦你的身心，这对你情绪的调节会产生良好的效果。

【知识拓展】

清代画家高桐轩总结的十条养生长寿之道——"十乐"

1. 耕耘之乐：伏案一日，把锄半天，既享田家之乐，又能健壮人身，又有秋收丰食之望，何乐不为？

2. 把帚之乐：把帚扫地，洗桌净几，躬身举手之劳，则尘埃尽去，地净窗明，精神一快，乐趣则寓其中。

3. 教子之乐：教子以诗文书画，能以艺立身，自食其力，无忧于后，岂不快乐。

4. 知足之乐：公卿不足为贵，而安贫乐道，吾爱吾业，岂不一乐。

5. 安居之乐：吾所居，里人为力作以食庄稼汉，和睦为习，居此仁厚乡里，不闻酷吏之呵斥声，亦一大乐。

6.畅谈之乐：与野老田夫纵谈天下世外事，或测天气晴雨，或卜年景丰歉，坦胸畅谈，其乐陶陶。

7.漫步之乐：起身散步于中庭，或漫游于柳岸花畦，心神焕然爽朗，襟怀为之一畅。

8.沐浴之乐：冬月严寒不宜频浴，其他三季该当常浴，活动筋脉，有健身心，乃一乐事。

9.高卧之乐：每至炎暑伏天，白昼不宜作课（画），竹枕蒲席，北窗高卧，熏风吹来，五风生凉，合目养神，养精蓄锐正此时，亦劳者之一乐也。

10.曝背之乐：冬日天气清和，每至日中，或坐场上，或倚北墙，取日晒之如披狐裘，通身温暖，畏寒缩冷之感顿消，既活人筋血，又强人皮骨，其乐不可不知。

这些情绪控制的方法，你可以单独使用其中的一种，也可以综合使用多种。但须记住，适合自己的才是最佳的情绪控制方法。此外，除了这些情绪控制方法之外，还有很多种其他的方式方法，你可以从你自己的工作和生活中去体会、去感悟。当然，你也可以借鉴别人成功的情绪控制方法来提高自己的情绪控制能力。

（资料来源：陈四清，候江红.中医情志养生学［M］.北京：人民卫生出版社，2019.）

【实践活动】

活动主题一：控制情绪的角色扮演

1.活动目的

（1）能识别各种情绪类型。

（2）能了解情绪产生的原因。

（3）知道各种情绪的影响或后果。

（4）能学会如何控制自我情绪。

2.活动过程　情景描述，如果设定的情景题不够，教师可自行设定，但必须围绕情绪的各种表现形式展开。

（1）有人弄坏了你的车。

（2）有个同学告诉你，放学后他要找几个人一起来揍你。

（3）你正在看喜欢的电视节目时，有人把它调到了别的节目。

（4）你把妈妈省吃俭用给你买书的100元钱弄丢了。

（5）你在公共汽车上被人踩了一脚，结果还被人骂了一顿。

（6）同学们给你起了一个难听的绰号，并经常当面喊你。

（7）在某次竞赛或考试中，你获得了第一。

3.活动总结

（1）以小组为单位，每组以5～7人为宜。

（2）每个小组选择其中一个情景来讨论。讨论要围绕"遇到该情景，会产生何种情绪""该情绪会产生何种后果""如何控制该情绪发生"等方面展开。

（3）各小组讨论完之后，就选派本组人员对该情景进行角色扮演和现场模拟表演。

（4）各小组表演完，选出最佳组员和最佳团队各一名。

（5）根据表演效果，大家进行"如何进行情绪管理"的主题大讨论。

（6）教师最后进行总结陈述。

4.活动评价　通过活动，在互动中更好地了解情绪控制的方法及如何有效进行情绪管理。

活动主题二：情商测试

1.活动目的　评估情商。

2.活动过程　这是一组流行的测试题。可口可乐、麦当劳等世界 500 强企业，曾以此为员工 EQ 测试的模板，帮助员工了解自己的 EQ 状况。本测试共有 33 题，测试时间 25 分钟，EQ 最大值为 174 分。你可以通过此测试，来了解自己的 EQ 状况。如果你已经准备就绪，请开始计时答题。

第 1～9 题：请从下面的问题中，选择一个最切合自己实际的答案。

（1）我有能力克服各种困难。（　　　）

　　　A.是的　　　　　　　B.不一定　　　　　　　C.不是的

（2）如果我能到一个新的环境，我要把生活安排得（　　　）

　　　A.和从前相仿　　　　B.不一定　　　　　　　C.和从前不一样

（3）一生中，我觉得自己能达到我所预想的目标。（　　　）

　　　A.是的　　　　　　　B.不一定　　　　　　　C.不是的

（4）不知为什么，有些人总是回避冷淡我。（　　　）

　　　A.不是的　　　　　　B.不一定　　　　　　　C.是的

（5）在大街上，我常常避开我不愿打招呼的人。（　　　）

　　　A.从未如此　　　　　B.偶尔如此　　　　　　C.有时如此

（6）当我集中精力工作时，即使有人在旁边高谈阔论。（　　　）

　　　A.我仍能专心工作　　B.介于 A、C 之间

　　　C.我不能专心且感到愤怒

（7）我不论到什么地方，都能清楚地辨别方向。（　　　）

　　　A.是的　　　　　　　B.不一定　　　　　　C.不是的

（8）我热爱所学的专业和所从事的工作。（　　　）

　　　A.是的　　　　　　　B.不一定　　　　　　C.不是的

（9）气候的变化不会影响我的情绪。（　　　）

　　　A.是的　　　　　　　B.介于 A、C 之间　　　C.不是的

第 10～16 题：请如实选答下列问题，将答案填在后面的括号内。

（10）我从不因流言蜚语而生气。（　　　）

　　　　A.是的　　　　　　B.介于 A、C 之间　　　C.不是的

（11）我善于控制自己的面部表情。（　　　）

　　　　A.是的　　　　　　B.不太确定　　　　　　C.不是的

（12）在就寝时，我常常（　　　）

　　　　A. 极易入睡　　　　　　　B. 介于 A、C 之间　　　　C. 不易入睡

（13）有人侵扰我时，我（　　　）

　　　　A. 不露声色　　　　　　　B. 介于 A、C 之间　　　C. 大声抗议，以泄己愤

（14）在和人争辩或工作出现失误后，我常常感到震颤，精疲力竭，而不能继续安心工作。（　　　）

　　　　A. 不是的　　　　　　　　B. 介于 A、C 之间　　　C. 是的

（15）我常常被一些无谓的小事困扰。（　　　）

　　　　A. 不是的　　　　　　　　B. 介于 A、C 之间　　　C. 是的

（16）我宁愿住在僻静的郊区，也不愿住在嘈杂的市区。（　　　）

　　　　A. 不是的　　　　　　　　B. 不太确定　　　　　　C. 是的

第 17～25 题：在下列问题中，请选择一个最切合自己实际的答案。

（17）我被朋友、同事起过绰号、挖苦过。（　　　）

　　　　A. 从来没有　　　　　　　B. 偶尔有过　　　　　　C. 这是常有的事

（18）有一种食物使我吃后呕吐。（　　　）

　　　　A. 没有　　　　　　　　　B. 记不清　　　　　　　C. 有

（19）除去看见的世界外，我的心中没有另外的世界。（　　　）

　　　　A. 没有　　　　　　　　　B. 记不清　　　　　　　C. 有

（20）我会想到若干年后有什么使自己极为不安的事。（　　　）

　　　　A. 从来没有想过　　　　　B. 偶尔想到过　　　　　C. 经常想到

（21）我常常觉得自己的家庭对自己不好，但是我又确切地知道他们的确对我好。
（　　　）

　　　　A. 否　　　　　　　　　　B. 说不清楚　　　　　　C. 是

（22）每天我一回家就立刻把门关上。（　　　）

　　　　A. 否　　　　　　　　　　B. 不清楚　　　　　　　C. 是

（23）我坐在小房间里把门关上，但我仍觉得心里不安。（　　　）

　　　　A. 否　　　　　　　　　　B. 偶尔是　　　　　　　C. 是

（24）当一件事需要我做决定时，我常觉得很难。（　　　）

　　　　A. 否　　　　　　　　　　B. 偶尔是　　　　　　　C. 是

（25）我常常用抛硬币、翻纸、抽签之类的游戏来预测凶吉。（　　　）

　　　　A. 否　　　　　　　　　　B. 偶尔是　　　　　　　C. 是

第 26～29 题：下面各题，请按照实际情况回答"是"或"否"。

（26）为了工作我早出晚归，早晨起床我常常感到疲惫不堪。（　　　）

（27）在某种心境下，我会因为困惑陷入空想，将工作搁置下来。（　　　）

（28）我的神经脆弱，稍有刺激就会使我战栗。（　　　）

（29）睡梦中，我常常被噩梦惊醒。（　　　）

第 30～33 题：本组测试共 4 题，每题有 5 种答案，请选择最切合自己实际的答案。
1 代表"从不"，2 代表"几乎不"，3 代表"一半时间"，4 代表"大多数时间"，5

代表"总是"。

（30）工作中我愿意挑战艰巨的任务。（　　）

（31）我常发现别人好的意愿。（　　）

（32）能听取不同的意见，包括对自己的批评。（　　）

（33）我时常勉励自己，对未来充满希望。（　　）

3. 活动总结　评估标准。

计分时请按照记分标准，先算出各部分得分，最后将几部分得分相加，得到的那一分值即为你的最终得分。

（1）第 1～9 题：共（　　）分。

　　　A 得 6 分，B 得 3 分，C 得 0 分。

（2）第 10～16 题：共（　　）分。

　　　A 得 5 分，B 得 2 分，C 得 0 分。

（3）第 17～25 题：共（　　）分。

　　　A 得 5 分，B 得 2 分，C 得 0 分。

（4）第 26～29 题：共（　　）分。

　　　"是"得 0 分，"否"得 5 分。

（5）第 30～33 题：共（　　）分。

　　　1、2、3、4、5 分别计 1 分、2 分、3 分、4 分、5 分。

（6）上述五项的总得分为（　　）。

4. 活动评价　总分 150 分以上：表明你就是一个 EQ 高手。你懂得尊重所有人的人权和人格尊严；不将自己的价值观强加于他人；对自己有清醒的认识，能承受压力；自信而不自满；人际关系良好，和朋友或同事能友好相处；善于处理生活中遇到的各方面问题；能认真对待每一件事情。

130～149 分：表明你的 EQ 较高。你是一个负责的人；有独立人格，但在一些情况下易受别人焦虑情绪的感染；比较自信而不自满；有较好的人际关系；能应对大多数的问题，不会有太大的心理压力；有自尊。

90～129 分：表明你的 EQ 一般。你容易受他人影响，自己的目标不明确；你比更低的情商者善于原谅，能控制大脑；你能应付较轻的焦虑情绪；你把自尊建立在他人认同的基础上；你缺乏坚定的自我意识；你的人际关系较差。

90 分以下：表明你的 EQ 较低。你的自我意识很差；无确定的目标，也不打算付诸实践；严重地依赖他人；处理人际关系能力差；应对焦虑能力差；生活无序；无责任感；爱抱怨。

【思考题】

1. 谈一谈掌握情绪的重要性。

2. 什么是情商？情商包括哪些方面？

3. 自我情绪管理的方法有哪些？

第八章 自我压力管理 ▷▷▷

【学习目标】

巩固 本章主要知识点：压力的定义和种类；压力源的分类；压力生理学；心理压力；压力的应对策略及技巧。

培养 自我分析能力，自我解压能力。

扩展 关注自我压力，掌握自我压力管理前沿知识，面对压力能够适当解压，以平和心态投入学习和生活中，提高自我压力管理综合能力，提高学习效率和生活质量。

【案例导入】

大学生心理健康案例一则

某中医药大学大三学生王某，坐在教室里看书时，总担心会有人坐在身后并干扰自己，有强烈的不安全感，以至于他只能坐在角落或者靠墙而坐，否则无法安心看书；对同寝室一位同学放收音机的行为非常反感，有时简直难以忍受，尤其是中午睡午觉时总担心会有收音机的声音干扰自己，从而睡不着觉，经常休息不好。但又不好意思与其发生当面冲突，因为觉得为这样的小事发脾气，可能是自己的不对。他很长时间不能摆脱这种心理困境，很苦恼，严重影响了自己的日常生活和学习。现在即将毕业，心中一片茫然，担心找不到理想的工作，有时候也懒得去想这个问题，怕增添烦恼。他学习一般，在班上成绩中游，当看到其他同学都在准备考研究生，自己也想考，但是又不能集中精力学习。自卑，缺乏自信，生活态度比较消极，自认为家在农村，经济状况一般，认为自己有责任挑起家庭的重担，但又觉得力不从心，所有的一切都糟透了。

（资料来源：大学生心理健康案例分析，豆丁网，https://www.docin.com/p-2648903515.html）

问题： 1. 你是否也有过和王某相似的经历？自己又是如何解决的？

2. 你目前面临哪些压力？

3. 你的压力产生的主要原因是什么？

第一节　压力概述

一、压力的本质

"压力"一词，最早是物理学中的术语，本意是指施加在物体上的力量。压力一词成为表述人类状态的流行语，始于著名生理学家汉斯·塞利（Hans Selye）的《生活中的压力》一书，他在其中报告了自己的研究结果，阐释了人在慢性压力下的生理反应及其与疾病的关系。如今，"压力"一词被用来描述人们在面对工作、人际关系、个人责任等的要求时所感受到的心理和精神上的紧张状态。

（一）压力的界定

在当代，"压力"一词有着多种含义与界定。在东方哲学中，压力被认为是内心平和的缺失。在西方文化中，压力则是一种失去控制的表现。从心理学角度上来说，著名的研究者理查德·拉扎勒斯（Richard Stanley Lazarus）认为，压力是当事件和责任超出个人应对能力范围时所产生的焦虑状态。从生理学角度上来说，压力是身体的疲惫和受折磨程度。塞利在他的界定中还补充道，压力是身体对于施加于其上、需要其适应的一切要求的非特异性反应，无论这一要求产生的是喜悦还是痛苦。

"整体医学"领域的专家因此将拉扎勒斯与塞利的界定加以扩展，认为压力是一个人无力应对觉知到的（真实存在或想象中的）自己心理、生理、情绪及精神受到威胁时所产生的一系列生理性反应及适应现象。在这里需要强调的是"觉知到的"这个词，因为一个情境对于一个人是有威胁的，但对于另一个人却未必构成压力。

（二）压力反应

压力反应，是指个体在接受外界压力刺激后，在心理、生理和行为等方面发生的变化。压力反应包括心理生理反应和行为反应，是生理和心理相互作用的结果，是一系列生理和心理反应的综合表现。压力导致的身心反应可以在生理、认知、情绪、行为 4 个方面表现出来。

1. 生理反应　头痛的频率和程度不断增加；肌肉紧张，特别是颈部、肩部、背部、头部的肌肉紧张；皮肤干燥、有斑点，或是刺痛；消化系统出现问题（胃痛、腹泻）；心悸和胸部疼痛也经常是与压力有关的预警信号。

2. 认知反应　注意力不集中，走神；优柔寡断，小事情也不敢做决定；记忆力衰退，经常忘记做事情；判断力变差，导致错误决定；对周围的环境持消极态度。

3. 情绪反应　容易烦躁，或者是喜怒无常；意志消沉和经常发愁，生活无乐趣；丧失信心和自暴自弃；精力枯竭，缺乏积极性；有疏远感、冷漠。

4. 行为反应　睡眠不好，失眠或者是睡眠时间过长；多梦或经常做噩梦；比平时经常性饮酒或者抽烟；不愿意和朋友或者家庭成员交流，觉得累；坐立不安、烦躁。

行为反应主要包括以下 4 个阶段。

阶段一：来自五官的刺激信息输送到大脑，例如一声尖叫、烟味、毒气等。

阶段二：大脑对刺激信息进行解读，确认是否具有威胁。如果刺激被认为不是威胁，反应就到此结束（如尖叫声是从电视里发出来的）；如果刺激被认为是威胁，大脑便迅速激活神经和内分泌系统，为防御和（或）逃走做准备。

阶段三：身体保持激活、唤醒状态，直至威胁消失。

阶段四：一旦威胁离开，身体恢复体内平衡，即一种生理上的平静状态。

（三）压力的种类

压力可以分为 3 种类型：正性压力、中性压力、负性压力。

1. 正性压力　是好的压力，产生于个体被激发和鼓舞的情境中。坠入爱河便是一种正性压力，邂逅电影明星或著名运动员也是一种正性压力。一般来说，属于正性压力的情境都是令人愉快的，因此，它们不被视作威胁。

2. 中性压力　是一些不会引发后续效应的感官刺激，它们无所谓好坏。听到一则远方偏僻角落发生了地震的新闻，便属于中性压力。

3. 负性压力　即不好的压力，经常被简称为压力。

负性压力又可以分为两类：急性压力和慢性压力，前者来势汹汹但迅速消退；后者出现的时候不甚强烈，但旷日持久（如几小时几天、几星期、几个月）。下面是一个急性压力的例子。你行驶在高速公路上，风从发梢掠过，你感觉生活是那么的美好。突然，你从后视镜中瞥到了闪烁的蓝色灯光。天哪！你赶紧减速并停了下来。警车也在你后面停了下来。你的心跳加速，你的声音颤抖，你的手心渗出了汗水。你赶紧从钱包中掏出证件，并把车窗摇了下来。当警察询问你为什么要超速驾驶时，你的声音比平常提高了三个八度。检查过你的汽车和证件之后，警察仅仅是警告你一下。哦！警察回到他的车里开车走人了。你等他驶出了视线，重新发动汽车，开回高速公路上。在几分钟之内，你的心脏恢复了平静，你的手心又干燥了，你开始跟着收音机里的歌曲哼唱起来。威胁解除了。急性压力的强度仿佛洪水猛兽，但仅仅是短暂一刻。

慢性压力则不会那么强烈，但可能持久得让人无法忍受。例如，一整个学期都在忍受和"一个令人讨厌的室友"住在一起；信用卡账单虽然每月都在付，但还是越来越多；生活在一个你无法忍受的城市里；与男友／女友、丈夫／妻子维持不咸不淡的关系，难以继续下去，但分开唯恐更糟。因此，慢性压力常常和疾病联系在一起，因为身体要被危险不断地唤起。

（四）压力源的分类

被认为是威胁的情境、环境或刺激，都被称作压力源，即制造或引发压力的东西。急性压力通常是毫无预警突然出现的急性压力源的结果，一般来说，来不及对情况做缜密分析，身体就已经开始做出反应了，不过恢复镇静也是一瞬间的事情。而慢性压力源可能会出现一些先兆，值得我们关注，因为它们对身体的影响更加持久和显著。从压力源的本质来看，可以分为三类：

1. 生物生态层面影响　许多生物和生态层面的因素可能引发不同程度的压力反应。例如，阳光、重力、电磁场等会影响到我们的生物节律。

2. 精神心理层面影响　精神层面的影响在各种压力源中占据最大的比重。它们主要来自我们心理上对刺激的知觉。人们对于自我的思想、信念、态度、观点、知觉及价值观会有本能的防御，一旦这些受到挑战、违背，甚至改变，自我就会感觉受到威胁。

3. 社会层面影响　社会层面的影响早就被当作个体困境的来源之一被广泛研究。例如，过度拥挤、城市无限扩张、重大生活变故等。

（五）大学生常见的压力

1. 室友影响　在寝室里找到一个跟自己志同道合的人不是一件容易的事，如果你原来在家里有自己独立的房间的话更是如此。我们都知道，好朋友不一定是好室友，但室友可能成为长久的朋友。室友给你的压力在于，在各种情境下，不管好的还是坏的，你都要学会妥协，发挥出你的交际技能。你可能会觉得寝室真不是人住的地方，但请记住，学校已经尽最大的努力做了最好的安排，不过他们的生活习惯可能的确与你完全不同。

2. 专业追求　你的专业是什么？或许在大学岁月里最流行的一个问题就是"我未来要做什么"。虽然在大学里学生可以换专业，但如果你的父母要求你选择一条你未必喜欢的职业道路（如法律或医学），如果你为了取悦父母而选择一个他们喜欢但自己未必喜欢的专业，那么问题就变得复杂了。

3. 学业上（考试、论文、项目等）的最后期限　期中考试、期末考试、写研究报告、完成项目等，都是为了检验你学习的成果。在高校，一般来说，一个学期需要同时学习多门课程，因此可能许多课程的最后期限都集中在同一天。如果你完成得不理想就会导致最终的成绩不佳，甚至不及格。

4. 助学贷款　假如你申请了助学贷款，压力便会接踵而至。

5. 储蓄　上大学以后，你开始要为自己的开销付账，因此必须学会储蓄，不让自己超支成为"月光族"，而这不仅是一项技术，更是一门艺术。为了避免这种情况的发生，你最好不要花还不是自己的钱，靠自己的能力生活。

6. 生活方式　周末玩到凌晨两点才睡觉、逃课、吃劣质食品、随意出去旅行……这些都是你的自由，不过你需要为这些行为的后果承担责任。摆脱了父母的控制，意味着你必须平衡自由和责任，如果你没有做好这个平衡，压力就会严重干扰你的生活。

7. 群体压力　新生都有被群体接纳的强烈需要，因而他们容易屈从于群体压力，而在新群体中群体压力一般是很强的。如果群体的行为和你自己的价值观产生分歧，就会引发压力，在这时，遵从于群体的想法可能会更占上风。

二、压力生理学

压力反应具有一定的生理动因，尤其是压力对机体的即刻、中间与延迟效应。当我们采用一些措施（尤其是运用放松技术）以图有效改善压力带来的不良反应时，压力刺激下个体间生理过程的极度相似性显得非常重要。例如，运用特殊意象、心象、音乐疗法及生物反馈时，了解机体反应方式非常重要。

与压力生理学直接相关的系统有三个：神经系统、内分泌系统和免疫系统。三者均可以由个体觉知到的威胁信息诱发反应。本书主要介绍前两部分。

（一）中枢神经系统

神经系统可分为两部分：中枢神经系统与周围神经系统。前者由脑和脊髓组成，后者由所有到达终端的神经通路组成。人类大脑可以进一步分为三个水平：自主神经水平、边缘系统及新皮层水平。

自主神经水平是人脑的最低水平，由网状结构和脑干两部分组成。网状结构尤其是构成网状激活系统的神经纤维，是连接大脑与脊髓的纽带。脑干由脑桥、延髓与中脑组成，主要负责人体自主性活动，譬如心跳、呼吸与血管舒缩。人们认为，脑干是大脑自动化控制中心，保证维系生命的主要器官与自主神经时刻正常运转。脑干是人脑最原始的部分，这与其他哺乳动物类似。

边缘系统是大脑的第二（中间）水平。边缘系统是情绪控制中心。边缘系统中多个神经中枢直接负责构成压力反应的事件所引起的生化信息传递。边缘系统由丘脑、下丘脑、杏仁核及垂体组成，而垂体是内分泌腺之首。上述四部分协调工作，共同维护体内平衡。例如下丘脑控制食欲与体温。同时，下丘脑似乎也是痛苦与快乐中心；鉴于此，经常会把下丘脑视为情绪中枢。下丘脑同时具有以上几种功能，也就可以解释为什么当体温与环境温度趋平时，饥饿感会降低；为什么极度焦虑的时候，食欲会下降。

新皮层是大脑中最高级又最复杂的一部分。正是在新皮层，个体才会将感官信息加工（解码）为威胁性或没有威胁性信息，这里也是认知（思维过程）产生之处。新皮层中存在特殊的神经机制，使得个体可以分析、想象、创作、直觉、逻辑加工、记忆及组织信息。

大脑的层级结构决定了较高水平脑区能够对低水平区域施加影响。因此，意识思维会影响到情绪反应，意识同样可以调节自主神经系统对心跳速率、呼吸频率甚至血流量的自动化控制。

（二）自主神经系统

神经纤维网为中枢神经系统提供营养，它独立于中枢神经系统却与其协调工作。该神经束（周围神经系统）由两个独立网络组成。首先是神经细胞体网络，它是一个双向传导环路，负责在神经通路内传递五种感官与脑高级中枢之间产生的信息，称为传出（指向周围）与传入（指向大脑）神经通路。其次是自主神经系统。自主神经系统调节内脏活动与生命器官，包括循环、消化、呼吸与体温调节。之所以如此命名，是因为多数情况下，该系统不受意识控制。

自主神经系统由两部分组成：交感神经系统与副交感神经系统，两者均受下丘脑控制。两者通过神经纤维，支配（刺激）身体的许多器官。

交感神经系统通过将儿茶酚胺类神经递质（尤其是肾上腺素与去甲肾上腺素）释放于多种神经突触内，使许多器官产生一系列变化，为快速新陈代谢变化与躯体运动做好准备。交感神经冲动促进能量消耗，能量消耗具有分解代谢机能，通过将各种代谢物转化为能量，为躯体运动做好准备。交感神经系统为骨骼肌提供氧气充足、营养丰富的血液以备新陈代谢。

交感神经冲动加速能量消耗，而副交感神经冲动则会使能量得到保护，身体得到放松。副交感神经冲动具有降低心率、呼吸频率、肌肉紧张度及其他功能。两种系统总是处于部分激活状态；不过，两者又相互排斥，不能同时控制内脏活动。两种系统协调作用，对内脏活动进行精确调节，就像驾驶时使用加速器与制动器一样。唤醒交感神经系统，就如同踩了油门踏板，驱动个体应对压力；在非应激状态下副交感神经系统开始影响机体活动，促进内平衡。换句话说，机体无法同时处于唤醒和放松状态。

（三）内分泌系统

内分泌系统由一系列遍布全身的腺体组成，调节持久性（非即刻性）新陈代谢功能。内分泌系统由四部分组成：内分泌腺体、激素、循环及目标器官。内分泌腺产生并释放化学物质——激素。激素是一种由蛋白质化合物构成化学信使，与特定受体部位结合，以改变（增加或减少）细胞的新陈代谢活动。通过连接内分泌腺与目标器官之间的血液循环，将腺体产生的激素传递到目标器官。心脏、骨骼肌及动脉的新陈代谢变化，均受激素的影响。与压力反应紧密相关的内分泌腺包括脑垂体、甲状腺与肾上腺。脑垂体被称为主腺，它能产生多种重要的激素，诱发其他腺体分泌激素。脑垂体受下丘脑的直接影响。甲状腺活动可以增加总体新陈代谢率，但是，对压力反应产生直接影响的内分泌腺可能是肾上腺。

三、心理压力

几个世纪以来，科学家一直在探讨大脑和意识的关系。有人认为，意识是大脑的一种功能，由一系列的生理反应组成；有学者认为，意识是一种独立的动力体系，作为基础的选择器官而独立于个体本身。由于持有不同的观点，一些科学家认为，所有的感觉和情绪都可以理解为神经化学信息的传递，从大脑的一个细胞到另一个细胞；有些科学家认为，意识独立于大脑，用某种方式与大脑结合。在压力反应中，意识和大脑的关系越来越清晰，更多人认识到意识是一个非常复杂的现象，不能仅仅解释为神经化学作用的产物。意识可以说明情绪、思维、行为甚至人格特质。很多知名学者对理解意识作出了重要贡献，涉及人格、情绪、认知、行为领域。压力会对情绪有较大的影响，过去有很多学者运用各种理论，试图说明这种复杂性。他们试图解释：为什么个体把一些事件看作是有威胁性的？用哪种认知动力去处理心理压力？

（一）愤怒

长期以来，愤怒的表达一直困扰着人们，也许它是所有人类情感中最不舒服的一种情绪。所以不舒服是因为这种感受如此强烈而真实，而表达出来又是危险重重。愤怒让人不适，心理学领域中，认识这种沉重而强烈情绪的意义，认识它与冠心病及其他严重疾病的潜在关系，在近30年才开始研究，并且提出了一些新的有效行为用来疏导愤怒的情绪，克服受挫感，提升内心的平静感。这些研究结果很有意义，因为愤怒这种情绪越来越多地成为一个普遍性的问题，包括马路愤怒（指司机在路上的暴力行为，常引发交通事故）、空中愤怒（指旅客在坐飞机的时候容易出现愤怒甚至暴力的现象）、电话愤怒（在打电话时发生的愤怒体验和表达，包括语言上的攻击）、办公室愤怒等。

愤怒是一种沟通形式，它展示了一个人价值观和个人重要性的建构。像其他动物物种一样，人类通过愤怒的表达来交流领地的疆界。但是，对于人类来说，这些领地的界限是以个人的理念、知觉、价值观、信念构成的自我认同或者自我来代表的，它与个人对财产的拥有是一样的。此外，愤怒还用于确定权威感及强化和终止关系。愤怒提供了难以置信的能量资源和生理上的力量，这与其他情绪的影响不同。

愤怒管理策略：①了解你的愤怒类型。②学习监控你的愤怒。③学习逐步降低你的愤怒。④学会跳出来思考你的愤怒。⑤要与你所有的感觉舒服的人相处，学会结构性表达。⑥提前计划。⑦发展一个支持系统。⑧现实地期待自己和他人。⑨学习问题解决技术。⑩保持体形。⑪变抱怨为诉求。⑫让过去的愤怒成为历史。

（二）恐惧

恐惧和愤怒一样是生存的一个要素。最基本的恐惧激发了一种生理反应，使人们从压迫的、无法抵抗的，甚至是致命的威胁中逃离和躲藏，在某种情况下，恐惧会使人在一瞬间无所适从，恐惧常被描述为焦虑的状态，并以多种状态出现，包括困窘、偏见、忧虑、绝望、担心、傲慢、怀疑、胁迫和偏执等，不一而足。弗洛伊德认为，焦虑是一种未知的恐惧，也就是说，个体不知道自己为什么感到焦虑。最近，许多心理学家和健康领域的专家一直把"恐惧"和"焦虑"通用。与愤怒相似，长期的焦虑产生了由压力反应引起的生理适应，很大程度上涉及免疫系统。多次的恐惧事件被认为与风寒、流感、肿瘤等疾病的发生有关；一些研究指出，恐惧还与癌症有关。

当前的一些学说认为，恐惧不是本能的，而是在经历一个或多个事件后形成的习得性反应，由此带来了生理上或情绪上的痛苦（如三度烧伤、爱人离世、糟糕的考试结果、被抛弃）。有些是直接经历的，如被黄蜂蜇伤，或者是间接地通过其他人的经验习得的，如听到恐怖的故事。这种经历产生的"条件反射"反应，小到事件发生时的谨慎和担忧，大到失去行为能力。有了一次或多次经历后，就会产生恐惧感，而且通过想象就可以控制和再次引起恐惧感。

人们愤怒时体内会产生大量的肾上腺素，由此带来一股波涛汹涌的能量，但恐惧是一种消耗性的情绪。这种要隐藏的冲动无论是什么目的，都消耗能量而不是释放能量。

学者戈尔曼指出，长期的焦虑会发展为自我击败行为。换句话说，担忧和恐惧不能解决人们遇到的问题，因为情绪能量的注入使问题仍然存在。戈尔曼是确认压力与疾病有关的学者，他相信学会识别、关注和处理我们的感受（如愤怒、焦虑、抑郁、悲观、孤独）是疾病预防的必要手段。

实际上任何事都可以触发恐惧感，引起焦虑的事件或情境基本可以分为六个类别：失败、拒绝、未知、死亡、隔离、失去自我控制。焦虑的复杂性在于许多基本的恐惧是相互交织的，使得最初的压力源很难区分。但是如果我们特别注意到引起焦虑的压力源，就会发现基本的恐惧类型，即典型的恐惧是来自我们想控制对具体威胁的觉知。这六种恐惧都是与我们不能接近或使用内部资源有关，这样导致了低自尊。

克服恐惧的策略：①调整好心态。②不要找借口。③不要抱怨。④不要责怪自己。

第二节　应对策略

一、压力应对策略

当遭遇压力源情境或事件时，有些人会感到非常无助和脆弱。要战胜这样的威胁，就要创造某种应对策略。不同压力需要不同的应对策略。对大多数人来说，当刺激较小时，采取的相应行动方式大体是自发的。但是，随着压力源的数量和强度逐渐增强，直至逼近所能承受的临界量，这些常规的应对策略可能不再有效。除非采取一种或数种更为有效的方法，否则其结果只会使人感到心灰意冷、心理瘫痪、情绪低落。

成功处理感知到的压力源的应对策略包含四个要素：第一，问题意识的提升，即增强感知。对所处环境有明确的关注焦点和全方位的观察角度。根据它们的本质，压力源易于造成短视，扭曲视点和观点。好的应对策略将会去除这些掩盖问题本质的障眼物，给你打开一片无限可能的空间。第二，有效应对策略涉及信息加工的一些方面。信息加工的动态过程包括对感官输入进行添加、削减、改变和操纵，从而在造成生理损害之前抑制对压力源的觉知。信息加工也包括对所有可以用于平静面对的资源的评估。第三，信息加工的结果很可能包括一系列新的行动，或者说调整行为，这些和新的认知方法一起全方位地消除压力。第四，可能也是最重要的要素是和平解决。要确定一种应对策略有效，那么它必须能产生令人满意的解决结果。如果不能成功地终止压力，这种应对方法就不是有效的。下面的等式强调了有效应对策略的一些概念：

有效应对策略＝增强感知＋信息加工＋调整行为＋和平解决

一些应对策略可能只对特定的情况有效，可能不能达到和平地解决，这种情况下就需要选择新的策略。应对策略可能是积极的也可能是消极的。积极的应对方法基于和平解决的基础，进而被证明能令人满意地处理压力。这是所有有效应对策略的目标：不仅仅是幸免于难，而且还要在逆境中获得成长。相反，消极的应对策略无法提供有启发的解决方案。它使对压力的感知持续，而且使无效反应发展为无法打破或阻止的恶性循环。消极应对的例子，如回避问题、不作为、屈服、心灰意冷、敌意的攻击性及自我毁灭的依赖行为（如酗酒、吸毒和暴饮暴食）。

　　研究者认为，有几百种应对策略，每种应对策略都可以单独使用，但更经常的情况是同时使用数种策略来抵抗感知到的压力。你可以从中选择许多积极的应对方法。增强感知和信息加工的应对策略包括写日记、艺术治疗、认知重建、幽默疗法、睡梦疗法和创造性问题解决等；强调行动过程或者行为改变的应对技能包括时间管理、决断训练、社交工程及交流技巧。像学习使用个人电脑或者提高你的网球水平一样，应对方法也是一种可以通过练习提高效力的技能。没有哪种应对方法可以应对所有感知到的压力，所以，我们要掌握尽可能广泛的应对方法，以便从中选择，这样会使通往解决的道路更易行进。

二、认知重构

（一）认知重构

　　生活中，压力源以各种类型、方式和强度出现，例如漏气的车胎、酗酒的父母、考试成绩较差等。并非环境本身有多大压力，而是对环境的知觉和解释使人感到有压力，即个人认知使人感到有压力。认知是一个包含了各种思考和推理技能的心理过程。

　　"认知重构"这一术语，在1975年由多纳德·H·梅琴鲍姆（Donald Herbert Meichenbaum）提出，它描述的是一种适用于压力相关失调患者的技术。这种应对方式旨在通过接受外部谈话对内部自我对话进行修正，帮助人们在产生消极事件知觉时，建构积极思维。

（二）启动认知重构的步骤

　　认知重构是对于那些持续不断的心理对话的提炼，结果是，对绝大部分人而言，是一个不间断的过程。这几个阶段如下所示：

　　1. 察觉　察觉的过程有三个步骤。起初，识别和确认压力源。这一步可能需要写下你脑海里所想的，包括所有的挫折和苦恼。察觉过程的第二步，识别为什么这些情境或事件成为压力源，更进一步识别与每一个压力源相关联的都是什么样的情绪态度。最后的一步中，给最主要的压力源及相关情绪做出最初的评价。如果最初的评价是防御性或消极的，并妨碍你解决问题，那么在下一个阶段将进行重新评价。

　　2. 对情境的再评　再度评价或者二次评价，即脑海中产生的"次级想法"，它提供一种不同的（客观的）观点。再度评价是相关因素的一次新的集结或重组，是敞开接受新想法的过程。这阶段，次级或三级想法涉及选择一个中立的或者比较积极的立场，以更好地应对手头的问题。要记住，一次再评价并不是一个合理化的过程，也不是一个压抑情感的过程。同时还要确切地记住，哪些因素是你能够控制的，哪些又是你所控制不了而必须接纳的。

　　3. 采纳及替代　任何的态度转变中最困难的一步就是它的执行。一旦一个新的心理概念产生了，就必须马上采纳和执行。人天生就是偏爱习惯的生物，喜欢在已知的事物中找寻安慰，即使所谓的"已知"并不是我们想要的。悲观主义是一种防御装置，尽管并未被看作提高人类潜能的方式，但对于过去方法的熟知仍然能给人以安慰，改变起来并不容易。改变涉及一些风险。用一种积极的态度代替消极态度，起初可能会让你感觉很脆弱。但是，正如其他随着练习而提高的技能一样，一种新的舒适、安全感也会渐渐产生。根据认知重构，当压力出现并不断重复时，必须经常替换新的心理构念。

4. 评估　对任何新的冒险和尝试的检验都要看它的效果。这种新的态度是否起作用？起初，它可能没什么效果。初次尝试投篮，结果可能是让人尴尬的不能投中。对新的态度做出评估，并确定它的价值。如果评估的结果证明新的念头是一次彻底失败，那么回到第二个阶段并再做一次新的评价；如果新的念头发挥作用了，就带着那些仍待解决的问题重复这一过程。

（三）认知重构的一些其他建议

1. 使用一个放松的技巧让心灵得以平静　放松技巧一旦开始，精神就会开始放松，而且意识会从一种分析的模式转变为接受的模式。在这个放松的过程中，正在吸引意识注意的那些不重要想法被解散，这使得个体对当前的问题能够采取更宽广的视角。这样的视角随之会给个体以启发，并且为积极观念的产生打开了方便之门。我们也会觉得事情都在我们的控制之外。获得暂时控制的方法之一是，为自己对于压力认知的不平衡责怪他人时，问问自己怎样能在没有任何愧疚感的情况下，把这种责备转变为对自己想法和感受的责任感。

2. 为你自己的想法负责任　处于压力之中的我们可能觉得自己是受害者，而事情总是自己不能控制的。有一种获得暂时性控制的方法就是，因自己感到了压力而觉得不公平，从而责备他人。责备与愧疚相关联，而愧疚就可能是一种毒性思维。如果你发现自己正为那些让你受伤害的事情而责备他人，问一下你自己，你怎样才能将责备他人转变成对自己的思维和情绪负责任，而这种责任感是不会产生愧疚的。

3. 调整预期值　人们相信，调整先前的预期以面对压力要比事情发生以后换一种态度要容易一些。很多时候我们都是带着预想去做事情，当这些预想未被满足，消极的想法就产生了。调整预期并不意味着放弃理想或是降低自尊，而是意味着通过现实的检验调整你的知觉，质问其有效性，从而使它们与实际的情况相匹配。

4. 给自己积极的肯定　在意识中持续进行的内部交谈常常被那些消极思维所占据，这些消极思维是由自我出于防御的目的而产生的。尽管最初产生时是出于良好的目的，但占据优势的消极自我反馈会不断侵蚀自尊。而积极的肯定能够用积极观念平衡这些内部心理对话，从而增强自信和自尊。试着对自己重复一句能够增强自尊的话，例如，"我是一个可爱的人"或"我是胜利者"。

5. 强调积极的一面　积极的思考和关注积极方面是有区别的。积极的思考是希望的一种表达，它与未来相关。它通常以设定目标、向往和梦想为特征。尽管积极思考可能是健康的，但过度的积极思考却是不能接受的。关注积极方面是一种对当前情境进行改释的过程，它关注的是当前。承认那些消极的方面，从中学习，但不要固着其中；把注意力集中在那些积极的方面，并在此基础上构建积极的观念。

三、行为矫正

（一）行为矫正

几乎每个人都有制订一些计划来实现自我提升的时候。尤其在我们生命中的特殊时期和一年中的某个时间点，如新年前夕。那时，新的决定就会一扫原有的心灵积郁，人们打算重新开始。然而，想实现发展个人潜能的改变，通常不那么容易，它需要集中精力、意志力及策略来使此过程得以持续下去。如果看看那些节食的人较低的成功率就知道自我提高的困难了。改变难以开始和维持的原因是有许多的变量难以控制，这些变量包括心理、社会学、环境和生物学因素，所有这些因素都可以成为改变的障碍。

心理学中一个流派认为，人格是由三个因素组成的：价值，有关重要性的抽象结构；态度，来自价值观的认知；行为，基于态度和知觉的意识和无意识行为。人格的改变是非常困难的，在人格三要素中，行为在促进监控状态方面是最可能被修正和容易改变的因素。

许多行为心理学家和治疗家认为，行为改变总是从否认阶段开始的。例如，弗洛伊德把否认描述为用于减弱自我威胁的一种防御机制。在否认阶段，人们拒绝承认他们在执行一种非健康的行为或者他们现有的行为方式是非健康的。最常见的例子是，有些有长期饮酒问题的人不承认他们不能控制自己的饮酒问题。他们是在心理治疗和咨询家的帮助下越过这个艰难的阶段的，并且到达了行为矫正的最初阶段，即觉察。

（二）行为矫正步骤

1. 觉察　在这个阶段，你意识到你的某些思维方式和某种行为方式是不健康的或者很不理想的，这些行为被认为是因压力产生的习惯。觉察可能来自某些教育经验的结果（如一次课程、一篇新闻报道、杂志上的文章或者是一个好友的建议），因而你对某种行为的意识就提升了。在你只是承认当前的一个或者多个行为并不是你想要的行为时，也会有这种意识产生。一旦你看到你自己不太满意的行为时（如共存倾向、渴望寻求认同和接受惩罚、部分敌意攻击的行为），改变的过程就可以开始了。

2. 渴望改变　许多人认识到他们有影响健康的消极行为，但他们不想改变。如果没有改变的愿望，即使是这种行为已经明显具有破坏作用，也不会发生行为改变。许多人都知道，食物中的卡路里与心脏病有关，吸烟会引发癌症，但还是维持原来的行为，因为无论行为带来何种收益，改变的愿望还远不及保持原有状态的愿望强烈。改变的愿望常常是在行为不再具有应付能力的时候发生，而且实际上那是置身于灾难或者死亡之路。"到底儿了"常常是用于描述人们经历的最低潮，然后产生一个愿望，非常想改变原有行为。

3. 认知重构　这个阶段，在你不接受的行为方式中，你已经了解了自己，并且有了新的和更适宜的想法。例如，不再问这种封闭式的寻求认可的问题"你喜欢我吗"，而是问一个开放性的问题"你认为我怎么样"，这样就给回答者一个自由回答的机会而脱离对你的关注。认知重构实际上是通过一个客观的自我对话来认识当前和即将开始的行为，与愿意改变行为的选择是一样的。

4. 行为替代　在行为替代阶段，要考虑用一种健康的或者减少压力的行为来代替想要改变的行为。有时，这种行为替代过程在实际发生行为之前是想象出来的或者是以想象的形式练习的。在这种情况下，在你知道你的"受害人"习惯时（压力源是来自对他人的描述方式），你改变了这种情况下对朋友或亲戚的描述方式，这样把重点从你自己转移到问题中来。不是所有的改变都是替代性的。一些行为矫正可能是你行为系统中的附加成分。当人们采用一个新的行为时，常常因时间的限制、日常的其他事情可能就会被排除在日程表之外，这是个人的特点和价值的反应。

5. 评估　替代行为发生后，在评估阶段，你会"反过来"分析一下是否新的行为开始执行，问问自己执行是为什么，没有执行又是为什么，然后决定在发生某种状况时可以采取哪些行为来调整这个过程。

值得注意的是，当人们渴望立刻改变他们所有不满意的行为、改变或提升他们的生活方式时，他们几乎会成为另外一个人。这种方法虽然很令人敬佩，但常常是以失败告终。行为心理学家建议，最好的方法是每次转变一个不满意的行为。

四、自我肯定

（一）自我肯定类型

自我肯定是描述一种能够愉悦地坚定自己在思想、情感和行为方面强烈意愿的能力；在环境中对自己优势既不采取抑制也不采取攻击的行为。心理学家丹尼斯·杰斐（Dennis Jaffe）（1984）建立了一个人们与他人相处时采用的行为类型的连续体，在连续体的任何一端都会产生压力。即被动的行为、肯定性行为、攻击性行为。

压力常常产生于许多的需要，尤其是产生于表达个人情感的需要，而其他的需要常常是这些需要的分支。当涉及与其他人接触时，往往就会需要肯定自己存在的肯定性类型，而不是被动的或者攻击性的，才可以最大限度地减少压力情境的愤怒感和恐惧感，并倾向于采取和平的解决方式。下面是对三种主要人格类型的详细解释：

1. 被动行为类型　它是个体过于受到胁迫而无法表达自己的思想和情感。结果，这样的人常常会把他们的权利和自由拱手相让。采用这种方法的人是很害羞的，并且会屈服于他人的要求，或者会很容易接受别人的要求。

2. 攻击行为类型　此种类型的人通常胁迫他人并争得对他人思想和情感的控制。攻击行为包括操纵、威胁、责怪和争斗。具有攻击行为的个体从不考虑他人的感受，攻击性行为可能会使人获胜，但是也有可能失去那些被打败和伤害过的人的尊重和信赖。攻击行为类型被认为是由愤怒驱动的。

3. 肯定行为类型　它是完美的行为类型，人们能针对具体的问题，在问题解决的过程中既不贬低自己也不攻击别人。一个自我肯定的人能认识到自己作为个体的权利，也能站在他人的立场上维护别人的权利。自我肯定包括表达你的意见和保护你的权利，但不是以妨害别人的权利为代价。肯定行为类型的个体利用别人的可能性最小。自我肯定的个体是开放的、宽容的，并考虑他人的感受。达到自我肯定意味着面对需要解决的问题时，能克服恐惧感，并适当地沟通愤怒感，而不是把他人放到防御的位置上。

（二）自我肯定技巧

要改变一个行为，首先必须要认识到当前的行为是不必要的，而且实际上是增加压力的。只有认识到并有改变的意愿，行为转变才能启动和完成。来自肯定性训练的工作坊中的大量行为技术都可以用于具有潜在压力的情境中。以下是一些普遍提倡的有助于提高肯定性的技术：①学会说"不"。②学会使用"我"陈述。③运用视线的接触。④使用确定性的身体语言。⑤平和地表达反对意见。⑥避免操控。⑦应答而不是反应。

五、幽默治疗

（一）幽默治疗

作为应对技术的幽默治疗用最简单的术语讲，幽默的运用是一种防御机制。但是，不像其他意识或无意识的防御策略，如合理化和投射，用来保护自我，幽默更像是消除自我的围墙而不是强化。幽默是一种能同时增加快乐和降低痛苦的防御机制，一个过程可以产生两种效应。幽默的最大作用是保持情绪天平中积极一端和消极一端的平衡。很多心理学家认为，大笑和微笑仅仅是一种情绪的宣泄，是情绪性思想的生理释放。总而言之，适宜的宣泄对心理和身体健康都非常有益。但是，幽默的复杂性暗示了比宣泄更多的内容。在任何情况下，欢笑作为催化剂将心理、身体和精神整合为一个整体的幸福感。

幽默能用来分散愤怒和焦虑，也是降低这两种情绪强有力的工具。事实上，人们不可能在同一时间保持愤怒和快乐。所以，如果你能够将自己从攻击中分离片刻，看到愤怒是如何被夸大的，敌意的感觉就会消散，快乐渐渐增加。

作为一种应对技术，幽默治疗可以增加对紧张原因的认识，而且效果快速，这一认识也会导向解决问题的途径。笑声的次数越多，幽默的质量越高所感受到的快乐就越大。

（二）幽默治疗的步骤

1. 学会不要将生活搞得过于严肃　把自己看作是一个完整的人，具有多层次的面貌和潜能，不仅仅是一个学生。那些能笑对自己失误的人比那些为最轻微的不足或缺陷而烦恼的人在情绪上更健康。生活之初我们如同一大块石头。通过体验多样的生活经历，我们会打磨掉生命中粗糙的边缘棱角，最后得到一块人生美玉。

2. 每天都发现幽默的事情　幽默的事物每时每刻都会在我们周围出现。生活充满了讽刺、不一致及有趣的素材。人们的心理结构要么接收，要么简单错过。如果幽默像我们认为的那样被知觉，那么作为应对机制的滑稽放松方式就可以采用这种幽默的心理结构，并使它成为自己的（认知重构）。也就是说，如果你意识到并接受某个观点，就会注意一些事情以强化这个知觉。例如做一个假期计划，你决定这个夏天去上海旅行，如果你开始旅游，会发现所有的人都是同一个旅游公司组织的。你开始注意杂志和电视的广告，你的大脑成了吸引关于上海信息和观点的磁石。如果你使自己对生活趣事变得更加接纳，同样的效应也发生在幽默过程中。告诉自己每天都要找件有趣的事。你会找到生活幽默的涓涓细流，发现日常生活中幽默的财富。

3. 努力提高你的想象力和创造力　创造力和幽默密不可分。幽默细胞像肾上腺一样容易受到一般适应综合征的感染。右脑认知功能的使用增强同侧半球的其他脑功能，想象力是右脑功能，同样幽默也是，它们相辅相成。对如何增强想象技能，下面提供了一些建议：

（1）多读书（小说和非小说）、少看电视。

（2）随时写下想到的故事、寓言或诗歌。

（3）和儿童一起玩耍。孩子有惊人的想象力，可把他们的想象变成你的。接近自然，用小孩的眼光观察世界。

（4）探险。做一些完全新的事情。花一个下午在硬件市场、艺术博物馆或温室。离开舒适的日常生活轨道，重新发现一个世界。

（5）创造。例如，做一个自己的假日礼物，发明一些物品，种植花草，培育树木盆景，计划一个环球旅行，开始新的爱好，创造一个更好的居住环境。

（6）每周与朋友分享笑话／卡通。使用信件、传真、电子邮件，你会有所期待，同时也可以使别人获得笑声。

（7）在描述情景或故事时学会夸张。像喜剧演员一样，夸张的比较是特别可笑的，大多数压力事件可以这样描述。使用夸张的方式包括将熟悉的词语用其他词语代替（例如，自从你上一次的郑重声明后）、使用比喻代替平铺直叙（例如，为什么我们在林道上开车却在马路中央停车）。创造性地使用隐喻也导致大笑的夸张成分。

（8）设立一个幽默假期。应对的一个重要原则是使用可获得的资源，这些资源包括任何东西。将你的卧室一角设定为幽默图书馆，用收集到的任何资源塞满书架。不要让收集的资源积满灰尘。养成勤于利用资源的习惯。另一个方法：做一个笑话笔记。买一个笔记本，记录任何能使你脸上浮现笑容的东西。这些东西可以是卡通、喜欢的笑话、信件、你自己添上标题的有趣图片、喜欢的报纸专栏、情诗及能使你感觉良好的个人主题。可以使用这样的指导语："想象有一天你被诊断患有重病，什么样的幽默胶囊能够提高白细胞的数量，并使你走上康复之路。"每个人都有低潮期，这完全是天性使然。但是，长时间的消极情绪既不是天性也不健康。一个笔记本备忘录就是你个人的药方，而且它是一个不断成长的有机体，要保持培育和照料它。给它一滴水，它会以涌泉相报。

（9）寻找各种各样的幽默点。笑话仅仅是幽默这座大山中的一块小石头，但它却是我们听到幽默一词的第一反应。幽默可以在很多地方被发现，获得幽默载体越多，采用这种应对技术处理应激就越有利。幽默点包括（不局限在）电影、戏剧、书籍、音乐、电视和生活喜剧。幽默和娱乐即使不一样，也是非常协调的，寻找整合各种各样的幽默点进入你的生活。

（10）访问你的幽默网络。现在和过去，你一定有很多次发现你处在情绪阶梯的底层。如果你在情绪低潮之后需要什么帮助你振奋精神，那么你可以向别人求助。一些人能够使我们想到他们的名字就会发笑，打电话给这些人，向他们寻求幽默是最佳的选择。

六、沟通技能

（一）沟通

如果要你列出十个导致情绪紧张的原因，你很可能会发现一半以上都与人际关系有关，如家庭关系、朋友关系和同事关系等。稳固的人际关系是正常人际交往的必要条件。正如诗人约翰·多恩（John Donne）所说："没有任何一个人是绝对的孤岛，每个人都是一块陆地，与大陆相连。"我们的生活中充满了人与人之间的交流沟通。我们必定会在一定时间内与一些人发生联系。这些"联系"通常会给我们带来压力。专家指出，人们用于与他人交流的时间平均占到清醒时间的四分之三，其中包括以沟通为目的的电话、讲座、工作会议、晚餐后的闲谈、听收音机、看电视和与亲朋好友谈话等。在沟通的过程中，需要一定感知力和理解力，而且一些词语包含多种含义，这就导致沟通的过程中很容易产生误解，压力也就随之产生了。因此，训练一些良好的沟通技巧是非常重要的，它有助于减少误解。良好的沟通能力是解决问题的关键。

一个善于沟通的人，不但能够使用让人容易理解的言辞来表达自己的思想和感情，还应该能够聆听、理解和加工对方表达的信息。当一个人的自我意识受到威胁的时候，常识通常发挥不出它的作用。当人处于防御状态的时候，他们收集、处理、交换信息的能力都会遭到破坏，最终导致信息的错误传达及由此产生的压力。

沟通基本可以分为言语沟通和非言语沟通。

1. 言语沟通 言语沟通是一系列用文字符号描述的思想和认识。语言学家把言语沟通划分为两个部分：编码和解码。编码是说话者把思想和认识用文字进行解释的过程（例如，某人对她旁边的人说，"小子，这地方空气真差"）。解码是听者翻译、解析信息的过程（例如，一个人听到后会说"是啊，这屋子闻起来是有味道"）。误解、疑惑和压力可以在这个过程中随时产生。

看起来两个说汉语的人应该对所说的词汇有共同的理解，而实际上，词语中所包含的丰富意义会带来很多误解。口头交流和文字沟通要比眼睛看到和耳朵听到的复杂得多。

用有限的词汇很难表达某些概念想法和某种特别的感情。思想，就像彩色照片，通常只能用黑白词汇来描绘，很多细节留给人们假象理解和想象的空间。有些想法根本就无法用语言表达，我们使用的语言也会限制我们对所要表达事物的理解。无力表达我们的感觉加深了一种莫名的焦虑。

2. 非言语沟通　任何不涉及词语的交流都是非言语沟通，它可以包括姿势、面部表情、触摸甚至着装风格。非言语交流不同于言语交流，因为它是多渠道的，调动了所有感官，而不仅仅是通过听觉来得到刺激。非言语交流不仅是间接的，而且经常是无意识的，与此相反，言语交流是典型的受意识支配的。理想状态下，非言语交流支持言语交流，通过姿势强化词汇并帮助倾听者更清楚地理解信息。然而，一条口头的信息也可能通过非语言姿势表达相关的含义。结果生成了一系列相互混杂的信息和情感。

研究表明，当言语信息和非言语信息之间存在矛盾时，人们更倾向于相信非言语线索。影响非言语交流的因素包括身体要素和非身体要素。

（1）身体要素　①触摸。②象征符号和说明动作。③情感呈现（面部表情或者口头词汇）。④行为调整。⑤行为调适。

（2）非身体因素　①区域空间：每个个体都保持一个围绕本人并使自己感到舒适的个人空间或区域。当个人空间被侵入时，就会引起不舒服的感觉。两人间的距离太远也可能引起不自在或抗拒感。②服装：服装款式会传达很强的个人价值、观点和行为的信息，并且可能在某种场合符合或不符合他人的期望。例如，在专业场合下，要求特定款式的服装。如果与人们期望款式或正常服饰信息相背离，那么会被认为无知、不尊重或者叛逆。

沟通包括言语信息和非言语信息，识别和运用两种方法，特别是听的技能、参与的技能和反馈的技能，能够使你的沟通更加有效。这要求我们要注意：定位听众角色、保持眼神交流、避免词语偏见、解释刚说过的话以确保理解、问问题增加陈述的清晰度、提供反馈、总结所说内容。

（二）提高交流技能的步骤

1. 讲话准确直接　为了清楚地表达，你自己要选择正确表达想法和感情的词。尽可能清楚地将你的思想用言语表达出来，直接表达你的想法和感情。

2. 增加词汇　词汇影响言语交流的效果。小的词汇量降低了表达自己的能力，大量可供选择的词汇则可以为你说出自己的想法提供了更大的灵活性。

3. 选择适合听众的合适语言　你与孩子说话的方式与你同成人说话的方式很有可能是不同的。考虑哪些词、哪些表达和手势最能使你的想法被接受。

4. 对事不对人　当你尝试要解决与他人的冲突时，把焦点放在问题上面，而不是涉及人。换句话说，避免人格攻击。攻击行为会使问题变得复杂，就算问题原本可以解决，也会使解决变得更加困难。

5. 避免使他人处于防御状态　为了解决冲突而进行自我表达或者对话时，开始要说"我感觉"把责任放在自己的身上，而不是责备他人，这样可以使对方防御心理最小化。

6. 不要让第三人帮你传话　最有效的交流需要面对面地与他人交流。第三人的加入，不仅会增加误解的可能性，还不能实现个人的直接联系，会让人更多地处于非言语的信息中。

7. 避免信息超载　注意力的跨度是有限的，能够被感知和处理的信息数量也是有限的。给的信息越多，信息丢失的可能性也就越大。一定要注意你谈话的速度，使人有足够的时间处理你表达的信息。

8. 证实你的假设　向传递者证实你的假设和理解的确是对的。

9. 当问题出现的时候就解决问题　如果你感觉存在误解，那很可能就是有。回避它或者给它太多的时间腐化都会让有意识的大脑经受受伤、愤怒或者恐惧的感觉。当问题出现的时候，通过与当事人谈话来解决问题。短期来讲，这似乎有些对抗性和恐怖，但是长期来讲，它释放了过度的压力，促进了内心的平静。

七、时间管理

随着文明的发展，科技在不同文化间共享，时间意识和时间利用对组织机构和人类的前进起到了重要的作用，因此成了将秩序从混沌中分离出来的可接受的方式。时间成为一种工具，将不同社会间的个体在各自社交圈内的成就进行联合、使之同步。然而，在试图管理操纵时间以获得利益和享乐的过程中，人们往往发现他们变成了时间概念下的奴隶，而不是时间的主人。结果，时间或者时间缺乏，现在被认为是很多人生活中的首要压力源。虽然时间本身不是疾病和灾难的前兆，但是，匆忙的生活方式一直在破坏着身体的生物钟，目前已经确定和冠心病、溃疡及其他压力相关的疾病有关系。因此，在周一早上心脏病发作的人要多于其他时间段发病的人群，这一点就显得不足为奇了。

根据时间管理专家罗伯特·罗斯（Robert Roesch）的观点，随着技术的飞速发展，从手机到手提电脑，生活的脚步越来越快，伴随着科技入侵我们个人的生活，维持适当的边界对一个人的心智健全和整体健康是极其重要的。

时间管理被定义为对个人职责排列的优先次序、确定时间表和执行，以达到个人满意水平的能力。时间管理是一个与个人发展和专业发展都相关的新鲜概念。期望获得更大生产力的企业，善于用他们的时间和金钱请来创造性的顾问，来培训和教育员工如何更有效地管理时间。

有效的时间管理一般能够被分解为三种技巧，即排列优先次序、确定时间表和执行。有关时间管理的具体方法和步骤在本书第六章有详细说明。

第三节　放松技术

本节主要介绍应对压力的辅助方法，即放松技术。

一、横膈膜呼吸

横膈膜呼吸无疑是最简便的放松训练，因为呼吸是我们无需思维或犹豫的日常行为。简单来说，横膈膜呼吸就是有控制地深度呼吸。当个人在重新组织思路、使自己保持镇定或者调动能量应对挑战性任务的时候，深深地叹气或者大口呼吸是有着象征意义的。普通呼吸不同于横膈膜呼吸，它强调胸腔的扩张。然而横膈膜呼吸还包括了下腹的运动，练习瑜伽时这种技术被称为调息法，或者生命力、能量的存储、呼吸外的呼吸。

横膈膜呼吸的步骤：

1. 采取一种舒适的姿势　这种技术的魅力在于它的简便可行，随时随地都可以进行。首先要明确，练习横膈膜呼吸最好采取舒适的姿势，或坐或躺，闭上双眼，为了让姿势更舒服，解开束紧腰部和颈部的衣服。第一次练习时，最好把手放在胃部，感觉每次呼吸时腹部的起伏。一旦掌握熟练，开车、在邮局排队、公众演讲甚至考试等各种场合都可以随时练习。

2. 集中注意力　和所有松弛身心的放松技术一样，横膈膜呼吸要求注意力集中。外界噪声和内部思维很容易打散注意力。如果有可能，找一个安静舒适的环境逐步练习以减少外界干扰。刚开始学习这些放松技术时要全神贯注，但是，你会发现偶尔会走神。这种情况很普遍。如果你察觉到了杂念，摒除它们，重新把注意力放在呼吸上。

注意呼吸的每一个环节，有助于提高注意力。每次呼吸包括四个独特的阶段：

阶段 1：吸入，通过嘴或鼻腔将空气吸入肺部。

阶段 2：呼气之前的暂停。

阶段 3：呼出，通过嘴或鼻腔将空气从肺部释放出去。

阶段 4：在下一个呼吸循环开始之前的暂停。

注意在每个阶段进行中都不要憋气，而要学着通过控制呼吸循环的各个步骤调整呼吸。横膈膜呼吸不同于医学上的强力呼吸，它轻缓、放松、越深入则越舒适。人们认为人体最放松的时刻是横膈膜呼吸的第三个阶段——呼出。这一阶段胸部和腹部区域得到放松，这种感觉进而传递到全身各处。而且它不需要任何努力，所以，当你注意呼吸时，感受呼气时身体的放松，尤其是胸部、肩膀和腹部区域。

二、冥想

在任何年龄阶段，大脑都需要休息，暂时从各种思想、烦恼和外部刺激中解脱出来。冥想是使大脑从感觉超载中解脱的最好的办法。

冥想活动的步骤：

你所需要的仅仅是一个安静的环境、一个舒服的姿势、一个接受的态度和一个心理性器具或者是"冥想性扫帚"练习的规律性。冥想是大脑的一种状态，其有效需要习惯性的练习。集中注意，像其他很多行为一样，这是一种技能，练习越多，越有好处。冥想的三个练习活动：第一个是排他性冥想，第二个和第三个活动是包含性冥想。开始练习的时候，可以时间短一点（5 分钟），然后逐渐增加时间，直到能够持续 30分钟（大概需要几周的时间才能感觉持续 30 分钟是比较舒服的）。例如以下几种冥想方式。

1. 身体之火　是限制性冥想和心理意象结合的一个例子。对于患有溃疡和能量充沛的人来讲，这一技术好像很有效。这种技术要求练习者最好躺下，至少开始的时候是这样的。一旦，你熟练掌握这种技术后，你可以在任何时间采用任何姿势练习。开始的时候，练习 5 分钟就可以，以后可以持续更长的时间。

（1）以舒服的方式平躺，脊柱不要歪斜。

（2）注意你的呼吸，尽量以舒服的方式吸气和呼气。

（3）闭上眼睛，努力关注身体的中心、重力的中心。大部分人的中心是肚脐下面 2.5 ～ 5 厘米的地方。

（4）想象有一团火在你身体中心上面燃烧。这一团火是放松状态的信号，它来自你身体的能量。当你的身体能量充足时，这一火苗就会很高，甚至像一个火炬。当你完全放松时，火苗就会很小，就像个守夜灯。

（5）想象火苗的大小。它的大小与你身体的能量水平有关。观察它的颜色，它的颜色能是艳丽的黄色或白色。再观察它的形状，火苗的底部是圆形或椭圆形，上部有点蜿蜒，火苗甚至会跳舞。当你观察火苗时感受一下它是如何消耗你身体能量的。让火苗燃尽身体的任何多余能量，你会感觉到从能量到放松的转移。

（6）当你继续观察火苗的时候，会感觉到身体慢慢变得平静和放松。这时，注意火苗开始变小。很快，你会注意到火苗只有四分之一或 1 厘米的高度。继续注意观察火苗的颜色、形状和大小。当你的注意固定在这一意象上时，你会感受到身体的放松。

（7）当你感觉完全放松时，逐渐让这个很小很弱的火苗的意象从大脑中退出，并继续保持放松。每天都坚持练习一次，或者以你自己喜欢的频次进行练习。

2. 心理意象　是包含性冥想的一个例子。在这种冥想活动中，应该让所有的思想进入你的意识之中。同时，不要对出现在大脑中的意象带有任何情绪反应。只是观察这些意象，但是要使自己与它们进行情绪性分离。如果感觉带有情绪性反应，那么就让这个意象消失，重新让另一个意象进入意识。这种形式的冥想活动和自由联想很类似，你会发现这些在大脑徘徊的思想好像都存在联系。刚开始练习的时候，可以持续 3 ～ 5 分钟的时间。下次练习时，逐渐增加时间。如果有一个想法持续出现在大脑中，而且你不能对它持一个客观的态度，那么，这很可能是需要尽快处理的问题。你也可以为这种练习选择一些轻快的背景音乐，这样有时会有助于练习效果。

（1）以舒服的方式坐下或躺下，脊背挺直，深呼吸，放松。

（2）闭上眼睛，想象你的心灵之眼在观察投射在大脑屏幕上的各种思想。投射到大脑屏幕上的电影是你所制作和导演的，但是现在你的主要角色是观众。

（3）把自己与各种思想隔离起来，让它们自由进行，不要进行编辑和审查。让自己坐在大脑剧场的最后一排，以一个宏大的视角观看这些意象。为了使这种练习有效，要客观地观察这些思想，不要带有任何情绪或进行任何分析。开始时，可能比较难做到这一点，练习一段时间就很容易了。

3. 留心　冥想活动并不一定限制在房间里进行。冥想潜在的假设是享受当前的时刻，可以在任何地方进行冥想活动。留心式冥想就是对当前时刻保持意识状态，感受当前时刻的体验。例如，可以边散步边进行留心式冥想，感受走路时身体重心的转变，并体验所有其他身体部位的运动；也可以在洗盘子时进行留心式冥想活动，留意于手上的水和洗碗液的感受。下面的练习是通过吃苹果，提高觉察和注意：

（1）拿一个苹果放在手中。

（2）以舒服的方式坐下，后背挺直（你也可以靠墙坐）。

（3）感受苹果的重量、苹果表面的纹理、苹果的曲线和苹果的茎部（如果有的话）。注意苹果各方面的细微差别。

（4）观察苹果，它是什么样的颜色？仔细地看并研究它。对这个苹果熟悉到这样一个程度，即把这个苹果放到一箱苹果中，你能够再找到它。

（5）接下来，嗅苹果。闭上眼睛，集中注意力嗅这个苹果。

（6）咬一口这个苹果，品尝它的滋味，包括果肉的纹理。在咀嚼的时候，感受一下你的舌头和下巴的运动。当吞咽的时候，感受一下你的呼吸。每吃一口苹果，都要这样。

（7）在这个过程中，也要注意有关这次体验的其他方面观察。

三、音乐治疗

自从人类第一次认识到鸟鸣的婉转美妙音乐，它就拥有了玄妙奇异影响人类的特殊属性。现在请闭上眼睛，想象那首你最爱的歌曲，让它在你脑海中荡漾，尽情地享受它，然后去感觉你的身体如何回应这美妙的旋律和音调。这些被称作音乐的听觉刺激，无疑对我们的生理和情绪状态有巨大影响。音乐有激发人的力量：几个世纪以来，横笛和鼓点是鼓舞士气的战斗号角；更近一点，音乐在体育赛事上也被用作类似的激励目的；然而音乐也有安抚和镇定心情的效果，只要一曲摇篮曲就可以把啼哭的婴孩送入梦乡。

音乐治疗是一种非常流行的放松技术。风格各异的音乐不仅能对人类状态产生深远影响，还能起到积极的放松效果。音乐治疗作为放松促进技术的同时，也是一种应对技术，主要表现为能够提高内心自我的有意识察觉。一些音乐学者认为，聆听特定类型的音乐，会激活不常用的右脑加工过程，提高人类对新观点的接受性。

以下是音乐放松技术的建议：

1. 乐曲选择　最具放松效果、使机体恢复平衡的音乐，应符合两个标准。①必须是慢速度的器乐演奏或乐曲节选。②应该充分享受音乐选段，别让自己感到烦躁。

2. 听音乐的环境　为了充分享受音乐治疗，所有的干扰因素都要排除或控制到最小，这样注意力才能在有效的时间之内，完全集中到这些特别的听觉刺激之上。

3. 姿势和认知　对于音乐治疗的姿势有两种建议。最有效的姿势类似于冥想的姿势，闭上眼睛或坐或躺都可以。第二种姿势下人处于活动状态，可以在做家务、完成作业或者办公的时候进行。音乐作为背景，与环境中其他的声音刺激相平衡。

4. 创作自己的音乐　更积极的音乐治疗类型就是创作自己的音乐。你可以唱歌、哼歌、吹口哨，或者弹奏一种乐器。在你自己脑海中的磁带或 CD 中刻录你想要演奏或演唱的选段，只要你想放松，就可以这样做。演唱自己喜欢的歌曲是让人振奋的体验。当你堆积了很多压力想要放空的时候，可以尝试一下。即使有时你既不能演唱也不能演奏乐器，你还可以在内心轻轻歌唱。

四、营养与压力

不可否认，食物在很多时候变成了我们情绪的抚慰者，食物和我们情绪之间的关联是非常强的，吃东西成为一种放松的途径，这是因为当食物进入我们的胃之后，会产生镇静的作用。然而，很多人经常会滥用吃东西这种克服焦虑的途径。我们为了庆祝而吃，为了放松而吃，为了摆脱挫折感和枯燥感而吃，为了填饱肚子而吃……食物和情绪之间的关系联结得越来越紧密。

一个人在压力情境下极易受到营养缺乏的影响。在理想环境下，压力会影响人体消化和吸收的能力，这就会阻止人体获得必需的营养物质，尤其是维生素和矿物质。而最容易受不良营养环境影响的生理系统就是免疫系统。

医学博士盖布瑞尔·库森（Gabriel Cousens, M.D.）在《精神营养和彩虹食谱》（*Spiritual Nutrition and Rainbow Diet*）中，给出了几种让我们的营养及饮食习惯更有益于健康、更协调的方法。他的建议包括：①食物要多样性，食物的颜色应该包含所有的能量中心的颜色，以滋养每一个能量中心的器官。②思考问题之前不要吃太多食物，因为胃和大脑运作时会竞争血液的流量，而当人吃饱了之后，胃的消化过程会消耗大量的血流，阻碍大脑中的血液流动。因此，思考之前通常要少吃些。③饮用足量的水，这样可以清除体内不再需要的营养及毒素，保持血液的纯净。④除了食用营养丰富的食物之外，光照（维生素D）、新鲜的空气（氧气）及纯净的水都是很好的营养品。⑤了解哪些食物与酸碱平衡有关，并尽量在你的饮食中达到酸碱平衡。⑥把精力放在你正在吃的食物上，感受它的味道、质地、温度甚至是食物的起源。

下面的几点健康饮食习惯的建议有助于减少人体对压力的唤醒水平，并促进人体机能达到最佳状态。

1. 饮食要平衡　现代人们食用了太多含有脂肪和蛋白质的食物，而碳水化合物的量却是不足的，尤其是复杂的碳水化合物饮食不平衡会导致生理机能不良，年轻的时候，饮食不平衡会阻碍生理发展进程。

2. 早餐要吃好而且进餐时间要安排得均匀　现在大学生经常不吃早餐。碳水化合物是给人体提供能量的主要物质，而碳水化合物大多是早餐的组成成分：面包、谷类食品及水果。人体在经过8～10小时的睡眠之后得不到碳水化合物提供的能量补给，就无法很好地运转，会产生注意力范围狭窄、易疲劳及消沉等症状。如果人的精神状态没有改善，人体就不能很好地应对压力，经常会对压力反应过度。这是因为人体在认知状态不良的情况下会做出错误的决策，而这种决策不利于人们应对压力，如此下去，就会造成压力的恶性循环。

3. 避免或减少咖啡因及糖的消耗　过度摄入咖啡因是不健康的，在短期内会引起头疼、兴奋易怒、紧张、失眠及肠胃不适等症状。因此，在面对压力源之前，建议大家不要饮用咖啡因。精制的糖也会引起很多问题，会让人的体重逐年下降，这是极其不健康的。基于此，我们应该尽量减少精制糖的消耗量。

4. 饮食中要含有足量的维生素和矿物质以抵抗压力　维生素可分为脂溶性维生素

（A、D、E、K）和水溶性维生素（复合维生素 B 及维生素 C）。在压力情境下，水溶性的维生素更容易被破坏。为了更好地应对压力，平衡的饮食中所含有的维生素数量应该超过人体对维生素的最小需求量，所含有的矿物质也应该超过矿物质每日所需的补充量。不良的饮食习惯再加上持续的生理压力会造成维生素的耗竭及不足，建议大家多吃些维生素的补充品。平衡的饮食应该含有丰富且新鲜的食物，并配有一定量的维生素补充品。

五、体育锻炼

体育锻炼成为减轻压力的最流行方法之一，它最自然地表达了应激反应行为。

体育锻炼过程中，心跳和血压的增高使得血液重新分布，从腹部到大肌肉群中；血液流动与循环加快，可以为肌肉运动提供更多的氧气；儿茶酚胺类、压力性激素的释放，促进了脂肪、碳水化合物的新陈代谢，可以为肌肉收缩提供充足能量。规律的体育锻炼增强了身体生理系统的整体性，促进了生理系统的改善。也就是说，存在生理系统对消极压力的适应，也存在对积极压力的适应。

人体是一个神奇而复杂的系统。运动使得应激反应出现并持续，当运动停止时，身体就会恢复平衡状态。如果训练有素，锻炼后不但身体恢复得更快，而且能达到更深层次的平衡状态。受到压力刺激时，运动或者活动、锻炼是身体的本能反应。不运动则导致内部系统的极度疲劳受到压力刺激而保持静止时，身体各种组织都会进入过度代谢的状态，就像橡皮筋拉开几个小时不动。

体育锻炼不仅有益，而且是保持生理功能所必需的。身体需要安静与平衡，同样也需要生理刺激，否则将陷入功能紊乱。换句话说：不用则废，用现在掌握的知识来解释，人们需要在生理激励（活动）与体内平衡（休息）之间寻找最优平衡。

（一）体育锻炼的类型

体能六大要素为：心血管耐力、肌肉强力与耐力、柔韧性、敏捷性、力量和平衡性（对某些人而言包括第七部分：身体组织）。心血管耐力是心、肺血管运输含氧的血液给正在工作的肌肉进行能量新陈代谢的能力。肌肉强力是全力做阻力运动的能力，肌肉耐力是长期肌肉重复收缩的能力。柔韧性是利用肌肉（使关节）在整个范围内运动的能力。以上三个要素曾被认为是最重要的体能三要素。敏捷性指大小肌肉群的可操作性与协调性。力量被定义为力乘以距离除以时间。平衡性指运动中保持平衡的能力。敏捷性、力量和平衡性是前三个要素的补充。每种体育活动都包含这些要素的全部或者部分。

尽管已经有多种类型的体育锻炼，运动生理学家将它们主要分成两类：无氧运动与有氧运动。

1. 无氧运动　是锻炼短时间力量和强力的运动。理论上讲，无氧运动是运用"战"反应的一种运动，当头脑中产生愤怒的感情时，就附加产生了力量和强力。这样，当某人被激怒并试图保卫自己或者他的领土，那么有力、迅速、坚定地解决问题是最好的策略。如果缺乏"战"反应，应激反应对生存就不是那么有效了。

无氧运动对肌肉力量是非常重要的，但是，一个好的锻炼计划应该包括有氧运动与无氧运动的平衡，这样能够刺激心血管与肌肉骨骼两个系统。

运动初始的耗氧越少越好，耗氧量多意味着肌肉需要用存储在肌肉组织中的能量源（碳水化合物）进行能量新陈代谢。总之，无氧运动指短时消耗能量的运动，举重可能是最普通的例子了，短跑与体操也都属于这一类。无氧运动锻炼肌肉强力与力量。

2. 有氧运动　跑步、游泳、自行车、越野滑雪、韵律操和步行都是有氧运动的例子。有氧运动，或者是锻炼心血管耐力的活动，指富有节奏的、连续的运动。运动中，氧气供应与需求相等。有氧运动的运动强度中等，但时间较长，运动强度大的可以用心跳速率（次/秒）或者氧气消耗量（升/分）来测量。

克服恐惧最好的技术就是有氧运动。我们应该注意到，有氧运动对释放愤怒与焦虑的情绪的确有巨大的作用。

我们需要制定一个有效的体能训练计划，就必须整合健康的所有要素。这样，体能计划应包含良好的平衡：既要包括有氧运动训练，又要包含无氧运动训练，还要有柔韧性训练。

（二）健身训练步骤

尽管体育锻炼是减轻压力的良药，但如果不能正确地进行训练，也会出现危险。多数人进行训练的方法可以总结为四个字：太多、太快。有些人急于求成，锻炼超过自己的承受能力，结果导致耗竭受伤，甚至拉伤肌肉和筋。

科学研究已经验证，体育锻炼是保持健康所必需的。体育锻炼应该成为每个人的生活方式。下面是一些对心血管（有氧）健身的建议，可以帮助指导你度过过渡阶段。

1. 慎重适度地开展训练　我们每个人，尤其是那些 35 岁以上的锻炼者，在训练开始前应该进行体检。作为身体评价的一部分，应该请医生对健康状况做一个评估，并开一个锻炼的处方，包括心率、运动方式、选择强度、频率、持续时间、一份训练组成部分的清单和设计的训练目标。有时将锻炼看成一种过程而不是一个结果是有益的。那些在锻炼中体验到自然兴奋的人，他们不再只关注生理的兴奋和运动的即时效应，而是达到了某种程度的分离。训练时需要遵循的一个很小的规则是：如果训练中，你不能自如地谈话，那么，你的训练太过了。

2. 选择你真正喜欢的活动　并非人人都适合慢跑，如果你厌倦了慢跑，并且觉得困难或者无趣，还有其他大量的有氧运动可供选择。如果能达到足够的心率，散步同跑步一样，也有同样的好处。与之类似，游泳是最好的选择，因为它不但能提高心血管耐力、肌肉耐力、柔韧性，而且似乎最不易导致组织和关节的过劳伤害。有时替代活动是避免运动耗竭和泄气的好办法。最重要的是，选择的活动应该是团队的和非竞争性的。活动应该提高而不是减少对压力的感觉。

3. 选择白天锻炼　许诺分配每天的某个时间专门进行训练，保证这个时间完全由你支配，没有其他的安排。锻炼最容易安排的时间通常是早晨，在工作或上学前，随机的锻炼效果一定能帮你应对白天的各种挑战。有时晨练意味着需要牺牲必需的睡眠，这种情况，改在下午或傍晚锻炼是一个较好的选择。在漫长繁忙的一天过后，锻炼是一种舒展释放被压抑的能量的好方法。你每周只需要安排三天，每天半个小时去达到和维持锻炼的益处，每周总共的时间是一个半小时。

4. 装备合适的服装和器材进行锻炼　也许最重要的装备是一双好的运动鞋。它的价格可能相当高，但是高质量的鞋能提供一些好的特性，防止后背、底部、胫骨、踝、脚受伤，尤其是膝盖，膝盖是人体最脆弱的关节。质量差的鞋会降低支持膝盖的腿和韧带的稳定性，导致慢性膝盖痛，即骨质软化症。同样，心血管锻炼会显著提高体内温度，所有衣着应该分层，以便在冷天里锻炼时，觉得热随时脱掉衣服。

5. 开始时寻求团队的帮助　即使锻炼不是那么令人痛苦，但有时候它确实需要团体运动。一定有那么几次你只想单独锻炼，但是团体运动的好处是在你对锻炼不那么积极的时候，提高你进行锻炼的动机。

6. 设定自己的健康目标　你希望减肥吗？你想降低胆固醇水平吗？你希望有个好胃口吗？你希望降低你休息时的血压吗？你希望参加 10 公里公路赛吗？这些都是很多人常常提起的目标。完成健康目标是一种良好的动机方式。做记录很容易让你看到锻炼的进度，普遍的方法是在日历上做简短的标记。与目标相对的是奖励：当你达到了一个目标，给自己一些奖励。

7. 预防受伤　对待受伤最好的办法是预防，如果不幸你不得不面对疼痛，你要立即进行治疗。关节是最易受伤的部位，也就是肌腱开始脱离骨头的部位。如果你感觉到关节部位疼痛，应该停止活动，并尽快在关节上敷冰。某些伤害，如果发现得早，也许能免去医疗处理。如果疼痛持续到一两天之后，那么，只有去看医生了。很久以前，医生可能不太了解运动医学，但是现在，很容易找到这个方面的可靠治疗。请不要忽视受伤。

开展一项个人健身训练时，要遵守一些基本的指导规则。但最重要的是，要掌握常识。如果在个人健身训练方面需要一些帮助，也可以向相关老师、教练进行咨询。

【实践活动】

活动主题：竞赛游戏

1. 活动目的　帮助每位同学知道自己能力的重要性，提高自信心，同时通过体育锻炼解压。

2. 活动过程

（1）每组第一个人 150 米往返冲刺跑，先返回的那组第二个人开始跑。

（2）每组第二个人静走 150 米往返，先返回的那组第三个人开始跑。

（3）每组第三个人高抬腿 150 米往返跑，先返回的那组第四个人开始跑。

（4）每组的第四个人蛙跳 150 米（往），先到达 150 米处的返回，换腿跑（返）。

（5）每组的第五个人 100 米跑，依次进行 150 米、200 米、250 米、300 米、400 米接力跑。

（6）记录比赛名次。

3. 活动总结　通过参与活动，使同学们能够感受到自己能力的大小及重要性，了解体育锻炼解压方法。

4. 活动评价　根据小组完成情况进行小组成绩的评定。

【思考题】

1. 简述你所理解的压力的本质。

2. 压力应对策略都有哪些？

3. 简述常见压力应对的技巧。

4. 在个人的学习生活中，都有哪些压力，你是如何解压的？

第九章　自我激励管理 ▷▷▷

【学习目标】

巩固　本章主要知识点：需要与动机的定义及其分类；需要、动机与行为的关系；行为与激励的关系；激励过程；自我激励的含义、作用和方法。

培养　逻辑思维能力、自我激励实践能力。

扩展　自我激励方法实践，自我激励心理训练，提高自我激励管理综合能力，增强个人自信心。

【案例导入】

华佗学医

华佗是东汉末年沛国谯（今安徽亳州）人，全家人仅靠父亲教书，母亲养蚕织布为生。可是当时，宦官当道，捐税徭役繁重，加之兵荒马乱，瘟疫流行，家家顾命不得，谁还有心让孩子上学，这样一来，华佗家的生活就更拮据了。

一天，华佗的父亲带他到城里"斗武营"（当地富豪斗拳比武的地方）看比武。回家后父亲忽然得了肚子疼的急病，医治不及，死了！华佗娘俩悲痛欲绝，设法把父亲安葬后，家中更是揭不开锅了。那时华佗才七岁，娘把他叫到跟前说："儿呀！你父已死，我织布也没有本钱，今后咱娘俩怎么生活呀？"华佗想了一想说："娘，不怕，城内药铺里的蔡医生是我爸爸的好朋友，我去求求他收我做个徒弟，学医既能给人治病，又能养活娘，不行吗？"娘听了满心欢喜，就给华佗洗洗脸，换了件干净的衣服，让他去了。

华佗拜了师傅，就跟蔡医生学徒，不管是干杂活，采草药，都很勤快卖力，师傅很高兴。一天，师傅把华佗叫到跟前说："你已学了一年，认识了不少药草，也懂得了些药性，以后就跟你师兄抓药吧！"华佗当然乐意，就开始学抓药。谁知师兄们欺负华佗年幼，铺子里只有一杆戥秤，你用过后我用，从不让他沾手。华佗想：若把这事告诉师傅，责怪起师兄，必然会闹得师兄弟之间不和，但不说又怎么学抓药呢？俗话说："天下无难事，只怕有心人。"华佗看着师傅开单的数量，将师兄称好的药逐样都用手掂了掂，心里默默记着分量，等空闲时再偷偷将自己掂量过的药草用戥秤称一称，对证一下，这样天长日久，手也就练熟了。有一回，师傅来看华佗抓药，见华佗竟不用戥秤，抓了就包，心里很气愤，责备华佗说："你这个小捣蛋，我诚心教你，你却不长进，你知道药的分量拿错了会药死人的吗？"华佗笑笑说："师傅，错不了，不信你称称看。"蔡医生拿过华佗包的药，逐一称了分量，跟自己开的分量分毫不差。再称几剂，依然如此，心里暗暗称奇。后来一查问，才知道是华佗刻苦练习的结果，便激动地说："能继承我的医学者，必华佗也！"此后，便开始专心地教华佗望闻问切。

一次，丁家坑李寡妇的儿子在涡河里洗澡被淹坏了，李氏飞奔来找蔡医生，蔡医生见孩子双眼紧闭，肚子胀得像鼓，便叹气说："孩子难救了。"李氏听了哭得死去活来。华佗过去摸了摸脉，低声对师傅说："孩子可能还有救！"蔡医生不信。华佗叫人牵头牛来，先把孩子伏在牛身上控出水，然后再放平孩子，用双腿压住孩子的腹部，提起孩子的双手，慢慢一起一落地活动着，大约一刻钟工夫，孩子渐渐喘气，睁开了眼。华佗又给开了剂汤药，把孩子治好了。华佗起死回生的消息像风一样地传开了。蔡医生羞愧地对华佗说："你已青出于蓝而胜于蓝，我没本事教你了，你出师开业去吧！"华佗出了师，也不开业，却游学徐土一带，寻访名医，探求医理，给人治病。

（资料来源：百度文库，链接：https://wenku.baidu.com/view/f028d862dd80d4d8d15abe23482fb4daa58d1d89.html）

问题： 1. 为什么蔡医生说"能继承我的医学者，必华佗也！"？
2. 华佗取得成功的方法有哪些值得借鉴？
3. 为了实现个人目标，你现在应该做好什么准备？

第一节　需要与动机

一、需要概述

（一）需要的概念

需要是个体对其生活和发展的某些条件感到缺乏而力求获得满足的一种心理现象。简单地说，就是人对某种目标的渴求和欲望。人们之所以产生某种需要，是个体在某一特定时间感受到不足，这些不足可能是源于心理（如被认可的需要）、生理（对水、空气、食物的需要），也可能是源于社会（如对友情的需要）。当这种不足感出现时，需要也就产生了。为此，个体会产生一种紧张感，并试图减少甚至消除这一紧张感带来的不舒服。因此，需要也被视为一种动力激发器。需要有两个特点，一是个体感到缺乏什么，有不足之感；二是个体期望得到什么，有求足之愿。虽然这种不足之感有时候是在缺失的基础上产生的，比如缺少食物或水时，需要就产生了，但并不是所有不足之感皆因缺失而起，例如一个拥有很强成就需要的个体可能已经获得过一连串的成功。

（二）需要的分类

人的需要具有十分丰富的内容。需要如何分类，国内外均已形成不同的理论。从不同角度出发，有不同的分类方法。

1. 自然需要和社会需要　从需要的起源上来划分，可分为自然需要和社会需要。自然需要包括衣、食、住、行等，它是人类生活的基本需要，只有自然需要得到满足后，才能进行正常的工作和学习。社会需要是为了维持与推动社会发展所必需的，如对劳动、友谊、社交、社会赞许、成就等的需要。作为社会和组织中的人，两种需要是不可分割的。仅有自然需要而无社会需要的人，社会和组织是不会接受的。不愿为社会工作和劳动，社会也就不会满足其自然需要。

2. 物质需要和精神需要　从需要的对象来划分，可分为物质需要和精神需要。物质需要指向社会物质产品并以占有这些产品而获得满足，而精神需要则是指向社会的各种精神产品，如道德、理想、知识、文化等。在现实生活中，人的物质需要和精神需要是紧密交织在一起的。追求美好的物质产品，同样可以表现为某种精神上的需要，组织中的成员通过工作获得物质利益的同时，也满足了他们某种精神上的需要。

二、动机概述

（一）动机的概念

美国斯蒂芬·P·罗宾斯（Stephen P. Robbins）教授将动机定义为一种过程，体现了个体为了实现目标而付出的努力强度、方向和坚持性。在动机的定义中包含了三个关键要素：强度、方向和持续性。强度是指个体试图付出多大努力，然而，高强度不一定会带来令人满意的业绩，还要考虑努力的质量。方向是指个体行为指向一定目标。动机还有一个持续性维度，即受到激励的个体可以多长时间从事一项任务，直到实现他们的目标。

强度、方向和持续性三个要素具体讲的时候，有强度、持续性，没有提到方向。

（二）动机的种类

根据引起动机的原因，动机可分为内部动机和外部动机。前者是由人的内在性需要引起的，后者是与人的外在性需要相联系的。

根据社会意义，动机可分为正确的或高尚的动机与错误的或低级的动机。从社会进步和人民的利益出发，造福人类的动机为正确动机或高尚动机；从个人或少数人的利益出发，危害社会、损人利己的动机，称为错误的动机或低级的动机。

根据坚持时间的长短，动机可以分为长远的动机和短暂的动机。前者影响范围广，持续的时间长，后者只在短时间内对个别行为起作用。

第二节　行为与激励

一、行为

（一）行为的概念

行为，即举止行动，指受思想支配而表现出来的外表活动，是在一定的物质条件下，不同的个人或群体，在社会文化制度、个人价值观念的影响下，在生活中表现出来的基本特征，或对内外环境因素刺激所产生的能动反应。

（二）行为的分类

由于人兼具生物属性和社会属性，因此，可以将人类的行为分为本能行为和社会行为两个大类。

本能行为是由人的生物属性所决定的，包括摄食行为、睡眠行为、攻击和自我防御行为、学习模仿行为等。人的本能行为与动物的本能行为有本质的区别，因其受到文化、心理、社会诸因素的影响。

社会行为是由人的社会属性所决定的。社会行为是人与周围环境相适应的行为，是通过社会化过程确立的。社会行为的来源包括家庭、学校、社会团体与组织等。人类就是这样通过不间断地学习、模仿、受教育、与他人交往的过程，逐步理解到必须使自己所做的事情得到社会的承认，符合道德规范，具有社会价值。

而根据行为的可观察性，人的行为可分为外显行为和内在行为两类。外显行为是可以被他人直接观察到的行为，如言谈举止；而内在行为则是不能被他人直接观察到的行为，如意识、思维活动等，即通常所说的心理活动。一般情况下，可以通过观察人的外显行为，进一步推测其内在行为。

（三）需要、动机与行为的关系

需要、动机和行为之间存在着一种直接的关系。需要是动机产生的基础，动机是推动人的行为的内部动力。

人的行为是人和环境交互作用的产物和表现，是可以观察和记录的。它的构成因素有两大类：内在因素和外在因素。内在因素包括人的身体和情绪、气质、思想等；外在因素包括自然环境和社会环境。由于每个人的内在因素各不相同，所处环境又千差万别，因此，人的行为就表现出各种各样的方式。但有一点却是共同的，即任何一种行为的产生，都是有原因的，是在动机的引发与维持下进行的。

动机是产生行为的内部动力，动机对行为有导向的功能，但动机和行为的关系并非总是对应的，不能说个体有一个动机就有一种对应的行为表现，也不能认为个体表现出一种行为就只会有一个动机。事实上，动机与行为的关系有时是对应的，有时则不然，这种不对应的情况有以下几个方面：

1. 不同的行为可能有同一个或相似的动机　如几个新提拔的中层管理者有同一动机，都想胜任工作并做出成绩，但是所采取的行为不同。有的通过学习各种管理知识来提高自己；有的通过争取多出差多接触实际，增加解决实际问题的机会；有的通过搞好人际关系，把工作做好。

2. 同一行为中可能有不同的动机，即各种不同的动机通过同一行为表现出来　如员工努力工作，有的是为了多拿奖金，有的是为了争当标兵，有的则是为了内心的信念等等。表现出的行为是一样的，推动行为的动机却是不同的。

3. 同一个人身上，某些行为中的动机可能是多种多样的　有的是主导动机，占主导地位，支配人的行为方式；有的是次要动机，隐藏不露。个体的活动往往不是受单一动机驱使的，因而形成了不同个体的动机体系。

4. 良好的动机不一定会有良好的行为效果　工作和生活中常有"好心办坏事"的情况发生，例如，有人为了"打抱不平"而触犯法律，这就是动机与行为效果相背离的情形。

二、激励

（一）激励的概念

"激励"的英文是"motivation"，含有激发、鼓励、动力的意思。"激励"在《辞海》中的解释是"激动、鼓励、使振作"，即通过精神的或物质的手段对个体的行为产生影响，一般用来高效地达到某些目的。"激励"被引用到管理学中来，关于它的定义像其他社会科学的术语一样众说纷纭。

美国管理学家贝雷尔森和斯坦尼尔认为，"一切内心要争取的条件、希望、愿望、动力等都构成了对人的激励。它是人类活动的一种内心状态。"

斯蒂芬·罗宾斯认为激励是"通过高水平的努力实现组织目标的意愿，而这种努力以能够满足个体的某些需要为前提。"

国内学者对激励的概念界定也很多。俞文钊从心理学角度指出："所谓激励是指由于需要、愿望、兴趣、情感等内外刺激的作用，使劳动者始终处于一个持续的兴奋状态中。"赵振宇等认为："所谓激励就是系统的组织者采取有计划的措施，设置一定的外部环境，对系统成员施以正强化或负强化的信息反馈（借助一定的信息载体），引起其内部的心理和思想变化，使之产生组织者所期望的行为反应，正确、高效、持续地达到组织预定的目标。"孙志成则认为："激励就是利用某种外部诱因调动人的积极性和创造性，使人有一股内在的动力朝着所期望的目标前进的心理活动过程。"

综观上述各种激励的定义，不难发现它们都至少包括了以下3个因素：

1. 诱因性　人的个体行为是由什么激发并赋予活力的。人们自身有哪些内在的追求或需求，能驱动他们以一定方式表现出某一特定行为，以及有哪些外在的环境性因素触发了该行为。

2. 指向性　是什么因素把动机激活并引导到某一方向上去的。这是指人的行为总是指向一定的目的物。

3. 稳定性　被激发的行为一直持续直到完成目标。

我们认为，激励是指管理者运用各种管理手段，根据被管理者的心理需求的规律，激发被管理者的动机，促使其向组织所期望的目标前进的心理过程。管理手段的运用，赋予了管理活动主动性的特征。激励是激发人的内在动力，使人的行为建立在其愿望的基础上，这样，人的行为就不再是一种外在的强制，而是一种自觉自愿的行为。因此，激励最显著的特点是内在驱动性和自觉自愿性。

（二）激励的过程

需要引发动机，动机支配行为，行为指向目标。激励在本质上是激发、鼓励和努力调动人的积极性的过程，使被激励者始终保持高昂工作热情。而激励的实质，就是以未满足的需要为基础，利用各种目标、外部诱因去激发、驱动和诱导行为，促进实现目标，提高需要满足程度的连续心理和行为的过程。由此可见，激励过程是从个体需要出发的，通过外界刺激（外因）使人的内在动机（内因）发生强化作用，从而增强人的内驱力。

第三节　自我激励

一、自我激励的含义

自我激励就是自己给自己激励。面对压力时，缺乏他人的支持，自己鼓励自己，让自己保持积极的精神状态。自我激励有别于外界刺激，是指个体具有不依赖外界奖励和惩罚作为激励手段，能为设定的目标努力工作的一种心理特征。自我激励是一个人迈向成功的引擎。

我们为什么需要激励？激励意味着激发出人们做事的动机，以便去追求和实现自己的目标。自我激励，意味着人们主动积极地来做，设定自我目标，进行自我管理和自我奖赏，而不是依赖外部的力量。外部激励机制只能在有限的范围内发挥短期作用，而内部激励则能发挥长期、强有力的作用。

自我激励对人们获得成功是极其重要的。每个人都需要被鼓励，如果缺乏赞扬和支持，人们通常会变得消沉和颓废。我们看到许多很有才华的学生，只因他们的父母对他们过于苛刻，未能获得足够的激励，而导致他们丧失信心，最后一事无成。反之，也有许多学生本来天分不高，但他们得到了家人的积极支持和推动，从而获得了巨大的成就。

能够获得成功其实是一种人的素质，拥有这种素质的人，他们注定会获得成功；而缺乏这种素质的人，即使他们具有很好的先天基础，最后也可能会功败垂成。自我激励就是这样的一种素质。我们可以尝试观察自己身边的人，思考究竟是什么决定了他们的成功或失败。我们判断他人是否能获得成功的标准是什么？也许你会觉得成功需要运气，但是无法否认的是，即使有好的运气，有些人也会把握不住。

自我激励实际上是态度和认知的事情，即如何认识当前所处的环境，形成怎样的态度，并对此进行怎样的反应。面对同样的逆境、挫折或压力，不同的人会有不同的态度和行为反应，即积极乐观的反应和消极悲观的反应。而面对顺境，人们也会有不同的反应，并不必然是好的环境就有好的反应，即使一切顺利，有的人也会感到不快乐和忧虑。善于自我激励的人，能比其他人更善于发现不同环境中好的方面，来给自己提供支持，也更善于以快乐的心态看待挫折和压力。因此，善于自我激励的人，其实就是乐观、积极的人。

二、自我激励的作用

（一）走向成功需要自我激励

1949 年，一位 24 岁的年轻人充满自信地走进了美国通用汽车公司，应聘会计工作。这位年轻人来通用公司应聘只是因为父亲告诉他，通用汽车公司是一家经营良好的公司，父亲建议他可以去看看。于是，这位年轻人就来了。

在面试的时候，这位年轻人的自信给面试官留下了深刻的印象。当时，通用汽车公司只有一个会计的名额，面试官告诉这个年轻人，竞争这个职位的人非常多，而且对于一个新手来说，可能很难立即胜任这个职位的工作。但是，这个年轻人根本没有认为这是一个困难，相反，他认为自己完全可以胜任这个职位。更重要的是，他认为自己是一个善于自我激励、自我规划的人。

正是由于年轻人具有自我激励和自我规划的能力，他被录用了。录用这位年轻人的面试官这样对秘书说："我刚刚雇用了一个想成为通用汽车公司董事长的人！"

这位年轻人就是罗杰·史密斯，从 1981 年至 1990 年，他一直担任通用汽车公司的董事长。

罗杰·史密斯在通用汽车公司的同事阿特·韦斯特这样评价他："在与罗杰合作的一个月当中，他不止一次地告诉我，他将来要成为通用的总裁。"

德国人力资源开发专家斯普林格在其所著的《激励的神话》一书中写道："强烈的自我激励是成功的先决条件。"著名宗教领袖马丁·路德·金说过："我对世界上所做的每件事都是抱着希望而做成的。"事实上，正是这种高度的自我激励精神使罗杰·史密斯朝着自己的目标不断前进，最终实现了他的目标。

美国哈佛大学的威廉·詹姆斯发现，一个没有受过激励的人仅能发挥其能力的 20% ～ 30%，而当他受到激励时，其能力可发挥至 80% ～ 90%。一个人在通过充分的激励后，所发挥的作用相当于激励前的 3 ～ 4 倍。

1991 年，一个名叫坎贝尔的女子徒步穿越非洲，不但战胜了森林和沙漠，更通过了 400 公里的旷野。当有人问她为什么能完成这令人难以想象的壮举时，她回答说："因为我说过我能。"问她对谁说过这句话时，她的回答是："对自己说过。"圣女贞德说："所有战斗的胜负首先在自我的心里见分晓。"确实如此，每一个人的内心都存在着需求激励的欲望，只有激励才能激起他的热情和激情。因此，如果一个人在其他条件都具备的前提下，又善于自我激励，他的成功率就会高得多。

（二）陷入情绪低谷时需要自我激励

你一定对"情绪低谷"不陌生，它像过境蝗虫般瞬间冲击你的理智，让平时温文尔雅的你在刹那间失去控制，掉入情绪的"黑洞"。老板会因这刹那间的失控给你打一个"不职业"的低分数，你在同事心中经营了多年的"专业"口碑也被打破。情绪低谷的破坏力巨大，如果不加以控制、引导，甚至会导致精神崩溃、行为失常。或许你会说："没那么严重吧？找个人发发牢骚就好了。"事实上，绝大多数的情绪低落，都是在为日后的崩溃蓄积力量，若不做及时的排遣调节，总有一天会做出令自己后悔的事情。

请假设一下，当你投入最大的精力去做的小组项目，被老师否认时，挫折感是否会导致你在午饭中暴饮暴食，用胃的饱胀去冲淡自己的失落，然后在连续一周的暴食后开始疯狂减肥？你的对手春风得意地取得了第一名，你是不是请了一个下午的假，出去疯狂购物，买了一大堆又贵又不实用的东西，第二天睡醒后想起来购买行动过于冲动，于是后悔万分？这些事都会令你在事后痛恨自己的冲动，但事实上，就在当时，你别无选择，因为需要激励自己，帮助自己从坏情绪中走出来。你的出发点没有错，只是没有找到更好的方法而已。

每次失败都是一块成功的垫脚石。在学习和生活中，各种各样的困难和挫折，会如尘土一般落到我们的头上，要想从这苦难的枯井里脱身逃出来，走向人生的成功与辉煌，办法只有一个，那就是将它们统统都抖落在地，重重地踩在脚下。因为，生活中我们遇到的每一个困难、每一次失败，其实都是人生历程中的一块垫脚石。

【知识拓展】

成功并不像你想象的那么难

并不是因为事情难我们才不敢做，而是因为我们不敢做，事情才变难的。

1965 年，一位韩国学生到剑桥大学主修心理学。下午茶时，他常到学校的咖啡厅或茶座听一些成功人士聊天。这些成功人士包括诺贝尔奖获得者、某一领域的学术权威和一些创造了经济神话的人。这些人幽默风趣，举重若轻，把自己的成功都看得非常自然和顺理成章。时间长了，他发现在国内时，他被一些成功人士欺骗了。那些人为了让正在创业的人知难而退，普遍夸大了自己的创业艰辛，也就是说，他们在用自己的成功经历吓唬那些还没有取得成功的人。

作为心理系的学生，他认为很有必要对韩国成功人士的心态加以研究。1970 年，他把《成功并不像你想象的那么难》作为毕业论文，提交给现代经济心理学的创始人威尔·布雷登教授。布雷登教授读后大为惊喜，他认为这是个新发现，这种现象虽然在东方甚至世界各地普遍存在，但此前还没有一个人大胆地提出来并加以研究。惊喜之余，他写信给他的剑桥校友，当时正坐在韩国政坛第一把交椅上的人——朴正熙。他在信中说："我不敢说这部著作对你有多大的帮助，但我敢肯定它比你的任何一个政令都能产生震动。"这本书鼓舞了许多人，因为它从一个新的角度告诉人们，成功与"劳其筋骨，饿其体肤""三更灯火五更鸡""头悬梁，锥刺股"等没有必然的联系。只要你对某一事业感兴趣，长久地坚持下去就会成功，因为上帝赋予你的时间和智慧够你圆满地做完一件事情。后来，这位青年也获得了成功，他成了韩国泛业汽车公司的总裁。

【思考题】

1. 请每个同学回忆自己从前一个很想实现的愿望（或想达到的目标）却遭遇失败或最终放弃的例子，并寻找原因在哪里？

2.你认同"成功"与"劳其筋骨，饿其体肤""三更灯火五更鸡""头悬梁锥刺股"等没有必然联系这个观点吗？为什么？

3.从这个案例中你受到了什么启示？

纸　龙

人的一生中，究竟什么会对你产生怎样的影响，最终的决定权在你自己的手中。祖父曾用纸给我做过一条长龙。长龙腹腔的空隙仅仅能容纳几只蝗虫。我把蝗虫投放进去，不久，它们就在纸龙里面死了，无一幸免。祖父说："蝗虫性子太躁，除了挣扎，它们没想过用嘴巴去咬破长龙，也不知道一直向前可以从另一端爬出来。因而，尽管它有铁钳般的嘴和锯齿般的大腿，也无济于事。"然而，当祖父把几只同样大小的青虫从龙头放进去，然后关上龙头，奇迹出现了：仅仅几分钟，小青虫们就一一从龙尾爬了出来。

【思考题】

1.上文的"纸龙"象征着什么？

2.从这个案例中你受到了什么启示？

三、自我激励的方法

在我们不断塑造自我的过程中，影响最大的莫过于选择乐观的态度还是悲观的态度。我们思想上的这种抉择可能给我们带来激励，也可能阻滞我们前进。

清晰地规划目标是人生走向成功的第一步，但塑造自我却不仅限于规划目标。要真正塑造自我和自己想要的生活，我们必须奋起行动。莎士比亚说："行动胜过雄辩"，一旦掌握自我激励，自我塑造的过程也就随即开始。以下方法可以帮你塑造自我，塑造那个你一直梦寐以求的自我。

1.树立远景　迈向自我塑造的第一步，要有一个你每天早晨醒来为之奋斗的目标，它应该是你人生的目标。

2.离开舒适区　不断寻求挑战，激励自己，提醒自己不要躺倒在舒适区。舒适区只是避风港，不是安乐窝，它只是你准备迎接下次挑战之前刻意放松自己和恢复元气的地方。

3.把握好情绪　人开心的时候，体内就会发生奇妙的变化，从而获得新的动力和力量。但是，不要总想在自身之外寻开心。令你开心的事不在别处，就在你身上。因此，我们应该找出自身的情绪高涨期，并用来不断激励自己。

4.精准目标　许多人惊奇地发现，他们之所以达不到自己孜孜以求的目标，是因为他们的主要目标太小而且模糊不清，使自己失去动力。因此，真正能激励你奋发向上的是树立一个宏伟又具体的远大目标，并将目标细化为一个个具有可实施性的具体的小目标。

5.增强紧迫感　很多人沉溺于自己的生活而没有死亡的恐惧，假装自己的生命会绵延无绝。因此，要时刻提醒自己：人生天地之间，若白驹过隙，忽然而已。

6. 结交"朋友" 警惕那些不支持你努力实现目标的"朋友"。你所交往的人会改变你的生活。多结交那些希望你快乐和成功的人，你就在追求快乐和成功的路上迈出最重要的一步。同乐观的人为伴能让我们看到更多的希望。

7. 迎接恐惧 世上最秘而不宣的秘密是，战胜恐惧后迎来的是某种安全有益的东西。哪怕克服的是小小的恐惧，也会增强你对创造自己生活能力的信心。

8. 调整好计划 实现目标的道路绝不是坦途，它总是呈现出一条波浪线，有起也有落；但你可以安排自己的休整点，安排好放松、调整、恢复元气的时间。即使你现在感觉不错，也要做好调整计划，只有这样，在你重新投入工作时才能更富激情。

9. 直面困难 困难对我们来说，不过是一场场艰辛的比赛。优秀的运动员总是盼望参加比赛，逃避困难就很难在生活中找到动力。如果学会了把握困难带来的机遇，你自然会动力满满。

10. 加强磨炼 如果手上有棘手的活而自己又犹豫不决，不妨挑件更难的事先做。生活挑战你的事情，你也可以用来挑战自己。有些时候，对自己越苛刻，生活对你越宽容；对自己越宽容，生活对你越苛刻。

11. 立足现在 锻炼自己即刻行动的能力。充分利用对现时的认知力，不要沉浸在过去，也不要沉溺于未来，要着眼于今天。当然，要有梦想和筹划，不过，一切就绪后，一定要学会脚踏实地行动，把整个生命凝聚在此时此刻。

12. 战胜自我 与他人竞争给了我们宝贵的经验，但无论你多么出色，都需要学会谦虚。努力胜过别人，能使自己更深刻地认识自己，所以不管在哪里，都可以积极参与竞争，但也要明白，战胜别人远没有战胜自己重要。

13. 经常内省 大多数人是通过别人对自己的印象和看法来看自己，但是，仅凭别人的一面之词，把自己的个人形象建立在别人身上，就会面临严重束缚自己的危险。不要总是从别人身上找寻自己，应该经常自省并塑造自我。

14. 精雕细刻 创造自我犹如塑造一件艺术品。如果把自己当作一尊即将完成的精美的雕塑，你就会乐于从细微之处做改变。一件小事做得与众不同，也会令你兴奋不已。无论你有多么小的变化，点点滴滴对你来说都很重要。

15. 不怕犯错 有时候我们不做一件事是因为我们没有把握做好。如果有些事你知道需要做却又不敢做的话，尽管去做，不要怕犯错。给自己一点自嘲式的幽默，用打趣的心情来对待自己做好的事情，而一旦做起来了，尽管乐在其中。

16. 别害怕拒绝 不要消极接受别人的拒绝，而要积极面对。你的要求落空时，把这种拒绝当作一个问题："自己能不能更多一点创意呢"，不要听见"不"字就打退堂鼓，可以尝试让这种拒绝激发出更大的创造力。

17. 要尽量放松 在脑电波开始平和你的中枢神经系统时，你可以感受到自己的内在动力在不断增加，你很快会知道自己会有何收获。面对自己能做的事情，放松就可以产生迎接挑战的勇气。

18. 重视今天 大多数人希望自己的生活富有意义，但是生活不在未来。我们越是认为自己有充分的时间去做自己想做的事，就越会在这种沉醉中让人生中的绝妙机会悄然流逝。只有重视今天，自我激励的力量才能源源不断。

四、自我激励的心理训练

（一）目标激励

要用吸引人的目标对自我进行激励。

【自我心理训练语】

大声地对自己说：我的目标是做个有志气的人，考上××大学研究生（或其他人生目标）。

虽然还有困难，但我定会闯过难关！

（二）榜样激励

一谈到榜样，人们往往选择其他人，这当然是对的。但如果你能以自我为榜样，即在自己心目中，自己在某方面就是不错，就是大家的榜样，这样更容易增强自信心。

【自我心理训练语】

大声地对自己说："我，本来就不简单，有很多特长和优点。我就是自己的榜样，继续努力，我会有辉煌的明天！"

（三）使命激励

我们是未来的主人。因此未来的使命是激励我们的极为丰富的资源。

毛泽东在东山学堂读书时，立下"改造中国与世界"的宏愿；周恩来在少年时代就立下了"为中华之崛起而读书"的志向；鲁迅少年时就决心"我以我血荐轩辕"，奋发求学。我们是新世纪的青年一代，任重而道远，要克服困难，树立信心，鼓起勇气，自强不息为中华之崛起而努力奋斗。

【自我心理训练语】

大声地对自己说："我们虽然年轻，但都是未来的主人，我们将承担重任，亲手参与建设祖国辉煌的明天！"

（四）竞争激励

以今天的我与昨天的我相对比，以进步的科目同未进步的科目相对比，以本学期的成绩与上学期的成绩相对比……用这种方法来激发学习动机，激励自己努力学习；还可以通过参加各种比赛来培养自己顽强的意志和坚韧的毅力，使自己在竞争中不断地完善自我。

【自我心理训练语】

大声地对自己说："新的时代，竞争是必然，我要参与其中，在人生道路上勇往直前。"

（五）名言激励

古今中外的伟人、学者有很多精辟的论述，这些论述无时无刻不在激励着后人。因此可以选择最喜欢的名人名言不断激励自己。

1.有志者，事竟成，破釜沉舟，百二秦关终属楚；苦心人，天不负，卧薪尝胆，三千越甲可吞吴。——蒲松龄

2.古之立大事者，不惟有超世之才，亦必有坚忍不拔之志。——苏轼

3.穷且益坚，不坠青云之志。——王勃

4.莫等闲，白了少年头，空悲切。——岳飞

5.盛年不重来，一日难再晨。及时当勉励，岁月不待人。——陶渊明

6.聪明出于勤奋，天才在于积累。——华罗庚

7.你热爱生命吗？那么别浪费时间，因为时间是构成生命的材料。——富兰克林

8.成功的秘诀，在永不改变既定的目的。——卢梭

9.成功的关键在于相信自己有成功的能力。——拿破仑·希尔

10.自信是走向成功的第一步，缺乏自信是失败的主要原因。——莎士比亚

11.苦难是人生的老师。——巴尔扎克

12.天才就是无止境刻苦勤奋的能力。——卡莱尔

【自我心理训练语】

大声地对自己说：我成功，因为我志在成功！人之所以能，是相信自己能！自己打败自己是最可悲的失败，自己战胜自己是最可贵的胜利！

美国家喻户晓的励志大师史蒂夫·钱德勒有一本书叫《自我激励的100种方法》，提供了100种独特的思考方式，让读者找到最生机勃勃、最有创造力的自我。

自我激励，不是简单地在内心给自己加油、鼓劲，它是一种有具体方法可循的心理技巧。当你掌握了这些，面对各种困难和挫折之时，内心就会自动生出一种积极向上的动力，推动你不断向前，战胜眼前种种障碍，达成目标、实现梦想！在这个过程中，你会惊奇地发现：你变得比以前更自信、更乐观、更强大！

【知识拓展】

生命的价值

在一次讨论会上，一位著名的演说家没讲一句开场白，手里却高举着一张20美元的钞票。面对会议室里的200个人，他问："谁要这20美元？"一只只手举了起来。他接着说："我打算把这20美元送给你们中的一位，但在这之前，请准许我做一件事。"他说着把钞票揉成一团，然后问："谁还要？"仍有人举起手来。他又说："那么，假如我这样做会怎么样呢？"他把钞票扔到地上，用脚踩踏。然后他拾起钞票，钞票已变得又脏又皱。"现在谁还要？"还是有人举起手来。"朋友们，你们已经上了一堂很有意义的课。无论我如何对待这张钞票，你们还是想要它，因为它并没有贬值，它依旧值20美元。"

【思考题】

1. 在你看来，这 20 美元的钞票意味着什么？

2. 人们为什么坚持举手？

【实践活动】

活动主题：举哑铃

1. 活动目的　帮助每位同学了解自我激励，感受自我激励的效果。

2. 活动过程

（1）请几位同学上来，手握哑铃，胳膊前伸，将哑铃平举，比赛谁坚持的时间长。

（2）将这几位同学的成绩记录下来，然后给他们一分钟的时间，让他们"自我激励"一下，再重新比赛。

（3）看看他们的成绩有没有发生变化，名次的变化如何，每位同学自己的两次成绩变化如何。

（4）活动如果在室外进行，其他同学可以给参赛同学呐喊加油。

3. 活动讨论

（1）请参赛同学谈谈感受，如果你的名次或成绩有所提高，是你的"自我激励"起了作用，还是同学们的激励起了作用？为什么？

（2）从这个活动中，你受到什么启示？

4. 活动总结评价　根据小组完成情况进行小组成绩的评定。

【思考题】

1. 简述需要、动机与行为的关系。

2. 简述激励的过程。

3. 在你以往的学习经历中，描述一下哪些情境能够激励你发挥最佳学习能力？试总结其中产生激励效果的要素都有哪些？

第十章　自我健康管理 ▷▷▷

【学习目标】

巩固　本章主要知识点：健康的概念；健康管理的概念及步骤；自我健康管理的概念及意义；健康危险因素；大学生自我健康管理方法。

培养　大学生通过体质养生、饮食养生、运动养生、起居养生、情志养生等维度开展自我健康管理的能力。

扩展　学生关注自身健康，掌握健康管理前沿知识，以饱满的精神及健康的身体投入学习及工作，立志为国家健康工作 50 年的综合能力。

【案例导入】

中医健康管理助力健康中国

中医健康管理以大健康背景下的所有人为服务对象，关注个体或群体的生命全过程中的健康状态，为全人群提供全方位、全生命周期的健康服务。中医健康管理服务涵盖临床前、临床中、临床后，包括未病先防、欲病救萌、既病防变、瘥后防复，具有广覆盖、低成本和高品质的特点。

开展中医健康管理符合医学模式转变的需求。进入 21 世纪，医学的目的发生了根本性变化，以治疗疾病为中心的医学已经不能满足人们对健康的追求，取而代之的是以维护健康为核心的新的医学模式。中医健康管理以整体、动态、个性化地把握状态作为维护健康的关键，把单纯治疗疾病的医疗行为扩展至维护整体状态的健康管理，把传统的同质化的养生保健发展为个性化的健康服务，丰富完善了中医健康服务的顶层设计，为实现"人人享有健康"的目标提供了中医智慧。

开展中医健康管理助力中医"治未病"升级。中医健康管理以状态为核心，通过状态辨识、风险预警、调理干预、评价反馈等形成中医健康服务闭环，达到未病先防、欲病救萌、既病防变、瘥后防复的目标。通过普及中医健康理念、完善中医健康服务模式、发展中医健康产业等构建中医健康服务体系，实现全方位全周期的中医健康服务，进一步发挥中医"治未病"在健康产业中的主导作用。

开展中医健康管理服务中国式医改的需求，医疗卫生事业改革事关全人群。中医健康管理致力于实现广覆盖、低成本、高品质的中医健康服务，构建医院、社区、家庭个人三种全覆盖的转化路径，促进中医药资源合理配置，推动中医药服务平衡充分的发展，以最小的资源投入实现效益的最大化，满足医疗卫生工作"重心下移""关口前移"

的推进需求。

（资料来源：李灿东，雷黄伟 . 构建全方位全周期的中医健康服务体系 [J]. 中华中医药杂志，2019，34（4）：1552–1555.）

【思考题】

1. 什么是中医健康管理？
2. 开展中医健康管理的意义有哪些？
3. 大学生如何运用中医知识开展自我健康管理？

第一节　自我健康管理的基础知识

一、健康的概念

健康是人类生存的第一前提和基本要素，是人类最宝贵的财富。世界卫生组织（World Health Organization，WHO）指出："健康是基本人权，达到尽可能高的健康水平是世界范围内一项最重要的社会性目标。"健康是各国政府和公众所追求的共同目标。习近平总书记指出："人民健康是社会文明进步的基础，是民族昌盛和国家富强的重要标志，也是广大人民群众的共同追求。""要把保障人民健康放在优先发展的战略位置。"2015 年我国政府工作报告中首次提出"打造健康中国"。党的二十大报告指出："推进健康中国建设，把保障人民健康放在优先发展的战略位置。"

健康的概念是一个不断发展与完善的过程。WHO 在 1948 年成立之初就指出"健康不仅是没有病和不虚弱，而且是身体、心理、社会功能三方面的完满状态"，健康具有身体、心理、社会功能三个基本维度。也就是说，随着社会的发展及科学的进步，医学模式已从单纯的"生物医学模式"转向了"生物 – 心理 – 社会医学模式"，健康的概念也随之变化，以适应新医学模式。1990 年，WHO 对健康的阐述是"健康不仅是没有病和不虚弱现象，而且是躯体、心理、与社会适应能力和道德的健全"。评估个体是否健康，应该从躯体、心理、与社会适应能力和道德四个维度来进行。

怎样衡量一个人是否健康，WHO 曾经定出健康的 10 条标准：①精力充沛，对担负日常生活和繁重的工作不感到过分紧张、疲劳。②处事乐观，态度积极，乐于承担责任，不挑剔。③劳逸结合，善于休息，睡眠良好。④应变能力强，能适应各种环境变化。⑤能够抵抗一般性疾病。⑥体重适当，身体匀称。⑦眼睛明亮，反应敏锐。⑧牙齿清洁，无龋齿，不疼痛，牙龈颜色正常，无出血。⑨头发有光泽，无头屑。⑩皮肤、肌肉富有弹性，走路健步轻松。

二、健康管理的概念、依据、步骤

（一）健康管理的概念

健康管理是以现代健康概念为指导，运用医学、管理学等相关学科的理论、技术和方法，健康管理机构或人员利用各种资源，对个体或群体健康状况及影响健康的危险因素进行全面连续的检测、分析、评估及健康咨询、指导和健康危险因素干预，实现以促进人人健康为目标的新型医学服务过程。

健康管理的基本内容包括认识健康状况、树立健康理念和建立健康行为。

1. 认识健康状况 在健康管理理念下采用现代医学和管理学方法，对个体或群体的健康进行监测、分析、评估，并及时反馈给服务对象，让管理的个体或群体系统全面地了解自我健康状况，帮助服务对象找出影响健康的危险因素，评估发病的概率。

2. 树立健康理念 健康管理人员根据服务对象的健康状况，有针对性地改变服务对象对疾病与健康的认识。通过为服务对象提供健康教育、传授健康知识与技能，使其树立正确的健康理念；通过健康咨询、交流与指导等手段帮助和鼓励服务对象建立健康的生活方式和习惯。

3. 建立健康行为 健康管理的服务个体或人群在健康管理人员的帮助下，在认识健康状况、树立健康理念的基础上，进一步在生活上采取行动，做出改变。根据自己的实际健康状况与风险，改变自己的生活方式与习惯。在科学方法的指导下，戒除不良习惯，建立健康的生活方式，减少危害健康的风险因素。

（二）开展健康管理的科学依据

1. 健康和疾病的动态变化关系 健康和疾病的动态平衡关系及疾病的发生、发展过程和预防医学的干预策略是健康管理的科学基础之一（图 10-1）。个体从健康状态到疾病状态要经历一个完整的发生和发展过程。一般来说，是从处于低危险状态到高危险状态，再到发生早期改变，出现临床症状。往往在被诊断为疾病之前，有一个时间过程。若为急性传染病，这一过程可以很短，若为慢性病，则过程通常较长，往往需要几年至十几年，乃至几十年的时间。慢性病期间的健康状况变化多数不轻易地被察觉，各阶段之间也并无明显界线。在被确诊为疾病之前进行有针对性的干预，有可能成功地阻断、延缓甚至逆转疾病的发生和发展进程，从而实现维护健康的目的。因此，通过开展健康管理，有利于实现关口前移。

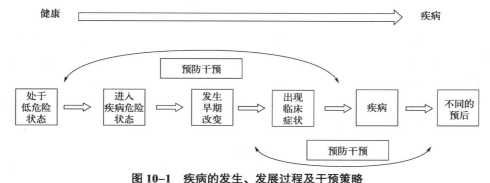

图 10-1 疾病的发生、发展过程及干预策略

（图片来源：郭清.健康管理学 [M].北京：人民卫生出版社，2015.）

2. 大部分危险因素是可以预防和改变的　在慢性病的危险因素中，大部分是可以预防的，属于可改变因素，这为健康风险的控制提供了第二个重要的科学基础。WHO 指出，高血压、高血脂、超重及肥胖、缺乏身体活动、蔬菜和水果摄入量不足及吸烟，都是引起慢性病的重要危险因素。这些危险因素导致的慢性病目前难以治愈，但其危险因素本身却是可以通过改变行为生活方式进行预防和控制的。因此，健康管理就是要对这类危险因素进行早期发现、早期评估和早期干预，以实现维护健康的目的。

（三）健康管理的基本步骤

健康管理包括健康信息收集、健康风险评估、健康干预三个基本步骤。

1. 健康信息收集　通过问卷或者健康体检采集健康信息等方式，找出危险因素，从而为下一步制订健康管理计划、实施有效的健康维护做准备。首先收集服务对象的个人健康信息，包括个人一般情况、目前健康状况、疾病家族史、职业特点、生活方式、心理情况、具体体格检查和实验室检查等。然后进行具体服务，具体服务方式包括健康调查与健康体检。健康调查是指健康管理工作者对管理对象开展问卷调查；健康体检是指管理工作者根据对象的性别、年龄、工作特点等情况、地域差异、社会形态差异等因素，有一定疾病预测指向地对个体或人群制订有效、合理的体格检查。健康调查与健康体检的目的均为高效准确、有指向性地收集健康管理对象的健康信息，建立个人或群体健康档案，为后续工作提供指导。

2. 健康风险评估　健康风险评估（health risk assessment，HRA）是对个体的健康状况及未来患病和（或）死亡危险性的量化评估。健康风险评估是一种分析方法或工具，用于描述或估计某一个体或群体未来发生某种特定疾病或因某种特定疾病导致健康损害甚至死亡的可能性。健康风险评估对危险因素进行量化，同时对个体或特定群体的健康状况及未来患病和（或）死亡危险性做量化评估，构建了健康风险因素与健康结果的数量依存关系，获得发病的可能性或概率。健康风险评估不是临床疾病的诊断，也不能代替临床疾病的诊断，是未来患病和（或）死亡的可能性或概率。健康风险评估有信息收集、危险度计算和评估报告三个基本模块，通过前期收集的健康信息，根据各种风险评估模型，运用一定的方法计算危险度，最终获得评估报告。健康风险评估的结果作为健康干预的依据。

在健康管理的学科发展过程中，涌现出许多健康风险的评估方法。传统的健康风险评估一般以死亡为结果，多用来估计死亡概率或死亡率。近年来健康风险评估技术的研究重点指向发病或患病可能性的预测方面，以疾病为基础的患病危险性评估逐步取代传统的以死亡为目的的风险评估，患病风险比死亡风险更能帮助个人理解风险因素的作用，有助于高效地实施控制措施。

3. 健康干预　健康干预即健康咨询与指导，有计划地干预、管理健康。在前面两个步骤的基础上，以多种形式帮助个人或群体采取行动，纠正不良的生活方式和习惯，控制健康危险因素，实现个人或群体健康管理计划的目标。对个体而言，健康信息收集和健康风险评估旨在提供有针对性的个性化健康信息，以调动个体降低自身健康风险的积极性；而健康干预则是根据循证医学的研究结果指导个体维护自己的健康，降低已经存在的健康风险。对群体而言，健康管理可以汇总、评价群体的健康信息，梳理群体的疾病、健康危险因素的状况，形成群体健康管理咨询报告，为分析群体健康需求提供必要的参考依据，为有效实施群体健康管理提供必要的支持。

健康管理的这三个步骤是一个总的原则，应综合不同的危险因素和差异，制订个体化的健康管理方案，并积极地采用现代信息管理技术等多种管理手段以达到全过程、细致化的健康干预。需要强调的是，健康管理是一个长期的、连续的过程，即在实施健康干预措施一定时间后，需要评估效果、调整计划和干预措施。只有周而复始、长期坚持，才能达到健康管理的预期效果。

三、大学生自我健康管理

（一）自我健康管理的概念及意义

1. 自我健康管理的概念　自我健康管理是个人运用健康与疾病预防的知识和技能，对自身健康状况进行监测，对自己所面临的健康风险进行评估，并据此调节自身心理和行为以达到增进健康和预防疾病的目的的健康促进活动。

自我健康管理在政府健康管理、社会健康管理、社区健康管理、企业健康管理、医疗卫生机构健康管理、健康管理专业机构健康管理及家庭健康管理等各类健康管理中居于核心地位。这是因为，一方面，就慢性病已成为世界主要死因，而慢性病主要由个人生活方式所致这一点而言，自我健康管理显然在慢性病防治和健康促进过程中起决定性作用。另一方面，不论何种类型的健康管理，最终都要具体落实到自我健康管理中来，而且只有当它们转变成个人健康行动时才具有现实的意义。

《"健康中国 2030"规划纲要》明确的新时期卫生与健康工作方针中所讲的"人民共建共享"，是国家第一次在"方针"层面提出人民自己对于自己健康的责任和义务，体现了自我健康管理的重要性。《意见》的基本原则有 4 条，其中有两条强调个人的责任，即"自主自律、健康生活""全民参与、共建共享"。

2. 大学生自我健康管理的意义　开展大学生自我健康管理意义重大。一是大学生健康问题关系到国家民族大业的未来，他们的身体健康情况不仅反映了当今社会发展的现状，更代表着国家未来一代人的健康水平。

二是大学生学习能力强，正处于行为塑造阶段，开展大学生自我健康管理，有利于其较快接受新的健康理念，掌握健康管理的基本理论和技能，选择健康的行为及生活方式，降低致病的危险因素，从而达到预防疾病、促进健康的目的。

三是开展大学生自我健康管理，既是为自己负责，也是为实施健康中国战略尽绵薄之力。通过大学生向社会各界传播健康管理知识，有利于提高整个人群的健康管理水平，提高全民的健康素质，达到人人健康的目的。

（二）自我健康管理能力的内容与发展过程

自我健康管理能力包括健康知识技能学习能力、健康状况感知能力、健康危险因素识别能力、健康行动计划能力和心理行为调节能力。这 5 个方面对个人成功实施健康管理不可或缺。它们相互依存，共同作用，决定个人管理自身健康的整体水平。

自我健康管理能力的发展一般经历无健康管理能力、健康管理能力初步发展、健康管理能力快速发展、健康管理能力发展成熟、健康管理能力提高和维持、健康管理能力衰退六个阶段。

培养自我健康管理能力应遵循的原则包括：与身心发展阶段相适应、与健康行为习惯养成紧密结合、健康知识与健康技能培养并重、在疾病治疗过程中教育提高、自我健康管理能力既有共性也有个性。结合当前我国开展健康管理的实际情况，可通过以下途径培养大学生自我健康管理能力：推进学校、社区、家庭健康教育协同发展，加强自我健康管理实践的专业指导，创造实施自我健康管理的良好条件，倡导重视自我健康管理的社会文化氛围等。

第二节　健康危险因素

一、健康危险因素概念

健康危险因素（health risk factor），也称健康相关危险因素，是指能使人们发生疾病或死亡危险性增加的因素，或者是能使人们健康不良后果发生的概率增加的因素，包括个人特征、环境因素、生理参数、疾病或临床前疾病状态等。个人特征包括不良的行为（如吸烟、运动不足、膳食不平衡、酗酒、睡眠不足、心理压力大、吸毒、迷信、破坏生物节律等）、疾病家族史、职业等。环境因素包括暴露于不良的生活环境和生产环境等。生理参数包括有关实验室检查结果（如血脂异常）、体型测量（如超重、肥胖）和其他资料（如心电图异常）等。全面了解和掌握健康危险因素的相关知识是开展健康管理活动必备的知识基础和核心技能。

二、健康危险因素因果关系与特点

危险因素是一种危险信号，是那些受其暴露后患病危险性增加的因素。它的出现在先，某些健康问题（疾病）跟随在后，因此，它可以是其后出现疾病的原因，但可以不是主要原因，或者是伴随因素。由于种种条件，在某危险因素出现后，相应的健康问题（某种疾病）不一定出现或不一定马上出现，有时需经过一个较长的潜伏（或潜隐）期，需要该危险因素的反复多次作用，有时还需要其他危险因素的共同或顺次参与等。尽管如此，并不是每个个体当具有某种或某些危险因素之后，都一定会出现相应的健康问题（疾病），这里还存在一个统计学上的概率问题。

（一）因果关系的多样性

1. 单因单果 即一种危险因素只引起一种健康问题或疾病，一种健康问题只由一种危险因素引起，该危险因素既是必要的又是充分的，如狂犬病是由狂犬病毒所致的急性传染病。但是，现代疾病，特别是慢性非传染性疾病中，单因单果的危险因素几乎不存在。即使存在必要病因的传染病，其病因也不是单一的，因为除了病原体外，还需要宿主易感性等因素，疾病才会发生。

2. 单因多果 即一个危险因素可引起多种健康问题或多种疾病，单因多果的现象是常见的。比如，肥胖是心脑血管疾病、糖尿病、痛风和一些肿瘤疾病的危险因素。单因多果的关系揭示了危险因素的多效应性，指出了对某个危险因素进行干预可以预防多种不同疾病的可能性。

3. 多因单果 即多种危险因素可以引起一种健康问题或一种疾病，多因单果的现象也是常见的。如高血压、高血脂、糖尿病、吸烟、肥胖等均是冠心病的危险因素。多因单果的关系揭示了危险因素的多因性，指出了控制某种健康问题或疾病的发生和发展可多管齐下的可能性。

4. 多因多果 由于单因多果和多因单果的存在，多因多果的现象必然存在。如高血压、高血脂、吸烟、肥胖等均是冠心病的危险因素，同时也是脑卒中等其他疾病的危险因素。不同健康问题或疾病的多个危险因素可以完全相同，但多数情况下只是部分相同。多因多果的病因现象增加了识别危险因素的复杂性和不确定性，同时也揭示了多种途径预防疾病的可能性。

因果关系的多样性、复杂性还体现在，不管是上述哪一类因果关系，在因和果的通路上，都存在直接和间接的危险因素，即有些危险因素可直接导致疾病的发生，而另一些危险因素则需通过作用于一个或多个其他危险因素，并由后者直接引起疾病的发生。直接的危险因素与间接的危险因素存在着一定的关系，切断危险因素的任何环节都可以达到预防疾病的目的。

（二）健康危险因素的特点

1. 潜伏期长 在危险因素暴露与疾病发生之间常存在较长的时间间隔，人们一般要经过多次、反复、长期接触后才会发病，潜伏期因人因地而异，并且受到很多因素的影响。

2. 特异性弱 许多危险因素的广泛分布及混杂作用，在一定程度上削弱了危险因素的特异性作用。特异性弱，使得一种危险因素与多种疾病相联系。特异性弱也可以表现为多种危险因素引起一种慢性病。

3. 联合作用 随着大量危险因素越来越多地进入人类的生产生活环境，导致人类健康危险因素的多重叠加。单因多果、多因单果、多因多果、因果关系链和因果关系网络模型的提出，提示人们多种危险因素联合作用的大量存在。

4. 广泛存在 危险因素广泛存在于人们日常生活和工作环境之中，各因素紧密伴随、相互交织。其健康危害作用往往是潜在的、不明显的、渐进的和长期的。

三、健康危险因素分类

（一）根据是否可改变分类

根据是否可以改变，分为不可改变的危险因素（non-modifiable risks）和可改变的危险因素（modifiable risks）。通常，慢性病的危险因素由不可改变和可改变的危险因素组成。不可改变的危险因素主要包括家族遗传史、年龄、性别、种族等。可改变的危险因素主要包括心理不健康、不良生活方式（吸烟、身体运动不足、膳食不平衡）等，这些因素与个人健康状况和（或）个人慢性病风险有密切的联系。在所有健康危险因素中，大部分因素是可控的。

健康危险因素按是否可改变分类，可以指导健康管理干预方向，关注可改变的危险因素，加大可控因素的控制力度，对于防控疾病，尤其是慢性病至关重要。按是否可改变分类，既承认生老病死的自然规律，又能积极发挥人的主观能动性。健康干预主要是针对可改变的危险因素制订干预方案。

（二）根据性质来源分类

根据性质来源，可分为环境危险因素、行为危险因素、生物遗传危险因素和医疗卫生服务中的危险因素四类。个人健康状况受多种因素的影响，普遍认为，行为危险因素是主要的健康危险因素，占所有因素的50%～55%，环境危险因素占20%～25%，生物遗传危险因素占15%～20%，医疗卫生服务中的危险因素占10%～15%。以下重点介绍这四类健康危险因素。

四、健康危险因素的内容

（一）环境危险因素

环境是人类赖以生存和繁衍的重要条件。环境因素是指以人为主体的外部世界，即围绕人们的客观事物的总和，包括自然环境和社会环境。

1. 自然环境危险因素　自然环境是人类和其他一切生命赖以生存和发展的基础，包括阳光、空气、水、气象、地理等。良好的自然环境因素对控制人体生物节律、维持机体正常代谢、增强免疫功能、促进生长发育等具有重要作用，是人类赖以生存和繁衍的重要条件，环境的质量对人类健康至关重要。

（1）生物因素　对人类健康尤为重要的生物因素主要包括微生物、寄生虫、支原体、原虫等。在"生物医学模式"时期，生物因素是人类疾病的主要病因；在如今的"生物－心理－社会医学"模式时期，生物因素仍是人类致病的三大要素之一。病原微生物引起的霍乱、鼠疫等烈性传染病，曾在一段时期内严重威胁人类健康。近年来，新型冠状病毒感染（原新型冠状病毒感染）、艾滋病（AIDS)、疯牛病（BSE)、严重急性呼吸综合征（传染性非典型性肺炎，SARS)、禽流感（AI)、埃博拉出血热（EHF）与中东呼吸综合征（MERS）等传染病的不断出现，以及全球一体化在传染病传播中作用的不断加大，再次提醒人们生物因素在致病过程中的重要程度和危害性。

（2）化学因素　由于人为的或自然的一些原因，造成空气、水、土壤及食物的化学组成在一定范围内发生变化，如各种燃料燃烧后排放的废气中含有大量二氧化硫、一氧化碳等，造成空气中这类气体含量增高；含汞、砷等重金属的工业废水可污染水源；用含镉废水灌溉农田，经过生物的富集作用，水稻吸收水中的镉，造成大米中镉含量显著增高。除人为的活动外，一些自然灾害，如火山爆发、地震、洪水、泥石流等，以及不同母岩形成的土壤都可使局部地区的空气、水、土壤的化学组成发生很大变化。例如，饮水型地方性氟中毒的发生，明显与浅层地下水含氟量高有关，而地方性砷中毒则与较深层地下水含砷量高有关。

（3）物理因素　环境中的物理因素可分为自然环境中的物理因素和人为的物理因素。自然环境中的声、光、热、电磁辐射等在环境中永久存在，它们本身一般对人体无害，有些还是人体生理活动所必需的外部条件，只有其强度过高或过低时，才会造成污染或异常。随着科学技术的进步和生产的发展，人为物理因素所造成的环境污染日趋严重，例如噪声污染、光污染、电磁波污染、电子污染、放射性污染等。

2. 社会环境危险因素　人类生活在社会中，社会的政治、经济、宗教、文化、教育、科学技术、家庭、生活方式、风俗习惯、卫生服务、人口等因素，不仅与人类生活和健康有直接关系，而且各因素之间互相影响。社会的政治制度、经济水平、宗教信仰及文化传统不仅直接影响人们的文化教育水平、生活方式和卫生服务质量，也影响对上述自然环境的保护、利用、改造的政策和措施。社会因素对人类健康的影响不是孤立的，往往通过影响人们的生活生产环境而影响人类的健康，更重要的是通过影响人们的心理状态而影响人类的健康。社会因素与心理因素对人类健康的影响是相辅相成的，关系十分密切。随着人们健康观念和医学模式的改变，社会心理因素对人类健康的影响正日益受到人们的重视。

（二）行为危险因素

行为危险因素是指由于自身行为生活方式而产生的健康危险因素，亦称自创性危险因素，也称行为生活方式因素。随着医学模式的转变，由于不良行为生活方式导致的疾病，危害健康的程度日益严重。

不良的行为生活方式可以避免，如不安全的性行为、吸烟、过量饮酒、不健康的饮食、不良的卫生习惯等。行为生活方式与慢性病的关系尤为密切，绝大多数慢性病都与以下四种行为危险因素密切相关：吸烟、过量饮酒、缺乏身体活动和不健康饮食。

1. 吸烟　吸烟是许多可预防疾病的首要原因，如心脑血管病、糖尿病、肿瘤和呼吸系统疾病等。吸烟者心肌梗死的相对危险性和冠心病猝死的发生率都明显高于不吸烟者。吸烟是男性和女性心血管疾病共同的危险因素。过早吸烟、每日吸烟量和吸烟吸入深度是冠心病死亡风险上升的危险因素，而且吸烟和其他危险因素在冠心病方面存在协同效应。同时吸烟是慢性支气管炎、肺气肿和慢性气道阻塞的主要诱因之一。吸烟可引起中央性及外周性气道、肺泡及毛细血管结构及功能改变，同时对肺的免疫系统产生影响，从而导致肺部疾病的发生。烟草烟雾是一类致癌物，吸烟不仅是肺癌的重要致病因素之一，而且吸烟与口腔癌、食管癌、胃癌、结肠癌的发生有一定关联。香烟中的有害物质会影响胎儿的发育，孕妇吸烟者流产的发生率较不吸烟者要高，吸烟还与多种出生缺陷有关，如神经管畸形、足内翻、唇腭裂、隐睾等。

2. 过量饮酒　酒精是造成 200 多种疾病和损伤的危险因素。饮酒还与精神和行为障碍等健康问题的发生相关，包括酒精依赖、肝硬化等主要非传染性疾病，癌症和心血管病，以及由暴力、交通事故和碰撞引起的损伤。

3. 缺乏身体活动　身体活动是指由骨骼肌肉产生的需要消耗能量的任何身体动作，包括体育运动、锻炼和其他活动，如游戏、步行、家务、园艺和舞蹈。缺乏身体活动是心血管疾病、癌症和糖尿病等慢性病的主要风险因素。在许多国家，缺乏身体活动呈上升趋势，这加重了非传染性疾病负担，并影响全球总体健康。与一周 4 天以上每天从事至少 30 分钟中等强度身体活动的人相比，缺乏身体活动的人的死亡风险增加 20% ～ 30%。

4. 不健康饮食　健康饮食有助于预防营养不良及包括糖尿病、心脏病、脑卒中和癌症在内的多种非传染性疾病。摄入充足的水果和蔬菜可降低心血管病的发病风险。与摄入水果蔬菜等低能量食物相比，摄入高脂高糖类高能量食物更易导致肥胖。饮食中食盐的摄入是血压水平的重要决定因素，也是心血管病发病的重要危险因素。WHO 建议每人每天低于 6g 食盐摄入有助于预防心血管疾病，高血压患者每人每天低于 5g 食盐摄入，但大部分国家的人群摄入食盐量要高于此推荐水平。此外，饱和脂肪酸和反式脂肪酸也可增加心血管病的发病风险。

（三）生物遗传危险因素

影响健康的危险因素还有由于人类生物遗传因素造成的危险因素，包括直接与遗传有关的疾病和遗传与其他危险因素共同作用的疾病。

随着分子生物学和基因研究的发展，遗传特征、家族发病倾向、成熟老化和复合内因学说等都已经在分子生物学的最新成就中找到客观依据。人们对于疾病的认识越来越深入，发现许多疾病与遗传因素有关。有的单基因遗传病直接与遗传因素有关，如红绿色盲、血友病、白化病等。但是，绝大多数疾病是基因与其他危险因素共同作用的结果，危险因素有年龄、性别、种族、疾病遗传史、身高、体重等。常见的疾病有心脑血管病、糖尿病、肿瘤等慢性病和精神疾病、阿尔茨海默病等。遗传因素也是造成机体对某些环境污染物易感的重要因素，如完全缺乏血清抗胰蛋白酶因子的人，吸入刺激性气体易造成肺损伤。肝、肾功能不良的患者，由于其解毒、排泄功能受影响，暴露于环境污染物下易发生中毒。

（四）医疗卫生服务中的危险因素

卫生服务，指卫生机构和卫生专业人员以防治疾病、增进健康为目的，运用卫生资源和各种手段，有计划、有目的地向个人、群体和社会提供必要服务的活动过程，包括社会的医疗卫生设施和制度及其利用。以人为本，以健康为中心的健全的医疗卫生机构和完备的服务网络、足够的卫生经济投入及公平合理的卫生资源配置均对人群健康和疾病的预防起到积极的促进作用。我国的基本公共卫生服务项目包括 12 项内容，即居民健康档案管理、健康教育、预防接种、0～6 岁儿童健康管理、孕产妇健康管理、老年人健康管理、慢性病患者健康管理（包括高血压患者健康管理和 2 型糖尿病患者健康管理）、严重精神障碍患者管理、肺结核患者健康管理、中医药健康管理、传染病及突发公共卫生事件报告和处理、卫生计生监督协管。

医疗卫生服务中的危险因素是指医疗卫生服务系统中存在的各种不利于保护和增进健康的因素，包括医疗卫生服务匮乏、医疗质量低、误诊漏诊、过度医疗、医疗差错、院内交叉感染、医疗制度不完善等。广义而言医疗资源不合理布局、不健全的初级卫生保健网络、城乡卫生人力资源配置悬殊、重治疗轻预防的倾向、医疗保健制度不完善等都是可能危害人群健康的因素。

五、大学生健康问题及健康危险因素

大学生作为国家建设发展的主力军，是国家的未来和希望，其健康水平是国民健康的重要组成部分，受到家庭、学校等多方重视。《国家教育事业发展"十三五"规划》提出，要全面增强学生体质和意志品质，培养身心健康的新一代。然而，近年来大学生的健康问题日益突出，引起社会强烈关注。

大学生主要健康问题包括：①身体素质持续下滑。视力不良检出率居高不下，并呈现近视度数加深的现象；肥胖检出率持续上升，偏胖和肥胖人数随年级的增长明显增多，女生肥胖和超重比例远低于男生；肺活量指数评价为"优秀"的构成比下降的同时，评价为"差"的构成比明显增加；速度素质、力量素质、耐力素质等仍处于较低水平且有不同程度的下降。②亚健康发生率较高。WHO 将亚健康定义为人体无器质性病变，但部分生理、心理功能改变的第三状态。我国不同地区大学生均存在不同程度的亚健康状态。生理上，近半数大学生存在颈椎亚健康问题，部分存在严重颈椎弹响等重要颈椎退变特征，且发生率较过去增大。大学生睡眠障碍发生率不断增大，过半学生达不到睡眠标准。女大学生月经不规律、痛经等亚健康情况比较突出。超过 20% 的大学生存在不同程度的心理亚健康症状，其中不明原因疲劳、压力大、工作效率低、感到无助为最主要症状。③呼吸、消化系统慢性病高发。超过 20% 的大学生表示受到慢性病的困扰，女生慢性病患病率高于男生。大学生慢性病以呼吸系统、消化系统疾病为主，慢性咽喉炎、慢性胃肠炎、龋齿和牙龈炎症等口腔疾病，以及痤疮和脱发等皮肤病患病率较高。④整体心理健康水平不容乐观。近年来，大学生因心理问题休学、退学的比例逐年上升。明显心理问题的检出率从高到低依次为强迫症状、人际关系敏感、敌对、抑郁、偏执、焦虑，且女生比男生心理问题更为严重。

大学生健康问题成因是由多方面构成。有个体方面的因素，如健康认知水平低、健康素养缺乏、不合理健康行为增多等。身体活动量减少是造成大学生体质健康水平下降的直接原因。有研究者对太原市大学生进行了研究，通过现场匿名自填调查问卷的方式调查了太原市 960 名在校大学生，发现参与调查的大学生存在的危害健康行为中，偏食、盲目减肥、缺乏运动、吸烟、饮酒、网络成瘾的发生率分别为 26.29%、20.71%、74.03%、7.73%、26.61%、29.94%，其中缺乏运动高达 74.03%。

大学生健康问题的成因也有家庭因素、社会因素等。家庭因素包括家庭遗传等先天因素，以及家庭社会经济地位、氛围和结构的影响；社会因素包括社会环境变化，如互联网的快速发展引起大学生健康新问题，社会竞争压力增大等。

为此，急需构建以高校为主体的大学生健康管理体系。应当贯彻"健康校园"理念，加强健康顶层设计，将大学生健康融入人才选拔、课程设置、教学评估等制度中，重视学生健康，营造良好的校园健康保障环境。在"健康校园"理念下，整合健康管理资源，建立系统化、全方位的健康管理体系，保障大学生健康管理体系稳定运行。促成教学部门、心理咨询中心、校医院等各部门通力合作，各部门合作开展全方位健康监测、预防、干预及康复指导，及时监测与评估大学生的体质情况、健康危险行为和心理健康隐患，加强对学生的身心疏导，实现健康管理的关口前移，实现大学生生理、心理的全面健康发展。

第三节　大学生自我健康管理方法

一、中医治未病与养生

中医"治未病"是中华民族伟大的医学思想，"治未病"一词最早见于《黄帝内经》。如《素问·四气调神大论》言："是故圣人不治已病治未病，不治已乱治未乱，此之谓也。夫病已成而后药之，乱已成而后治之，譬犹渴而穿井，斗而铸锥，不亦晚乎！"意思是说好的医生治病，能够在病情潜伏或尚未恶化的时候就已经掌握病情并早期治疗，治病于萌芽，消病于无形，防病于无病。

关于"上工治未病"有这样一个传说。战国时期杰出的医生扁鹊，医术高超流芳百世，但是扁鹊说他的医术不如他的两个哥哥，大哥最好，上医治未病，防止病情发作；二哥次之，治欲病之病，治病于病情刚刚发作之时；而他最差，治已病，属于下工，治病于病情严重之时。

"治未病"是中国传统医学历经千年的理念和实践，其预防医学思想，核心要点包括未病养生、防病于先，欲病救萌、防微杜渐，已病早治、防其传变，瘥后调摄、防其复发等诸多方面。概括起来主要是未病先防、已病早治、既病防变和愈后防复等方面的内容。

治未病是中医特色的健康管理。健康管理主要从人们的生活方式，如饮食、锻炼、控制体重、吸烟、精神压力等方面入手，控制健康危险因素是健康管理的关键。中医正是主张通过饮食、运动、精神调摄等个人养生保健方法和手段来维持人体的阴阳气血平衡，以达到维持"真气从之，精神内守"的健康状态。中医"治未病"在我国有悠久的历史，"治未病"强调人们应该注重保养身体，培养正气，提高机体抵御病邪的能力，达到未生病前预防疾病的发生、生病之后防止进一步发展、疾病痊愈以后防止复发的目的。

中医养生学是中医理论体系的重要组成部分，是在中医理论指导下，揭示人类生命发生发展规律，探索研究颐养身心、增进健康、预防疾病、延年益寿的理论和方法，并用以指导人们生活保健的一门学科。《黄帝内经》记载"上古之人，其知道者，法于阴阳，和于术数，食饮有节，起居有常，不妄作劳，故能形与神俱，而尽终其天年，度百岁乃去"，文中的"道"，即指养生之道，而"法于阴阳，和于术数，食饮有节，起居有常，不妄作劳"等则是养生的基本原则，一直被历代养生家所遵循和践行。经过两千多年的发展，在这一理论指导下形成了体质养生、饮食养生、运动养生、起居养生、情志养生等丰富的养生手段与方法，在维护人类健康中发挥着重要的作用。

二、养生方法

（一）体质养生

1. 9 种常见体质类型　中医学体质的分类是以整体观念为指导思想，主要是根据中医学阴阳五行、脏腑、精气血津液等基本理论来确定人群中不同个体的体质差异性。由中华中医药学会编定的《中医体质分类与判定》标准将中医体质分为平和质、气虚质、阳虚质、阴虚质、痰湿质、湿热质、血瘀质、气郁质、特禀质 9 种类型。平和质为相对健康体质，其余 8 种皆为"偏颇"体质。

在学者对大学生中医体质的研究中，发现大学生平和体质比例约为三分之一。在 8 种偏颇体质中，以阴虚质、阳虚质和气虚质者居多。下面为这三种体质的调护措施。

2. 调护措施

（1）阴虚质的调护措施　阴虚质之人平素性情急躁、常常心烦易怒，是阴虚火旺、火扰神明之故，尤应遵循《黄帝内经》"恬淡虚无""精神内守"之养神大法。平时宜克制情绪，遇事要冷静，正确对待顺境和逆境。平素加强自我涵养，常读自我修养的书籍，可以用练书法、下棋来怡情悦性，用旅游来寄情山水、陶冶情操。平时可多听一些舒缓、轻柔、抒情的音乐。防止恼怒。

生活起居上应有规律，居住环境宜安静，睡前不要饮茶、锻炼和玩游戏。应早睡早起，中午保持一定的午休时间。避免熬夜、剧烈运动和高温酷暑下工作。戒烟酒。适合做中小强度、间歇性的身体锻炼，可选择太极拳、太极剑、气功等动静结合的传统健身项目。在饮食上宜清淡食物，少吃羊肉、狗肉、韭菜、辣椒、葱、蒜、葵花籽等性温燥烈之品。

（2）阳虚质的调护措施　阳气不足之人常出现情绪不佳，如肝阳虚善恐、心阳虚善悲。因此对待生活中不顺心的事情，要从正反面分析，同时消除情绪中的消极因素。平时可多听一些激扬、高亢、豪迈的音乐以调动情绪，防止忧伤和惊恐。

居住环境应空气流通，秋冬注意保暖。要加强体育锻炼，坚持不懈，每天进行1～2次。可做一些舒缓的运动，如慢跑、散步、五禽戏、广播操。饮食上应多食壮阳作用的食品，如羊肉、狗肉、鹿肉、鸡肉、鱼、韭菜、生姜、辣椒、葱、蒜、芥末、花椒、胡椒等甘温益气之品。少食黄瓜、柿子、冬瓜、藕、梨、西瓜等生冷寒凉食物，少饮寒凉饮品，少饮绿茶。

（3）气虚质的调护措施　气虚质之人多参加有益的社会活动，多与人交谈、沟通。以积极进取的态度面对生活。

生活起居上应有规律，夏季应适当午睡，保持充足的睡眠。平时要注意保暖，避免运动或剧烈运动时出汗受风。不要过于劳作，以免损伤正气。饮食上应多食具有益气健脾作用的食物，如黄豆、白扁豆、鸡肉、香菇、大枣、桂圆、蜂蜜等。

【知识拓展】

9 种常见体质类型

（1）平和质（A 型）

总体特征：阴阳气血调和，以体态适中、面色红润、精力充沛等为主要特征。

常见表现：面色、肤色润泽，头发密有光泽，目光有神，鼻色明润，嗅觉通利，唇色红润，不易疲劳，精力充沛，耐受寒热，睡眠良好，胃纳佳，二便正常，舌色淡红，苔薄白，脉和缓有力。

（2）气虚质（B 型）

总体特征：元气不足，以疲乏、气短、自汗等气虚表现为主要特征。

常见表现：平素语音低弱，气短懒言，容易疲乏，精神不振，易出汗，舌淡红，舌边有齿痕，脉弱。

（3）阳虚质（C 型）

总体特征：阳气不足，以畏寒怕冷、手足不温等虚寒表现为主要特征。

常见表现：平素畏冷，手足不温，喜热饮食，精神不振，舌淡胖嫩，脉沉迟。

（4）阴虚质（D 型）

总体特征：阴液亏少，以口燥咽干、手足心热等虚热表现为主要特征。

常见表现：手足心热，口燥咽干，鼻微干，喜冷饮，大便干燥，舌红少津，脉细数。

（5）痰湿质（E 型）

总体特征：痰湿凝聚，以形体肥胖、腹部肥满、口黏苔腻等痰湿表现为主要特征。

常见表现：面部皮肤油脂较多，多汗且黏，胸闷，痰多，口黏腻或甜，喜食肥甘甜黏，苔腻，脉滑。

（6）湿热质（F型）

总体特征：湿热内蕴，以面垢油光、口苦、苔黄腻等湿热表现为主要特征。

常见表现：面垢油光，易生痤疮，口苦口干，身重困倦，大便黏滞不畅或燥结，小便短黄，男性易阴囊潮湿，女性易带下增多，舌质偏红，苔黄腻，脉滑数。

（7）血瘀质（G型）

总体特征：血行不畅，以肤色晦暗、舌质紫暗等血瘀表现为主要特征。

常见表现：肤色晦暗，色素沉着，容易出现瘀斑，口唇暗淡，舌暗或有瘀点，舌下络脉紫暗或增粗，脉涩。

（8）气郁质（H型）

总体特征：气机郁滞，以神情抑郁、忧虑脆弱等气郁表现为主要特征。

常见表现：神情抑郁，情感脆弱，烦闷不乐，舌淡红，苔薄白，脉弦。

（9）特禀质（I型）

总体特征：先天失常，以生理缺陷、过敏反应等为主要特征。

常见表现：过敏体质者常见哮喘、风团、咽痒、鼻塞、喷嚏等；患遗传性疾病者有垂直遗传、先天性、家族性特征；患胎传性疾病者具有母体影响胎儿个体生长发育及相关疾病特征。

（二）饮食养生

早在《黄帝内经》中就有"谷肉果菜，食养尽之""五谷为养，五果为助，五畜为益，五菜为充，气味合而服之，以补精益气"等记载。

饮食养生主要是指平衡膳食和饮食有节等内容。由于谷类、肉类、果蔬类所含的营养成分不同，且食物的性味有别（"性"是指食物的寒、热、温、凉四种性质，"味"是指酸、苦、甘、辛、咸五种基本的味道），只有将这些食物相互配合起来，才能满足人体对各种营养的需求。饮食有节主要是指进食需定量、定时，这样有助于脾胃消化、吸收。

大学生饮食主要是在学校餐厅，不用自己烹饪，所以饮食养生重在做好食物选择。一是做到食物多样，合理搭配。每天的膳食应包括谷薯类、蔬菜水果、畜禽鱼蛋奶和豆类食物。平均每天摄入12种以上食物，每周25种以上，合理搭配。二是多吃蔬果、奶类、全谷、大豆类食物。餐餐有蔬菜，保证每天摄入不少于300g的新鲜蔬菜，深色蔬菜应占1/2。天天吃水果，保证每天摄入200～350g的新鲜水果，果汁不能代替鲜果。吃各种各样的奶制品，摄入量相当于每天300mL以上液态奶。三是适量吃鱼、禽、蛋、瘦肉。鱼、禽、蛋类和瘦肉摄入要适量，平均每天120～200g。每周最好吃鱼2次或300～500g，蛋类300～350g，畜禽肉300～500g。少吃深加工肉制品。鸡蛋营养丰富，吃鸡蛋不弃蛋黄。优先选择鱼，少吃肥肉、烟熏和腌制肉制品。四是培养清淡饮食习惯，少吃高盐和油炸食品。每天摄入食盐不超过5g，烹调油25～30g。控制添加糖的摄入量，每天不超过50g，最好控制在25g以下。反式脂肪酸每天摄入量不超过2g。不喝或少喝含糖饮料。五是规律进餐，足量饮水。合理安排一日三餐，定时定量，不漏餐，每天吃早餐。规律进餐、饮食适度，不暴饮暴食、不偏食挑食、不过度节食。足量饮水，少量多次。在温和气候条件下，低身体活动水平男生每天喝水1700mL，女生每天喝水1500mL。推荐喝白开水或茶水，少喝或不喝含糖饮料，不用饮料代替白开水。同时还需珍惜食物，按需备餐，杜绝浪费。

【知识拓展】

中国居民平衡膳食宝塔

中国居民平衡膳食宝塔（图10-2）共分5层，各层面积大小不同，体现了5大类食物和食物量的多少。5大类食物包括谷薯类、蔬菜水果、畜禽鱼蛋奶类、大豆和坚果类及烹调用油盐。食物量是根据不同能量需要量水平设计，宝塔旁边的文字注释，标明了在1600～2400kcal能量需要量水平时，一段时间内成年人每人每天各类食物摄入量的建议值范围。

同时，身体活动和水的图示仍包含在可视化图形中，强调增加身体活动和足量饮水的重要性。

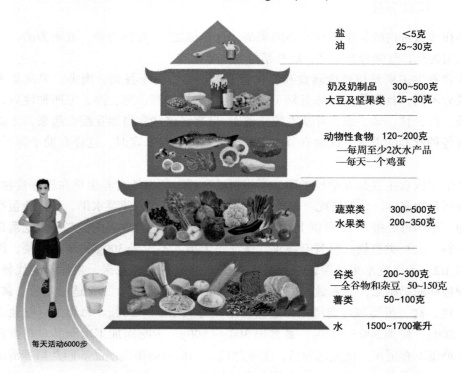

图 10-2　中国居民膳食宝塔

（图片来源：中国营养学会 . 中国居民平衡膳食宝塔（2022）.[EB/OL].http://dg.cnsoc.org/upload/affix/20220426154943388.jpg,2022 年 5 月 21 日）

（三）运动养生

汉简医籍中提到"流水不腐，户枢不蠹，以其动。动则实四肢而虚五脏，五脏虚则玉体利矣。夫乘车食肉者，春秋必泻，不泻则脉烂而死"。可见运动之于健康的重要性。运动养生要遵循动静结合的原则。"动"则强筋壮骨，疏经通络行气活血，以壮形体，调脏腑；"静"则收心摄意，全神贯注，轻松自然，使人在精神舒畅和情绪安宁的状态下进行锻炼。动可养形，静以养神。只有动静结合，意、气、体紧密配合，才能炼精化气生神，内养脏腑气血，外壮筋骨皮肉。

大学生在校期间要坚持体育锻炼。一是达到《中国人群身体活动指南（2021）》中对 18 ～ 64 岁成年人身体活动推荐量：每周进行 150 ～ 300 分钟中等强度或 75 ～ 150 分钟高强度有氧活动，或等量的中等强度和高强度有氧活动组合。中等强度身体活动是指用力但不吃力的活动，如一般成年人中速步行（4 km/h）到快走（7km/h），慢速（10km/h）到较快速（16km/h）骑行等，心率在最大心率［最大心率 =220– 年龄（岁）］的 55% ～ 80% 范围。如用讲话来判断，中等强度活动时可以说出完整的句子，但唱歌困难。高强度身体活动是指非常用力、有些吃力的活动，如中速跑步 (8km/h)，心率达到 85% 最大心率或更高。用讲话来判断，高强度活动时只能说出断续的字词，说不出完整的句子。每周至少进行 2 天肌肉力量练习。

二是学生可在学校学习、练习太极拳、五禽戏、八段锦等中医传统运动，这对于增强体质、预防疾病、养生保健、陶冶情操等多个方面均有积极意义。

三是要预防运动伤害风险的发生。进行身体活动，要从自己身体活动能力的基础出发；适时获得医生的指导；在安全的环境下进行活动，如平整的道路、适宜的照明等；锻炼时着适合运动的服装和鞋袜；另外，也要关注大量出汗时适量补水、每次进行专门活动前要有准备活动等安全提示。

（四）起居养生

起居养生的重点是通过做到起居有常、劳逸适度、衣着合宜等，使身心处于和谐状态，从而达到却病强身和延年益寿的目的。

起居有常包括两方面内容：一是指作息和日常生活要有规律，二是指作息和日常生活要与自然界和人体的生理相适宜。"日出而作，日落而息"，便是这一思想的具体体现。

同时，大学生也要注意劳逸结合，避免过度熬夜。虽然目前熬夜已成为高校大学生群体普遍现象，但是熬夜会影响昼夜节律，导致生物钟紊乱，从而引发一系列健康问题。

另外，大学生也要注意衣着合宜，衣着是人们日常生活中用以防暑御寒、保护肌肤的基本因素。衣着的选择既要舒适得体，又要与四季的气候变化相适宜。

（五）情志养生

中医学将机体对外界事物主观感受的反应——喜、怒、忧、思、悲、恐、惊，称为"七情",并纳入了五脏系统模式,心志为喜,肝志为怒(惊),脾志为思,肺志为忧(悲),肾志为恐。当情志活动超出机体所能承受的范围时,就会直接影响脏腑的生理功能,如"怒伤肝""喜伤心""忧伤肺""思伤魄""恐伤肾"等中医将此称为"内伤七情";当脏腑产生虚实病变,也会表现出异常的情志反应,这些异常的情志活动与脏腑功能的损伤也存在着某种特定的相关性,如"心气虚则悲,实则笑不休""肝气虚则恐,实则怒"等。

大学生在学习和生活中,要学会通过节制、疏泄、转移、以情制情等方法,调和情绪,维持内心的协调平衡,使情绪反应"发之于情""止之于理"。

【实践活动】

活动主题一:大学生健康状况调查

1. 活动目的　提升大学生自我健康管理能力。

2. 活动过程

(1)进行分组,查阅文献,设计问卷,调查大学生健康状况。

(2)对问卷数据进行分析,讨论大学生健康存在的问题,并分析影响健康的因素有哪些。

(3)从体质养生、饮食养生、运动养生、起居养生、情志养生各方面对提升大学生自我健康管理能力提出建议。

3. 活动总结　通过对大学生的调查,了解大学生健康状况,分析健康影响因素,并结合所学知识,给予对策建议,达到提升大学生自我健康管理能力的目的。

4. 活动评价　根据小组讨论及汇报情况,进行小组成绩的评定。

【思考题】

1. 健康管理的可行性建立在疾病的哪些特性上?

2. 健康危险因素有哪些特点?如何分类?

3. 常用的健康管理方法包括哪些?

第十一章　自我发展与团队管理 ▷▷▷▷

【学习目标】

巩固　本章主要知识点：掌握和了解自我发展、人际沟通、团队管理、职业素养提升等主要知识点；以促进学生的整体性发展为目标。

培养　学生良好的理想信念、知识能力、健全人格、职业规划等能力，激励、唤醒和引导大学生自我发展的能力。

扩展　增强学生的社会适应能力，为学生进入社会后更好地接轨社会、融入集体奠定知识基础；具备良好的职业素养，提高学生对未来生活的掌控感和抗逆力。

【案例导入】

安徽医疗队的抗疫故事

2020 年 2 月 16 日下午 3 点，华中科技大学同济医学院附属协和医院肿瘤中心，为新冠感染患者的第一个视频会诊正式开始。

"患者属新冠感染危重型，伴有急性脑梗死和高血压。"安徽医科大学一附院高新院区副院长、医疗队领队张泓提出建议，诊疗不仅要关注新冠感染，还必须有整体观念。

当时，这名 92 岁的患者，因"发热伴呼吸困难 10 余天，昏迷 4 小时"，已被收治进安徽医科大学一附院医疗队托管的危重症病区，病情不容乐观。

诊疗方案确定后，历经多小时连续抢救，到 2 月 17 日下午，这名高龄患者终于转危为安，血氧饱和度稳定在 95% 以上，各项指标明显好转。

与"疫"魔抗争，同生死竞速。一个多月来，像这样没有硝烟的战斗在安徽医疗队支援的病区每天都在打响。自新冠疫情发生以来，安徽先后派出 8 批次医疗队 1305 人驰援湖北，他们入驻在 5 家医院、4 个方舱医院。

截至 3 月 9 日，医疗队服务 2508 名患者，其中危重患者 317 名，累计治愈出院 832 人。除日常工作之外，医疗队还负责巡诊社区及隔离点患者、培训医护人员，目前共巡诊 12 个社区及隔离点，指导排查 1000 多名患者，培训当地医护人员 4046 人。

"第一批医疗队在进驻武汉太康医院时，条件非常艰苦。"安徽支援湖北医疗队党委副书记邵东华介绍，在没有缓冲区、隔离带，甚至连速干手消毒剂都缺乏的情况下，医疗队克服困难，开设重症医学科，解决了东西湖区重症患者集中救治的问题。

为推动援救工作高效有序地开展，安徽医疗队及时总结，巩固成果，专门研究制定出"医疗队工作手册"，将党建工作、应急处理、物资分配、工作值班、后勤保障等工作以制度形式确立下来。

"更重要的是，细化了医疗队员在一线工作生活中的相关防护措施，为援救工作加了一把安全锁。"邵东华说，后续医疗队整建制接管的医院病区，成功救治多名危重症患者，接管的方舱医院共计服务舱位近 1000 张，无病人死亡、无医护人员感染。

为加大救治力度，安徽第一批医疗队率先在接管的病区中使用中西医结合方法诊疗。"通过观察近 100 例新型冠状病毒感染患者，分析发现住院患者以痰湿阻肺、痰热蕴肺两型为主。"医疗队成员、六安市中医院呼吸科主任王士安及专家团队，为住院患者制定了处方，在接管病区 97% 的患者中使用了中药汤剂治疗。"在近 1 个月的时间里，接管协和东西湖区医院的 3 个病区，收治患者 180 多人，好转出院约 160 余人，其中重症转为轻症达 80%，危重症转为重症达 70%。"

危难险重中，也不忘暖心互助。疫情当前，口罩和防护服是白衣战士的战甲，但在关键时刻，安徽支援湖北医疗队队员、阜阳市颍上县人民医院呼吸科主任刘玲却脱下自己的防护服，给年轻的队友换上。

2 月 6 日，是刘玲进入隔离病房工作的第八天。就在她准备换上防护服进入病区时，抬头看见一个年轻护士，"他已经穿上隔离衣，正准备套防护服，但他的防护服质量一般，防护效果可能不好"。得知他还要在隔离病区近距离护理患者 6 小时以上，刘玲没有多想，便脱下自己的防护服塞给他，"你先穿我的，我今天查房只需要在里面待两三个小时，把你的防护服换给我"。

同行队员问刘玲，怎么舍得把自己的"护身装备"换给别人，刘玲说："大家都同在抗疫一线，是同一个战壕里的战友，那个年轻护士，在我眼里就是弟弟，应该的！"

"疫情不退，我们不退。"近日，安徽支援湖北医疗队党组织收到一封特殊的请战书，这是一批"80后""90后"白衣战士们的请战书。"作为首批医疗队队员，我们已经在武汉奋战了一个多月，目前仍有患者需要治疗，我们请愿继续坚守疫情一线，坚守到最后一名患者出院，请组织批准。"请战书字字恳切，印在名字上的红手印，是这些年轻白衣天使的心声，更是他们必胜的决心。

（资料来源：韩鑫："疫情不退，我们不退"（一方有难 八方支援），http://ah.people.com.cn/n2/2020/0311/c226938-33866398.html）

【思考题】

1. 安徽医科大学一附院高新院区副院长、医疗队领队张泓为什么建议诊疗不仅要关注新冠感染，还必须有整体观念？

2. 我们该如何理解张泓的这一建议？

3. 安徽第一批医疗队的队员们在危难险重中，也不忘暖心互助，带给我们的启示是什么？

第一节　自我发展

一、大学生自我发展概述

自我发展贯穿着我们的一生，是人生存发展的天然需要，是人对于自身思考、对人本质探索、对存在价值和理想境界的不懈追求，更是自我学习和自我管理的强化结果。个体的人是社会存在的前提，是社会物质财富的具体创造者和承担者，也是社会精神财富的具体创造者和承担者，是社会存在、运行和发展的具体承载主体。无论是从现实出发还是从道义出发，都应把承认和肯定个体人的存在及其权利诉求作为基本的前提和基点。

自我发展是提升自我意识的基本营养素，通过认识自己，才会奠定专属你自己的信念、价值观、人生目的，而不是随波逐流，为别人的想法而活。当自我意识提升后，对于人生想成就些什么，就有了眉目，在取舍目标时，也容易得多。当自我发展再迈进一步，人生有了明确方向和目标，做事时，就懂得缓急前后秩序，此时，专注力和效率也同步提升。但在努力达标的途中，自我发展有时也被焦急、不切实际的贪念蒙蔽：因期望过高，以致失望愈大。避免这种结局的做法，是别急于一步登天，而应逐一小步，向目标进发。

此外，个人自我发展的过程同时也是个人学会他所处的集体之中的文化和规范的过程，而个人的这种学习也只能在集体当中进行。用心理学家和哲学家们的术语来说，人的发展既是一个个体化的过程，也是一个社会化的过程。因此，"自我发展"和"发展自我"是当代大学生应有的发展自觉。

二、当代大学生自我发展面临的主要问题

大学生作为推动现代社会发展的有生力量，正处于自我发展的关键时期，因而其"自我"的发展是其个体发展的核心议题，也是其他心理和行为过程的基础。然而，当前部分大学生因自我认识的偏差和对自我处境的迷失带来人生规划混乱和现实处境迷茫，进而导致理想信念缺失、人生意义匮乏、自律意识缺乏，自我中心意识膨胀，社会责任感和担当精神缺失，产生自我迷失、人格缺位、发展动力的丧失和发展进程的停滞等问题，严重影响着大学生的健康成长。有研究显示，当代大学生自我发展面临的主要问题有以下 4 个方面：

（一）自我发展的内动力不足

对大学阶段发展目标的认知是大学生更好地规划和进行自我发展的基础，大学生良好的自我发展必须建立在准确的自我认知和明确的自我定位基础上。客观地自我认识需要在充分的社会化过程中不断尝试、反复剖析，是以他人为镜和对自我的全面认知。如果对于自我定位不准确，对自己在大学阶段的发展目标不明确，易使自我发展缺失方向

和动力。大学生往往知道自我发展是一件很重要的事情，但是容易"三分钟热度"，又因为没有切实可行的计划，种子刚刚种下，还未浇水就被其他事情所吸引。比如，有的学生希望通过自己的努力提高学习成绩和专业能力，但是对于如何提高学业水平没有深入思考，没有规划，也就没有行动，美好的愿望被束之高阁。大学生在主观上缺乏能动性，这就导致一些学生的自我发展总是停留在喊口号阶段。

（二）自我发展的自主性有待加强

自我发展的自主性是指学生是否把自我作为发展的主体，是否能够积极投身自我发展。在信息时代成长起来的当代大学生，有着较为全面的知识储备和宽阔的眼界，希望通过自己的努力达到更高的人生期望。但部分大学生在从中学阶段的约束型自我发展的学习状态向大学阶段的自主型自我发展的学习状态转变的过程中，还存在着自主性缺失的情况。主要表现在：其一，盲目跟风。例如，当今教育水平的提高和高等教育的普及，使得大学生数量日益增多，竞争日趋激烈，社会上形成了考证风潮，用一本本证书来证明自己的能力。部分大学生缺乏对目标实现的计划性、对个人发展兴趣的针对性和自身能力可行性的认知，盲目跟风考证，导致耗费大量的时间、金钱，却离自己的目标越来越远，从而对自己的个人前途和发展前景愈发迷茫，无所适从，自信心受损，陷入"恶性循环"。其二，规划零散，不具有可操作性。比如，学业规划在大学生自我发展中占据重要地位，大到考研，小到选课，学生的自我发展目标是有的，想要取得阶段性学习成果也是有的，但普遍存在规划零散、没有内在逻辑、缺乏前瞻性的不足，有的过于急功近利，有的过于束手束脚，大学生不能静下心来从长远出发，为实现"大目标"而制定系统性的计划，为实现"小目标"而制定合理性的要求，在忙忙碌碌中失去自我，在具体操作中困难重重，影响了其自我发展的水平。

（三）自我发展的目标定位不清晰

自我认知是自我发展的出发点和基石，只有大学生正确评价自我，明确自身定位，才能找准未来的发展目标，才能走好通往未来的发展道路。丰富的信息和开阔的眼界给大学生表现自我提供了机会，他们生机勃勃、意气风发、内心充满激情，试图通过自我发展完成人生的完美跳跃。但在自信的同时，也给他们正确认识自身蒙上了一层面纱，导致自我发展的价值导向不清晰。自我认知要经历三个阶段：其一，不断尝试、反复剖析；其二，找到优势、发现不足；其三，确定目标、不破不立。只有走完这三个阶段才能达到客观的自我认知。但是部分学生自我认知过于随便、偏于主观。比如，部分大学生没有真正参与过一次现场招聘，就十分地肯定自身的才能，盲目自大导致眼高手低，职业发展面临困境；有的大学生希望加入学生会，通过组织学生活动得到他人的关注与认可，但由于还没有经历过学生干部工作实践或一味陷于他人的评价之中，就主观认为自己可能不具备沟通能力或组织能力，怯于尝试、害怕失败、妄自菲薄，最终未能在学生工作中展现才能、锻炼自我，等等。缺乏客观的自我认知给下一阶段的自我发展设置了重重阻碍，直接影响目标的确立及道路的选择，可能会达到事倍功半的不良效果。

（四）自我发展的自律能力不足

大学生的受教育水平在人均之上，普遍具备自我发展的潜力。但是当前大学生自我发展成果不显著，主要原因在自我发展的实施环节中，缺乏对于自我的有效管理，常见无限拖延、止步不前、慌不择路的现象。首先，部分大学生在制定自我发展规划后并没有落实到行动上，易受到身边新鲜事物的吸引，把发展规划一再拖延，有的甚至成为一纸空谈；其次，部分大学生在自我发展遇到困难时，不能及时找到有效的解决方案，导致自我发展止步不前甚至半途而废；最后，大学生在实现目标的过程中，由于缺乏社会经验，遇事易慌张，心理承受能力和抗压能力不强。比如，在职业发展规划中，由于经验不足，大学生容易出现对未来既憧憬又迷茫的心态。总的来讲，大学生在自我发展的践行环节，最容易遇到现实中的困难，容易产生不良情绪，都是自我管理缺乏有效性的体现。

三、大学生自我发展的可行路径

大学生自我发展，是以马克思主义为指导，以学生的个体自我成长为核心，以人本主义心理学为基础的教育哲学，是对大学生自身内在主观世界的全面深化拓展，是大学生旧我的超越和新我的形成，是大学生自我的更新、深化和完善。对于大学生而言，常见的自我发展路径有以下 3 个方面：

（一）利用社会实践扩大认知范围

人的性格、特质各有不同，想要客观认知自我并不是一个简单的过程，更多展现的是一个丰富并且不断变化的过程。大学生要在自我发展中客观认知自我，首先，要走出内心世界，防止闭门造车，多参加社会实践活动锻炼自我的心智，增强反思评价能力。从中医药院校来讲，有很大一部分学生的职业发展规划是医生，这就需要围绕医生的职业实践开展医德医风建设等主题活动。例如，举办临床医学技能大赛，调动学生参与其中，在活动中发现优势，发现不足，不断反思。引导学生把优势作为自我发展的矛，拓宽发展的路径；把不足化作自我发展的盾，坚守发展底线，从而达到客观认知自我，深挖发展的愿景。同时，自我发展的培养方向还应当与当下社会实际需求相结合。在传统的培养目标不能满足社会需求时，大学生应当注重创新，敢于突破，要有决心和能力打破原先举办活动的定向思维，逐步拓宽对自我的认知，敢于尝试挑战自身。例如，当下招聘市场竞争激烈，医药类院校的学生一门心思挤破头想要进入医院从医，而当市场出现供小于求的情况时，学生毕业即意味着失业。在这样的情况下，大学生首先要转变就业思路，敢于"走出去""跨出去"，敢于尝试其他的职业选择，主动接触用人单位，为自身职业发展提供更多的可能性，在与社会接触的过程中帮助学生增加社会经验值，客观认知自我。

（二）利用团队精神督促自我发展

团队精神是指一个组织具有的共同价值观和道德理念。一个群体不能形成团队，就是一盘散沙；一个团队没有共同的价值观，就不会有统一的意志、统一的行动，当然就不会有战斗力，就不会具有生命的活力。古人云："物以类聚，人以群分。"培育一个组织的凝聚力，除了其他条件外，良好的团队精神就是一面旗帜，它召唤着所有认同该组织团队精神的人，自愿聚集到这面旗帜下，为实现团队和个人的目标而奋斗。团队精神的基础是尊重个人的兴趣和成就，核心是协同合作，最高境界是全体成员的向心力、凝聚力，反映的是个体利益和整体利益的统一，进而保证组织的高效率运转。团队精神的形成并不要求团队成员牺牲自我；相反，挥洒个性、表现特长往往更能保证团队成员共同完成任务。对于当代大学生而言，对于团队精神的培养在大学期间就应该身体力行，从班集体、校集体的一点一滴小事做起。

（三）以良好的人际沟通激励自我发展

所谓沟通，就是一种信息的传递。一般来讲，成功的沟通由两部分组成，第一部分是传递，第二部分是了解。传递，即对方接受你所传递的信息；了解，即对方理解你所传递的信息，产生共鸣。两个组成部分，缺一不可，只要缺少一个，就不是有效的、成功的沟通。沟通可以缩短人与人之间的距离，是人际交往的基础和前提，是人际关系中最重要的部分。人们通过沟通传递情感、态度、事实、信念和想法。我们每一个人都不是一座孤岛，每一个人都在群体中生活，都在团队中发展，那么就必须具有沟通的能力。所以，每一个人的日常生活、职业生涯，都与沟通密切相关。

成功沟通的前提是互相接受，互相认同，互相信任。大学生在人际沟通中可以运用以下语言小技巧：①最重要的8个字：我承认我犯了错误。②最重要的7个字：你干了一件好事。③最重要的6个字：你的看法如何。④最重要的5个字：咱们一起干。⑤最重要的4个字：不妨试试。⑥最重要的3个字：谢谢您。⑦最重要的2个字：咱们。⑧最重要的1个字：您。

第二节　团队管理

多数人总要在某个团队中担负一定的工作，在自己的岗位上从事各种各样有意识、有目的的活动，从而在团队发展的进程中留下自己的印记。团队的发展要靠全体成员的自觉努力才能实现，正如英国著名学者、文学家克莱夫·贝尔指出：一个文明的人造就不成一个文明的社会，只有在众多文明的个人聚集在一起形成一个核心向外放射光芒、渗溢甘露的时候，才有可能出现一个文明的社会。

事实上，团体的利益作为一定社会成员利益的集合，本质上是每个成员利益有机联系的统一整体。在现实生活中，不管个人主观上怎样超脱各种关系，他在社会意义上总是这些关系的产物。从这个角度讲，任何个人都离不开社会和集体。个人在社会和集体中的活动，既是为了他人，也是为了自己，他提供给集体和社会的价值越大，他自身的发展和进步也就越快，个人价值和利益实现的程度也就越高。

这就启示我们，在选择和确立个人价值发展目标时，必须考虑到国家、集体、个人三者利益的统筹兼顾，因为个人的发展与社会的发展、集体的发展、团队的发展是互为前提和基础的，是永无止境、相互结合、相互促进的历史进程。为了更好地实现这一过程，有必要学习一些团队管理的常识。

一、团队的含义

谈团队建设，首先要搞清楚什么是团队。

想一想，下面哪些是团队？①龙舟队。②旅行团。③足球队。④候机旅客。⑤唐僧师徒四人。⑥本班同学加班主任。⑦你跟你的哥（姐）们儿。⑧NBA 在赛季结束后组建的"梦之队"。

西方的管理学家们对"团队"有各种各样的阐释，概括言之：团队就是为了实现某一目标而由相互协作的个体所组成的正式群体。

所有的团队都是群体，但是只有有着共同目标、相互协作的正式群体才是团队。

二、团队与群体区别

很多人存在这样的误区，认为我有一帮铁哥们儿，有福同享有难同当，那么我们在一起干事业肯定能成功；或者我们一家子人，加上七大姑八大姨，关系很好没有矛盾，大家都想发财，成立一个家族企业，肯定能成功。事实是，这样的事业或企业成功的极少。为什么？很简单，一帮哥们儿、一大家子，在干事业时，如果没有共同的目标，不能相互协作的话，他们就只属于群体，而不属于团队。在生活中，我们可以看到大量这样的"团队"，生生灭灭，此起彼伏。

团队和群体之间有根本性的区别，可以概括为以下 6 点：

（一）领导方面

群体通常只有一个明确的领导人；团队则不一样，发展到成熟阶段时，团队成员共享决策权。

（二）目标方面

群体的目标必须跟组织保持一致；但团队中除此之外，还可以产生自己的目标。

（三）协作方面

协作性是群体和团队最根本的差异，群体的协作性可能是中等程度的，有时成员还有些消极，有些对立；但团队中是一种齐心协力的气氛。

（四）责任方面

群体的领导者要负很大的责任；而团队中除了领导者要负责之外，每一个团队成员也要负责，甚至要一起相互作用，共同负责。

（五）技能方面

群体成员的技能可能是不同的，也可能是相同的；而团队成员的技能是相互补充的，把不同知识、技能和经验的人综合在一起，形成角色互补，从而达到整个团队的有效组合。

（六）结果方面

群体绩效通常是个体绩效之和小于相加之和；团队的绩效是由大家共同合作完成的，大于相加之和甚至大于相乘之积。

三、团队的构成要素

西方管理学把团队的构成要素总结为"5P"。

（一）目标（Purpose）

团队应该有一个既定的目标，为团队成员导航，知道要向何处奋斗，没有目标，这个团队就没有存在的价值。

（二）人（People）

人是构成团队最核心的力量，3人以上就可以构成团队。

目标是通过人来具体实现的，所以人员的选择是团队中非常重要的一个部分。在一个团队中可能需要有人出主意，有人订计划，有人实施，有人协调不同的人一起去工作，还有人去监督团队工作的进展，评价团队最终的贡献，不同的人通过分工来共同完成团队的目标。在人员选择方面要考虑人员的能力如何，技能是否互补，人员的经验如何，性格搭配是否和谐等。

（三）团队的定位（Place）

团队的定位包含两层意思：一是团队定位。团队在企业中处于什么位置？由谁选择和决定团队的成员？团队最终应对谁负责？团队采取什么方式激励下属？二是个体定位。作为成员在团队中扮演什么角色？是制定计划还是具体实施或评估？

（四）权限（Power）

团队当中，领导人的权力大小跟团队的发展阶段相关。一般来说，团队越成熟，领导者所拥有的权力越小。在团队发展的初期阶段，领导权是相对比较集中的。

（五）计划（Plan）

只有在计划的操作下团队才会一步一步地贴近目标，从而最终实现目标。计划有两个层面的含义：第一，目标最终的实现，需要一系列具体的行动方案，可以把计划理解成目标的具体工作的程序。第二，提前按计划进行可以保证团队顺利完成进度。

四、团队建设和发展

美国前总统克林顿就职后的第一件事，就是进行团队建设训练，其目的是让相互扯皮的内阁成员树立团队意识，以对付他们面临的大量问题。很多人评论中国足球时说，球员的技术、体能都不比欧美球员差，但缺乏高度的责任心、密切的合作意识、强烈的归属感和统一的远景目标。团队建设的目标就是致力于上述问题的解决，提倡团队成员间的互信、团结、协作，提高团队成员间的互补性、信任感与凝聚力，通过合作提高绩效，实现目标。

管理学家布鲁斯·塔克曼认为，团队在成长、迎接挑战、处理问题、制定方案规划、处置结果等一系列过程中必然要经过组建期、激荡期、规范期、执行期和调整期5个阶段。团队建设就是要分析团队所处的发展时期，了解其特点及规律，对症下药，采用恰当的领导方式，减少团队内耗，降低发展成本，提高团队绩效。

（一）组建期

组建期常见的问题往往是团队缺乏清晰的目标，工作职责与标准不明确，缺乏顺畅的工作流程，成员间缺乏有效沟通，个人角色定位不明确，部分成员可能表现出不稳定、忧虑等特征。因此，团队负责人的主要工作应该是明确方向，确定职责，制定规范与标准，进行有针对性的培训，与团队成员平等真诚地交流，消除困惑与忧虑，建立互信，设想出成功的美好前景并达成共识来激励团队成员。

（二）激荡期

团队组建之后，获得了发展信心，但同时也会形成各种观念的激烈碰撞，出现人际冲突。不仅团队组建初期确立的原则受到冲击与挑战，甚至团队负责人的权威都有可能面临挑战。这对团队的发展、团队目标的实现是很不利的。因此，团队负责人必须具有解决冲突和处理问题的能力，创造出一个和谐、合作、积极向上的工作环境。一旦发生矛盾冲突，要善于做好引导工作，想方设法化解矛盾。

（三）规范期

经过激荡期的磨合，进入规范期。此时规则、流程、价值观、行为、方法等均已建立，团队成员之间开始建立起良好的合作关系。他们开始关注团队的目标、任务，关心彼此的合作和工作的开展，并逐渐适应环境和各种规范的要求。

（四）执行期

如果团队能顺利度过前面几个阶段，会逐步变成执行力强的高绩效的团队。这一阶段团队呈开放、坦诚、及时沟通的状态，能运用多种技巧协力解决各种问题，有规范化的管理制度与标准工作流程，能自由而建设性地分享观点与信息，有使命感和荣誉感。

（五）调整期

任何一个团队都有自己的寿命，团队运行到一定阶段，完成了自身的目标后，就进入了团队发展的调整期。

调整期的团队可能有以下几种结果：一是解散，二是组建新的团队，三是因团队表现欠佳而被勒令整顿。以项目或工作小组形式成立的临时团队，一般在项目或某项工作完成后，团队会解散，或组建新的团队。常规团队在企业发展到一定阶段，可能需要根据业务撤销、调整或重组。

五、团队管理的运作

在市场经济发展不断深入的背景下，面对激烈的市场竞争，企业必须提高团队的凝聚力，增强团队员工的责任感，发挥团队成员的整合效应。而随着经营规模的不断扩大，员工数量的不断增加，企业必须根据发展的阶段调整团队管理模式，从而降低管理成本，提高管理效率。高效的团队管理涉及方方面面的管理技巧。但最为核心的是需要关注以下3个方面：

（一）要有一名卓越的领导

火车跑得快，全靠车头带。一个优秀的团队少不了一名出色的领导，统帅素质的好坏很大程度上决定团队战斗力的强弱。拿破仑曾经说过："一头狮子带领的一群绵羊，能够战胜一只绵羊带领的一群狮子！"

团队首领要有个人魅力，有感召力，要有眼光、魄力和胸怀，最重要的是要有领导力。什么是领导力？领导力通过何种途径发生作用？翟鸿燊教授在《领导的力量》一书中对上述问题进行了如下探讨，具体包括：①领导力即获得追随者的能力。②领导力是一种相互凝聚的合力。③领导力通过事件发生并延续。④非权力性影响力更能体现领导力。

该如何提高管理者的领导力？原微软全球副总裁Google全球副总裁兼中国区总裁李开复在《领导力是一种艺术》中对如何提升领导力归纳了如下几个要点：第一，愿景比管控更重要；第二，信念比指标更重要；第三，人才比战略更重要；第四，团队比个人更重要；第五，授权比命令更重要；第六，平等比权威更重要；第七，均衡比魄力更重要；第八，理智比激情更重要；第九，真诚比体面更重要。

（二）要建立团队共同的愿景和目标

共同的愿景，是组织团队精神建设的导航器，有了共同的愿景才能让团队成员知道他们应该干什么，才能让团队成员同心同德，为达到共同的目标而齐心协力。一方面，团队愿景的设置要切实可行，一个不可能实现的愿景，不仅不会让团队成员产生工作的激情，甚至还会打击团队成员的积极性。另一方面，愿景的设置，要能够与团队成员个人的愿景紧密结合，只有这样才能够使所有的人对愿景持认同和肯定的态度，才能使团队的每一个人愿意尽最大的努力去为实现团队的愿景而奋斗。

对于团队而言，远大的目标不仅能帮助团队发展，更有利于成员们的成长，并且，定的目标越大，便越能起到激励的作用，完成后往往也能收获更多。然而，这并不意味着目标越大就越好，一个盲目追求高远、完全不考虑实际情况的目标，非但不能给团队带来任何效益，还会打击成员们的自信心，得不偿失。

很多团队在定目标和愿景时，常常会出现以下失误：或是目标定得过于远大，让成员无法完成；或是目标定得太小，团队几乎没什么收获。很显然，这些都是因为团队没有考虑到目标的可实现性，从而导致要么拼了老命都无法完成一个不可能实现的目标，要么不费吹灰之力就实现了目标。由此可见，唯有准确拿捏现实与目标之间的分寸，才能制定出一个符合团队发展需求的目标（图 11–1）。

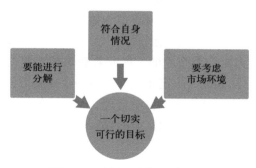

图 11–1　制定目标的三个要素

若想让目标既能实现，又利于发展，团队管理者就必须做到以下 3 点：

1. 别盲目乐观，得符合实际情况　有些团队在制定目标时，经常会盲目地乐观，总觉得没什么能难得住自己，结果被现实狠狠地给教训了，摔了个"鼻青脸肿"。可见，团队目标一定要切合实际，既不能好高骛远，也不能过于保守，应根据自身的发展条件和当前的具体环境来定。说白了，就是必须尊重现实。这就要求团队对自身的优势和劣势及对具体环境都要有一个充分的了解，这样，团队才能准确地把握目标的难度，从而达到突破自我和激励员工的目的。此外，团队在制定目标时，也要考虑员工的工作能力，切不可超出他们的能力范围，不然不但起不到激励作用，还会适得其反。

2. 不要上去就啃，先分解一下　通常，企业团队制定的目标都很远大，像一大块肉，若直接把这个丢给员工们去啃，就算侥幸没被噎死，最后也难逃撑死的厄运。所以，团队管理者要先帮他们把目标之肉切开，然后将大块分给能力强的，把小块拿给实力稍弱的，这样才能更快、更好地完成目标。

对此，管理者在分派任务时，最好不要过于强调企业的总目标，虽然这能起到一定的激励作用，但相比员工内心的恐惧和慌乱，这点"蝇头小利"无足轻重。因为过于强调总目标，会扰乱员工的思绪，反而拖慢了整个团队的进程，使得目标无法完成。

3. 能不能实现，还得市场说了算　有些团队在制定目标时，常一味地考虑自身条件，而忽视了对市场环境的考察，结果照样摔个"四脚朝天"，华为遭美国三大运营商拒绝合作，就是最好例证。可见，一个切实可行的团队目标，不仅要从自身的实际情况出发，还得考虑当下的市场环境，唯有准确掌握市场的动态，从宏观环境和微观环境两个方面入手，才能更快到达终点。

（三）要有高效的执行力

"执行力"，这一概念有狭义与广义之分。狭义的"执行力"，是指一个人的执行力或某一件事的执行力。广义的"执行力"是指一个组织、一个企业的执行力，即企业、组织在实现目标过程中所有影响最终目标实现效果的因素。对这些影响效果的因素都进行规范、控制及整合运用的话，那么企业就可提高执行力。执行力决定竞争力，这已经是业内的广泛共识，没有竞争力，就无从发展。执行力的概念最早由美国资深企业家保罗·托马斯和企业管理学家大卫·伯恩提出。他们认为，执行力在企业竞争中具有举足轻重的地位。可以说，"三分战略，七分执行"。如果没有牢固的执行理念和强劲的执行力，任何决策和计划都不可能贯彻落实到底。

进入 21 世纪，执行力对一个企业的发展起着越来越重要的作用。它将是构成企业竞争力的重要组成部分，从而成为决定企业成败的一个重要因素。如果没有执行力，无论战略蓝图多么宏伟或者组织结构多么科学合理，都无法发挥其本身的威力。在激烈的市场竞争中，一个企业的执行力将决定企业的兴衰。

如何提升企业的执行力呢？

第一，要设立清晰的目标和实现目标的进度表。这个目标一定要可衡量、可检查，不能模棱两可。目标一旦确定，一定要层层分解落实，责任到人。

第二，要对执行人员的执行结果检查、评估，成立专门的检查评估小组。要检查执行人是否执行到位，是否与执行目标一致。但要对执行结果进行检查，也要对执行过程进行监督。这样就能在执行过程中发现执行是否正确，目标是否一致，及时发现偏差并给予纠正。

第三，找到并重用执行力强的人，发挥其潜能。执行的首要问题实际上是人的问题，因为最终是人在执行企业的策略，并反馈企业的文化。所以，人才引进要严把关，力争将不认同企业文化的人挡在门外，即要找"训练有素"的人来执行，将合适的人请上车，将不合适的人请下车。

第四，完善规章制度和组织结构。企业不论大小，都要用规则来约束，规则是一个组织执行力的保障。所谓"没有规矩不成方圆"，有了规则还要对执行人的执行过程进行检查和监督，并与绩效考核紧密结合，关注结果，赏罚分明。

第五，提倡"真诚－沟通"的工作方式，发挥合力。调查表明，企业内存在的问题有 70% 是由于沟通不力造成的，而 70% 的问题也可以由沟通得到解决。我们每个人都应该从自己做起，看到别人的优点，接纳或善意提醒别人的不足，相互尊重、相互激励、乐于分享、共同成长。

第六，关注细节，跟进、再跟进。制定战略时，我们更多是发挥"最长的指头"的优势，而在具体的执行过程中，我们就要切实解决好"木桶效应"的问题。执行力在很大程度上就是认真、再认真，跟进、再跟进。

第三节　自我发展与团队管理的关系

近些年来，"团队""团队建设""团队精神"之类的名词颇为流行，说明越来越多的人已经意识到，单打独斗的时代已经过去，不论是创业还是守业，都需要一个高效的团队才能成功。日本在第二次世界大战后迅速崛起，使英、美等西方国家非常疑惑。西方管理学家经过研究后得出结论：日本经济强大竞争力的根源不在于个人能力的卓越，而在于企业"团队"力量的强大。很显然，作为新时代的、即将踏进职场的大学生，学会处理好个人发展与团队发展的关系，无疑是非常重要的自我管理能力。

一、个体发展之于团队的重要性

21 世纪是人才的世纪，主流经济模式是人才密集型和智力密集型的经济。拥有杰出的人才可以改变一家企业、一种产品、一个市场甚至一个产业的面貌。对企业管理者而言，人才甚至比企业战略更为重要。因为有了杰出的人才，企业才能在市场上有所作为，管理者才能真正拥有一个管理者应有的价值。没有人才的支持，无论怎样宏伟的蓝图，无论怎样引人注目的企业战略，都无法得以真正地实施，无法取得最终的成功。因此，企业管理者应当把"以人为本"视作自己最重要的使命之一，不遗余力地发掘、发现人才，将适合企业的优秀人才吸引到自己身边。

当下的人才流动十分频繁，以致如何留住那些刚招揽到旗下的人才，成了摆在管理者面前的一道难题。要知道，人才不是木材，只要你能砍得下来，它便会乖乖地待在仓库里。人不但有自己的思想，而且还有一大堆的需求，要想让他效忠于你，就得先满足他的需求，否则，即便能留住他的人，也留不住他的心！

【案例导入】

华为的用人之道

在留住人才这方面，华为完善的员工福利待遇体系，可谓是"前无古人"，大到十几万的安家费，小到一张往返的飞机票，几乎覆盖了全部。正因为如此，华为才能在竞争激烈的人才市场中稳操胜券，甚至有其他企业员工爆料：华为想挖别人的人才很容易，可别人要想挖华为的人才，简直比登天还难！

实际上，这便是任正非的管理智慧所在。他清晰地意识到，团队做大到一定程度后，管理者所要追求的，早已不是个人财富的增长，而是团队所有员工生活水平的提高，唯有让每一位成员都切身感受到团队给他们带来的丰厚利益，才能够稳稳地留住人才，并使其全身心地投入工作，进而为团队创造更大的价值。

对于任何一个团队来说，要想留住好不容易招揽来的人才，就得给他们提供能满足其需要的价值保证，而最能体现这一点的，便是福利待遇。相对于工资、奖金这些以劳动换取的回报，福利待遇是最能体现团队诚意的人性化激励手段。只有让员工切身感受到福利带来的好处，才会产生强烈的归属感和责任感，从而心甘情愿地去干活，这是团队能留住人才的一张"底牌"！

而对于那些能力突出的人才，华为却选择了妥协、开放和包容的"灰度管理理论"❶，足见人才对于团队发展的重要性。众所周知，任正非是一个十分低调的企业家，他始终强调做人要保持低调务实的品质，然而这种言论却没有进到余承东的耳朵里。余承东我行我素、高调行事的作风，引起华为内部其他人的议论纷纷。随着议论声音愈变愈大，任正非不得不给余承东点教训，让他禁言以示惩戒，可有些华为人却并不买这个账，对余承东的言论是不依不饶，那气势像是直接奔着让他"下课"去的。对此，任正非毫不犹豫地站了出来，表明了自己的态度："允许异见，就是战略储备。我对自己的批判远比我自己的决定要多！"

最讨厌浮夸的任正非为什么要"护犊子"，站出来保余承东呢？因为他觉得余承东是个真正的人才，既然华为需要他的能力，就要尊重他的个性，不能用道德捆绑他、用制度压迫他，而应当给他一个相对安全的灰色空间；否则，华为失去的，很可能就不仅仅只是一个余承东了！

（资料来源：千海.华为团队管理法广州：南方出版传媒、广东经济出版社，2018）

二、团队发展之于个体的重要性

个人的发展离不开团队的发展，团队的发展为个人的发展提供必要的平台、资源和保障，因此，个人只有在团队中发挥自我的聪明才智，作出积极的贡献才能成就更加出彩的自我。在大多数管理者看来，学历、经验、资历都是员工薪资待遇的加分项。但在华为，工资压根就不关它们的事，只跟员工的奋斗和贡献挂钩，谁给公司作出的贡献最大，谁便能获得最高的报酬、最好的待遇，否则，就老老实实地拿"低保"！要想涨工资，哪怕牛皮吹得上了天，都不如看得见的贡献奏效！

【案例导入】

华为的薪酬策略

在华为，没人关心你来自哪个名校，也没人在乎你的资历有多老，要想获得高的工资、好的待遇，就必须先给公司作出贡献来。为了推进"以贡献领酬劳"策略（图 11-2）的执行，华为将员工的绩效等级分成了 22 个级别，每个级别的员工等级又按照能力分为 A、B、C 三个等级，要想升级，就得用自身的能力多为公司作贡献。

---

❶ 所谓灰度管理理论，是指在团队管理里，既没有真正的对立，也没有永远的敌人。管理者不宜用简单的是非黑白去处理问题，而是将原有的界限丢在一边，更长远、更全面、更完整地看待事物，并迅速寻找出一个相对宽容维持平衡安全的灰色地带，来协调好各方的利益，维持团队的安定团结。

不难看出，华为的价值分配就是为贡献者开路，员工的贡献越多，得到的回报便会越高；反之，就只能拿最低酬劳，甚至可能会被开除。说白了就是"以贡献领酬劳"，这不但能激励员工为团队作更多的贡献，给他们以充分发挥才能的空间，而且，还激活了成员之间的竞争意识，使懒惰者被淘汰、优秀者更优秀。

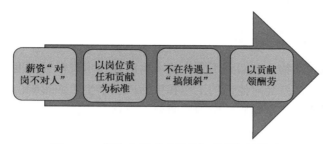

图 11-2 华为实行"以贡献领酬劳"的策略

（资料来源：千海. 华为团队管理法 [M]. 广州：广东经济出版社，2018.）

可见，团队的发展直接关乎个人的职业发展。这就需要个人在团队中找准自身的定位，将个人的发展与团队的发展"捆绑"在一起。对于个人而言，要想在团队中获得长足的发展，需要注意以下 6 点：

1. 改变自己，影响他人　不要试图改变任何人的缺点，而要充分发挥每个人的优点。金无足赤，人无完人。聪明的人善于取人之长补己之短。在自我做出正向改变的同时，把个人的正能量辐射影响到身边更多的人，最终形成自我的核心竞争力。

2. 关心他人，胜过自己　良好人际关系的第一法宝，就是关心别人。多去关心别人，才会收获更多的友谊；多去关心别人，才会得到更多别人的关心；多去关心别人，才能形成一个温暖善意的团队氛围。

3. 团队利益高于一切　以自我为圆心，以个人利益为半径画圈，画不大；以团队为圆心，以众人利益为半径画圈，可画得无限大。大河没水小河干。在个人与集体的关系中，没有集体的蒸蒸日上，也不可能有个人的锦绣前途。

4. 推崇忠诚，成为品德　推崇能获得力量，忠诚能赢得信任。爱心＋承诺＋付出＋自律＝得到尊重和友谊。那些爱岗敬业、对团队和组织忠诚的人，更容易得到重用和赏识，也更容易凸显组织的品牌形象。

5. 沟通咨询，成为习惯　沟通是人际关系的第一要务，咨询是通向成功的捷径。消极的思想和言论是团队中的"瘟疫"。你要将积极的思想向下、往旁传，将消极信息的传播停止在自己这里。

6. 换位思考，善于倾听　耐心倾听与换位思考能使你减少抱怨缓和冲突，化解矛盾，成为善解人意的高手。良好的同情能力能够帮助你更好地理解他人，从而建立起和谐、友善的人际关系。

三、理顺自我与团队管理之间的关系

一个企业必须要有一个精良的团队，一个高品质人才也需要融入一个精良的团队当中去。很多人不明白，一个现代企业的团队精神和当年的"大锅饭"有什么区别？其区别在于一个提倡的是团队的整体力量，一个提倡的是个人主义；一个是人和人的协作关系，一个是人和人的竞争关系。从表面上看，竞争才可以出效益，但实际上只有团结协作才会产生不可抗拒的力量。因此，团队和个人是互相成就、互利共赢的关系。理顺自我和团队管理之间的关系，对于个人的职业生涯发展至关重要。

（一）要有适当的激励机制

人是一种情绪化动物，在遇到不顺心的事情时往往出现消极态度，如果这些消极态度得不到正确的引导，就会对他们的工作和生活就会产生负面影响。这时最有利的一剂良药便是激励。团队在注重物质奖励的同时要注重精神奖励，物质奖励和精神奖励要两手抓，两手都要硬。

恰当的激励能够充分发挥团队内部每个成员的主观能动性、独立性、积极性和创造性，最大限度地挖掘成员的个人潜能，实现个人价值的最大化，最终推动团队业绩的整体提高。

（二）要引入良性竞争机制

良好的团队竞争可以激发成员的积极性和创造性，竞争也可以使团队越来越好，它可以刺激每位成员的进取心，使他们力争上游，发挥最大的潜能。

竞争能激起一个人无尽的智慧，因为每个人都有一种拼搏取胜的愿望，一种展现自我价值的意愿。大量科学家的研究证实了竞争并获得胜利的重要意义。他们断言：获取胜利（在一场游戏中、一项运动中或是任何一件事情中）对于一个人的自尊心和健康有着深远的意义。个体通过不断地竞争并获取胜利，能改变一个人对未来生活的态度，不断取得成功会建立一个人的自信心并鼓起高昂的士气，重燃心中的热情，最大限度地发挥出一个人的创造力。

（三）要尊重团队的每一个成员

研究结果表明，作为劳动者的"人"，最基本的心态就是希望自己受尊重。古人云："士为知己者死。"一个企业的员工如果感到自己的人格和劳动时时被大家所理解并尊重，他们才会真正感到被重视，其积极性就会持续性地迸发出来，形成源源不断的创造力。尊重员工是人性化管理的必然要求，只有员工受到了尊重，才能处处以团队的利益为重，严格要求自己，工作态度才会从被动转变为主动，才会心甘情愿为团队的荣誉付出。

（四）要多培养奋斗者

在现实生活中，很多团队却拿高薪厚禄养着一些"蛀虫"，他们也不是没有能力，就是已经习惯了安逸的生活，于是每天都按部就班，对工作没有丝毫的热情，华为对此采用了"三分员工甄别法"。华为对普通劳动者级别的员工根据公司的经营情况，给予他们稍好一点的报酬，使其安稳度日的同时，能做好自己的本职工作；对一般奋斗者的员工要求也不高，只要他们作出的贡献能大于支付成本，就可以在企业生存；对有成效的奋斗者的员工不仅给予的报酬可观，还把他们作为企业的合伙人来培养，直接分享企业的收益，如年终奖金、股权分红等，旨在培养他们成为中坚力量。

不可否认，华为之所以能获得今天的成就，源自它在很多方面做出的努力，而具体去实施的正是那些奋斗者，他们牺牲了大量的时间和精力，甚至是自身的健康，才将华为推向了行业的巅峰。市场竞争只会愈演愈烈，华为作为一家既没特权，又没特殊资源的民营企业，要想在行业中脱颖而出，除了坚持"比别人付出更多"外，压根就没第二条路可走，否则等待自己的只有衰落！

【知识拓展】

自我为中心

有这样一个故事：三只老鼠结伴去偷油，可是油缸非常深，油在缸底，它们只能闻到油的香味，却喝不到油，老鼠很焦急。

突然，一只老鼠想出一个很棒的办法，它提出三只老鼠一只咬着另一只的尾巴，吊下缸底去喝油。大家经过讨论取得了一致的共识，并决定轮流喝油。有福同享，谁也不能独自享用。于是，第一只老鼠最先吊下去喝油，它在缸底下想："油只有这么一点点，大家轮流喝多不过瘾啊，今天算俺运气好，第一个下来喝油，不如自己先喝个痛快。"夹在中间的第二只老鼠也在想："下面的油没多少，万一让第一只老鼠把油喝光了，俺岂不是要喝西北风吗？我干吗这么辛苦地吊在中间让那小子独自享受呢？我看还是把它松开，干脆自己跳下去喝个痛快！"最上面的老鼠也在想：油就那么少，等他们两个吃饱喝足了，哪还有我的份呀，不行，必须立即做出决断。于是，最上面的老鼠就放开了中间这只老鼠的尾巴。

它们争先恐后地跳到缸底，浑身湿透，一副狼狈的样子，加上脚滑缸深，它们就再也没有跳出来。

【实践活动】

活动主题：排爆

1. 活动目的　让同学们充分体验团队协作、领导力与执行力的重要性。

2. 活动过程

（1）活动道具：20米长的绳子2条、塑料水桶1个、竹片2条（长1米左右）。

情境设定：恐怖分子在校园内安放了一枚定时炸弹，还在炸弹四周的地面上泼洒了毒药和腐蚀剂。15分钟后炸弹就会爆炸。为了全体师生的生命安全，你们必须将这枚炸弹从染毒区取出来引爆。由于时间紧急，没有防毒防腐设备，只有两条绳索和两条竹片。因此，所有人员都不得进入染毒区，一旦误入，即视为死亡，须立即退出活动，不得替补。绳子及竹片虽然可以防毒，但不耐腐蚀，所以绳子及竹片可以进入染毒区，却不能碰触地面。

（2）活动方法　①在室外空地地面画一个直径为5米的圈，圈内即为"染毒区"，将盛满水的水桶放在圆圈的中间。②全组成员必须在10分钟内把"炸弹"拿到圈外，水不能洒出来。一旦水洒，可以继续，但全组人员都必须变成"哑巴"——不准再说话，否则即算失败。哪条绳子或竹片触地，哪条就作废，不得再使用。③比赛开始前，各组准备5分钟，哪个组先计划完哪个组先做。第一组时间限制为10分钟，第二组时间限制为8分钟，第三组时间限制为5分钟。其他组替补失败的组，均限时5分钟。④完成一轮比赛之后，可以要求各组临时更换组长再赛1次。⑤以小组为单位比赛，可以邀请其他组成员支援，但总人数不得超过8人。

3. 活动总结　通过对给定目标进行讨论，使同学们认真提炼团队协作、领导力与执行力的构成要素有哪些，并运用SMART原则进行分析说明。

4. 活动评价　①成功的组为什么成功？失败的组为什么失败？②在全过程中，你们组的最佳表现在哪里？团队的合作精神体现在哪里？③领导力和执行力体现在哪里？④团队在解决问题时，是如何计划的？如何决策的？采取的什么步骤？这些步骤有什么地方可以改进？⑤失败的组，失败时是什么表现？失败后做了什么？小组成员的所说所做对小组产生了什么影响？

【思考题】

1. 谈谈你曾经加入某个群体或团队的经历。二者有何区别？你有何感想？
2. 任正非所倡导的灰度管理理论给我们带来的启示有哪些？
3. 你认为领导者最重要的素质和能力是什么？请举例说明。
4. 在现实生活中，每个团队都有一群不思进取，对团队发展毫无价值的"闲杂人等"。该如何看待和处理这种现象？

主要参考书目 ▷▷▷▷

1. 蒋菲 . 学会自我管理［M］. 北京：中华工商联合出版社，2023.

2. 朱利莎，张远鹏，杨艳 . 大学生职场核心能力训练教程——自我管理［M］. 成都：西南交通大学出版社，2021.

3. 王倩，张延辉，杨显东 . 自我管理能力训练教程［M］. 北京：中国人民大学出版社，2018.

4. 许湘岳，吴强 . 自我管理教程［M］. 北京：人民出版社，2011.

5. 北京师范大学学生心理咨询与服务中心 . 大学生心理健康教育（慕课版）［M］. 北京：人民邮电出版社，2015.

6. 高兰 . 大学生心理健康教育：心灵成长自助手册［M］. 北京：教育科学出版社，2015.

7. 刘晓明，杨平 . 大学生心理健康教育：体验·认知·训练［M］. 北京：科学出版社，2009.

8. 黎岳庭，刘力 . 社会认知：了解自己和他人［M］. 北京：北京师范大学出版社，2010.

9. 陈英和 . 认知发展心理学［M］. 北京：北京师范大学出版社，2013.

10. 高海涛 . 学会自我管理：梦想、选择和自我实现［M］. 北京：中国青年出版社，2015.

11. 朱合理 . 大学生个体自我管理研究［M］. 武汉：武汉大学出版社，2013.

12. 丁惠中 . 认识你自己：自我管理的智慧宝典［M］. 北京：华文出版社，2005.

13. 刘珊 . 卓有成效的自我管理［M］. 北京：中国华侨出版社，2010.

14. 罗立明 . 一生赢家：成功人生自我管理计划 DIY［M］. 北京：中国档案出版社，2002.

15. 秦国娟 . 青少年自我管理的 10 大法宝［M］. 呼和浩特：远方出版社，2008.

16. 秦玉权，丁蕊 . 管理技能与应用［M］. 北京：北京理工大学出版社，2019.

17. 范爱明 . 成功自我管理的 29 个工具［M］. 北京：中华工商联合出版社，2012.

18. 戴淑芬，管理学教程［M］. 北京：北京大学出版社，2013.

19. 苏文平 . 职业生涯规划与就业创业指导［M］.2 版 . 北京：中国人民大学出版社，2020.

20. 郭霖 . 自我探索与自我管理［M］. 重庆：重庆大学出版社，2018.

21. 张柏喜 . 职业生涯规划与自我管理［M］. 北京：中国人民大学出版社，2016.

22. 王运河，祁云 . 自我管理通识读本［M］. 北京：中国人民大学出版社，2011.

23. 陈四清，侯江红 . 中医情志养生学［M］. 北京：人民卫生出版社，2022.

24.（美）斯蒂芬·罗宾斯，（美）蒂莫西·贾奇 . 组织行为学［M］. 北京：中国人民大学出版社，2021.

25. 李世佳 . 压力心理学［M］. 上海：上海教育出版社，2021.

26. 曾仕强 . 激励艺术［M］. 北京：北京联合出版公司，2023.

27. 郭姣 . 健康管理学［M］. 北京：人民卫生出版社，2020.

28. 李浴峰，马海燕 . 健康教育与健康促进［M］. 北京：人民卫生出版社，2020.

29. 叶心明，陈立富 . 健康管理理论与实践［M］. 上海：华东理工大学出版社，2021.

30. 郭清 . 健康管理学［M］. 北京：人民卫生出版社，2015.

31. 中国营养学会 . 中国居民膳食指南（2022）［M］. 北京：人民卫生出版社，2022.

32.《中国人群身体活动指南》编写委员会 . 中国人群身体活动指南（2021）［M］. 北京：人民卫生出版社，2021.

33. 千海 . 华为团队管理法［M］. 广州：广东经济出版社，2018.